Phytopharmaka II

Forschung und
klinische Anwendung

Dieter Loew
Norbert Rietbrock

Herausgeber

Phytopharmaka II

Forschung und
klinische Anwendung

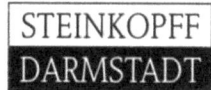

STEINKOPFF
DARMSTADT

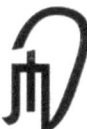

Anschrift der Herausgeber:

Prof. Dr. Dr. DIETER LOEW
Prof. Dr. NORBERT RIETBROCK
Abteilung für Klinische Pharmakologie
Klinikum der Johann Wolfgang Goethe-Universität
Haus 74
Theodor-Stern-Kai 7
60590 Frankfurt am Main

Die Deutsche Bibliothek – CIP-Einheitsaufnahme

Phytopharmaka: Forschung und klinische Anwendung /
Dieter Loew; Norbert Rietbrock, Hrsg. – Darmstadt: Steinkopff.

Bd. I u. d. T.: Phytopharmaka in Forschung und klinischer Anwendung
NE: Loew, Dieter [Hrsg.]

2 (1996)
   ISBN-13:978-3-642-85437-8   e-ISBN-13:978-3-642-85436-1
   DOI: 10.1007/978-3-642-85436-1

© 1996 by Dr. Dietrich Steinkopff Verlag, GmbH & Co. KG, Darmstadt
Softcover reprint of the hardcover 1st edition 1996
Verlagsredaktion: Dr. Maria Magdalene Nabbe – Herstellung: Heinz J. Schäfer
Umschlaggestaltung: Erich Kirchner, Heidelberg

Gesamtherstellung: graphoprint, Koblenz

Gedruckt auf säurefreiem Papier

Einleitung

Die Phytotherapie hat eine lange Geschichte. Sie genießt in allen Bevölkerungsschichten Vertrauen und Ansehen. Dies erweckt eine Erwartungshaltung, angesichts der sich die Frage stellt, ob und wie eine noch bessere Effektivität mit pflanzlichen Arzneimitteln erreicht werden kann. Der Patient als „mündiger Bürger" möchte im Krankheitsfall von seinem Arzt über alle Therapiemöglichkeiten aufgeklärt und auf Alternativen hingewiesen werden, um sich dann für eine Therapie zu entscheiden. Versucht der „Phytotherapeut" in dem Gespräch sich allein auf Argumente aus der Erfahrungsmedizin zurückzuziehen, so schafft er bei kritischen Patienten wenig Vertrauen.

Daher gelten auch für Phytopharmaka, insbesondere wenn sie Indikationen wie die chemisch-synthetischen Arzneimittel beanspruchen, die gleichen wissenschaftlichen Anforderungen, d.h. Nachweis der Wirksamkeit, Unbedenklichkeit und Qualität.

Wir selbst benötigen hierzu das Vertrauen in das Urteil von Fachleuten der verschiedenen Disziplinen wie der Pharmakognosie, der Phytochemie, der Pharmazie und der klinischen Pharmakologie, wenn wir uns mit dem therapeutischen Stellenwert der Phytopharmka befassen. In der Begründung zum „Entwurf der Approbationsordnung für Ärzte" wird zum § 27, „zweiter Abschnitt der ärztlichen Prüfung" ausgeführt, daß die Arzneimitteltherapie zwar in erster Linie die klinische Pharmakologie umfaßt, aber auch andere Therapierichtungen inklusive der Phytotherapie.

Frankfurt, Juni 1996

DIETER LOEW
NORBERT RIETBROCK

Inhaltsverzeichnis

I. Klinisch-pharmakologische Grundlagen für die Wirksamkeit der Phytopharmaka

II. Anwendung von Phytopharmaka

Erkrankungen des rheumatischen Formenkreises

I. Klinisch-pharmakologische Grundlagen für die Wirksamkeit der Phytopharmaka

Metabolismus von Fremdstoffen

U. Fuhr
Institut für Pharmakologie, Universitätsklinikum Köln

Fremdstoffmetabolismus als in der Evolution vorteilhafte Schutzmaßnahme

Die Entwicklung pharmakologisch aktiver Pflanzeninhaltsstoffe mit potentiell schädlichen Wirkungen ist im wesentlichen das Ergebnis der entwicklungsgeschichtlichen Kriegsführung zwischen autotrophen Pflanzen und den Tieren, die diese Pflanzen zur Deckung ihres Energiebedarfs fressen [8]. Die in der Evolution vorteilhaften Gegenmaßnahmen seitens der Konsumenten bestehen darin, wirksame Pflanzeninhaltsstoffe wie z.B. Flavonoide, Terpene, Steroide oder Alkaloide nicht zu resorbieren, sondern rasch renal oder biliär zu eliminieren oder in unwirksame Metaboliten zu überführen. Man kann somit annehmen, daß auch der menschliche Organismus eher darauf eingestellt ist, pflanzliche Wirkstoffe unwirksam zu machen, als synthetisch hergestellte Arzneistoffe mit anderen chemisch-physikalischen Eigenschaften zu eliminieren. Da der Gehalt der Wirkstoffe in pflanzlichen Nahrungsmitteln oft hoch ist – beispielsweise nimmt der Mensch am Tag bei normaler Ernährung bis zu 1 g Flavonoide auf [2] –, muß man annehmen, daß die Schutzmechanismen eine große Kapazität aufweisen. Es überrascht daher nicht, daß die biologische Verfügbarkeit von pharmakologisch aktiven Substanzen aus Phytopharmaka bei oraler Einnahme in vielen Fällen problematisch ist. Dagegen wird die Aufnahme anderer Pflanzeninhaltsstoffe wie Vitamine oder Nährstoffe, die für den Konsumenten vorteilhaft oder sogar essentiell ist, oft durch aktive Prozesse unterstützt.

Enzyme des Fremdstoffmetabolismus

Pflanzliche Wirkstoffe sind meist stabile chemische Verbindungen. Es ist daher dem aufnehmenden Organismus meist nicht möglich, diese Substanzen z.B. bereits durch einen niedrigen pH-Wert im Magen zu hydrolysieren. In der Regel werden Fremdstoffe enzymatisch metabolisiert. Während die Enzyme, die in der Pflanze einen Wirkstoff synthetisieren, sehr spezifisch oft nur ein einziges Substrat umbauen können, sind strukturell ähnliche Enzyme bei Tieren in der Lage, eine ganze Vielzahl verschiedener Substanzen zu metabolisieren, und meist wird ein Wirkstoff auch von mehr als einem Enzym abgebaut. Beides erscheint sinnvoll vor dem Hintergrund der evolutionären Entwicklung dieser Enzyme. Beim Menschen befinden sich die Enzyme überwiegend in der Leber und in der Schleimhaut des Gastrointestinaltraktes und sind in die Membran des glatten endoplasmatischen Retikulums ("mikrosomale Fraktion") eingebettet. Damit können nach oraler Aufnahme resorbierte Substanzen bereits vor Erreichen der vena cava teilweise oder sogar vollständig eliminiert werden (= First-pass-Metabolismus).

Man unterscheidet im wesentlichen zwischen Phase I und Phase II der Biotransformation (Tabelle 1). Phase-I-Reaktionen wandeln die Ausgangssubstanz durch Oxidation, Hydrolyse oder Reduktion in ein polareres Abbauprodukt um. In Phase-II-Reaktionen werden endogene Substrate an die Fremdstoffe gebunden. Phase-I- und Phase-II-Reaktionen laufen jedoch nicht zwangsweise nacheinander, sondern meist parallel miteinander ab. Während Phase-I-Reaktionen im Organismus nicht umkehrbar sind, können Konjugate wieder gespalten werden, womit die Ausgangssubstanz wieder zur Wirkung zur Verfügung steht. Die Energie für Phase-I-Reaktionen wird durch Beteiligung eines energiereichen Kofaktors wie NADPH bereitgestellt, bei Phase-II-Reaktionen werden die endogenen Substrate mit Ausnahme des Glutathions durch Bildung einer energiereichen Vorstufe (UDP-Glukuronsäure, 3'-Phosphoadenosin-5'-phosphosulfat = „aktives Sulfat", Acetyl-Coenzym A oder S-Adenosylmethionin) aktiviert.

Eine Vielzahl verschiedener Enzyme und Enzymsysteme ist am Metabolismus von Fremdstoffen beteiligt und vermittelt eine breite Palette unterschiedlicher chemischer Reaktionen (Tabelle 1). Nach heutigem Kenntnisstand nehmen die Cytochrom P450-Enzyme eine Schlüsselstellung beim Phase-I-Metabolismus ein, der in der Regel der geschwindigkeitsbestimmende Abbauschritt ist. Funktionell unterscheiden sie sich von vielen anderen Enzymen des menschlichen Körpers, wie z.B. solchen des Citratzyklus, durch eine um mehrere Größenordnungen geringere Umsatzrate. Es handelt sich dabei um eine Gruppe von strukturell und funktionell eng verwandten Hämoproteinen, die sich vermutlich aus einem schon vor mehreren Milliarden Jahren existierende „Ur"-Gen entwickelt haben [13]. Anhand der Aufklärung von Aminosäuresequenzen und der Identifizierung der Gene konnte eine einheitliche Nomenklatur für die Enzyme und ihre Gene entwickelt werden, deren neuester Stand regelmäßig veröffentlicht wird [15]. Heute sind 481 Gene für die Cytochrome P450 und deren Enzyme bei den verschiedenen Spezies bekannt, davon 38 beim Menschen. Die Enzyme werden anhand der Ami-

Tabelle 1. Chemische Reaktionen und beteiligte Enzyme beim Metabolismus von Fremdstoffen im Körper des Menschen.

REAKTIONEN	ENZYME
Phase I	
Oxidationen: N- und O-Dealkylierung, Hydroxylierung, N-Oxidation, S-Oxidation, Deaminierung, Epoxidierung, Entschwefelung, oxidative Dehalogenierung, Oxidation von Aminen und weitere Reaktionen	Cytochrom P450-Enzyme, FAD-Monooxygenasen, Monoaminooxidasen, Cyclooxygenasen, Peroxidasen, Katalase, Alkoholdehydrogenasen, Aldehyddehydrogenasen, Xanthinoxidase
Hydrolyse: Spaltung von Estern und Amiden	Esterasen (z.B. Cholinesterasen), Amidasen, Phosphatasen, Epoxidhydrolasen, Glykosidasen
Reduktionen: Azo- und Nitroreduktion, reduktive Dehalogenierung	Cytochrom P450-Enzyme, Nitroreduktasen
Phase II	
Konjugationsreaktionen: Konjugation mit Glukuronsäure, Glutathion, Sulfat, Aminosäuren, Acetyl- und Methylgruppen	Glukuronyltransferasen, Glutathion-S-Transferasen, Sulfotransferasen, Acetyltransferasen, Methyltransferasen

nosäuresequenz der Proteine in (z. Zt.) 74 Familien (40 % Übereinstimmung der Primärstrukturen) und in Subfamilien (55 % Übereinstimmung) unterteilt [15]. Gene für die Cytochrome P450 einer Subfamilie sind oft auf dem Chromosom unmittelbar benachbart und können z. B. durch Genverdoppelung mit anschließender Mutation entstanden sein.

Auch innerhalb der meisten weiteren in Tabelle 1 anhand ihrer Funktion benannten Enzymgruppen gibt es mehrere strukturell und funktionell eng verwandte Enzyme, die Produkte verschiedener Gene sind. So zweckmäßig sich die Entwicklung einer Vielzahl von Enzymen zum Metabolismus der breiten Palette von Fremdstoffen in der Evolution erwiesen haben mag, so bereitet die Komplexität dieser Vorgänge in der Behandlung mit Arzneimitteln oft schwer zu lösende Probleme. Zusätzlich zu der Existenz unterschiedlicher Enzyme ist bekannt, daß die Expression dieser Enzyme unterschiedlichen Regulationsmechanismen unterliegt, die – wie auch die Aktivität der Enzyme – durch weitere Fremdstoffe beeinflußt werden können, daß Krankheiten den Fremdstoffmetabolismus verändern und daß genetische Varianten der einzelnen beteiligten Enzyme existieren.

Genetischer Polymorphismus fremdstoffmetabolisierender Enzyme

Typischerweise ist die Aktivität einzelner Enzyme der Enzymfamilien nicht bei allen Menschen gleich. Eine wichtige Rolle spielt dabei die Existenz verschiedener Allele der Gene, die für diese Enzyme kodieren, so wie es für alle Proteine des Menschen genetische Varianten mit unterschiedlichen Eigenschaften gibt. Diese Unterschiede sind gering, wenn die Eigenschaften der Proteine für das Überleben des Individuums nur in engen Grenzen variieren dürfen, können aber auch sehr ausgeprägt sein. So sind die Menschen, die aufgrund verschiedener Mutationen kein funktionelles CYP2D6 aufweisen, in ihrer Gesundheit im Prinzip nicht beeinträchtigt [11]. Entsprechend gibt es für viele Enzyme genetische Defekte (< 1 % der Bevölkerung) oder einen genetischen Polymorphismus (bei einer Häufigkeit der Phänotypen von ≥ 1 %), die sich durch eindeutig unterschiedliche Expression oder Aktivität einzelner Enzyme auszeichnen. Die Häufigkeit wichtiger bekannter genetischer Polymorphismen bzw. Defekte ist in Tabelle 2 aufgeführt. Diese Polymorphismen scheinen jedoch überwiegend erst dann Bedeutung zu erlangen, wenn eine Exposition gegenüber Fremdstoffen auftritt, die über das betreffende Enzym abgebaut werden. Bei einer Giftung oder einer Entgiftung von karzinogen wirksamen Substanzen kann nun ein solcher Polymorphismus Auswirkungen auf die Inzidenz von malignen Erkrankungen haben [11, 14]; in der Arzneimitteltherapie zeigen sich pharmakokinetische Besonderheiten für die Substrate polymorpher Enzyme, die sich auch in der Wirksamkeit und dem Auftreten unerwünschter Wirkungen widerspiegeln.

Tabelle 2. Häufigkeit von Phänotypen mit niedriger Aktivität (*poor metabolizer*) für wichtige Enzyme des Fremdstoffmetabolismus.

Enzym	Anteil in der Bevölkerung
Cytochrom P450 2D6	5–10 %
Cytochrom P450 2C19	4 % (Westeuropa, USA) 20 % (Japan)
N-Acetyltransferase Typ 2	5–90 % (je nach untersuchter Population)
Thiopurin-S-Methyltransferase	< 1 %

Konsequenzen des Metabolismus von Fremdstoffen

Die Folge der metabolischen Umwandlung eines Wirkstoffes muß nicht der Wirkungsverlust oder eine bessere Wasserlöslichkeit der Substanz als Voraussetzung für eine beschleunigte Ausscheidung sein (Tabelle 3). Zwar mag genau dies den evolutionären Vorteil der Entwicklung fremdstoffmetabolisierender Enzymsysteme ausmachen, die erforderliche geringe Substratspezifität entsprechend der Vielzahl von Fremdstoffen bedingt jedoch, daß ein Abbauschritt im Einzelfall nicht immer günstige Auswirkungen für den Organismus hat. Die Bildung des Wirkstoffes aus einem *prodrug* bereits im *first pass* wird in der Arzneimitteltherapie genutzt, z.B. bei der oralen Gabe bestimmter β-Laktam-Antibiotika als Ester, um eine Resorption der Substanzen zu ermöglichen. Dagegen ist die Bildung reaktiver Metabolite unter Umständen Ursache für schwerwiegende unerwünschte Wirkungen, wie das Auftreten eines Lupus erythematodes nach Gabe von Dihydralazin.

Die Kombination individueller Besonderheiten des Arzneistoffmetabolismus mit unterschiedlichen Konsequenzen auf den Abbau eines Fremdstoffes bedingt, daß in ganz verschiedener Weise gleichartige Faktoren die erwünschten und die unerwünschten Wirkungen einer Substanz verändern können. Verstehbar und vorhersagbar ist dies nur dann, wenn die einzelnen Teilmechanismen bekannt sind. Dazu gehören von Seiten des Arzneistoffs die Kenntnis der Enzyme, die diesen Fremdstoff metabolisieren, die Identifizierung der Metaboliten, die Identifikation der wirksamen Substanzen (gegebener Arzneistoff bzw. Metaboliten) und Informationen über die Wirkung der Substanz und ihrer Abbauprodukte auf die Aktivität anderer fremdstoffmetabolisierender Enzyme. Dies soll im folgenden an drei Beispielen dargestellt werden.

Tabelle 3. Mögliche Konsequenzen des Abbaus von Fremdstoffen.

- Zerstörung des Wirkstoffes vor oder während der Resorption aus dem Magen-Darm-Trakt
- Voraussetzung für die Resorption aus dem Magen-Darm-Trakt
- Bildung des Wirkstoffes aus einer unwirksamen Vorstufe
- Verlust der Wirkung durch Bildung unwirksamer Metaboliten
- Raschere Ausscheidung durch Bildung besser wasserlöslicher Metaboliten
- Entstehung reaktiver Abbauprodukte mit toxischer oder karzinogener Wirkung

Metabolismus von Digoxin. Digoxin wird überwiegend renal eliminiert. Bei etwa 10 % der mit Digoxin behandelten Patienten wird jedoch ein relevanter Anteil oral eingenommenen Digoxins durch Mikroorganismen im Magen-Darm-Trakt zu inaktiven Metaboliten abgebaut [12]. Erfolgt bei diesen Patienten eine Antibiotikatherapie, die diese Keime abtötet, kann bei unveränderter Digoxindosierung die Plasmakonzentration deutlich ansteigen. Dieser Mechanismus trägt zur inter- und intraindividuellen Variabilität der Pharmakokinetik von Digoxin bei. Für Digoxin wird u. a. aus diesem Grund ein therapeutisches *Drug monitoring* durchgeführt.

Metabolismus von Terfenadin. Terfenadin verlängert das QTc-Intervall im EKG und kann lebensbedrohliche ventrikuläre Tachyarrhythmien (*torsades de pointes*) auslösen. Bei oraler Aufnahme unterliegt die Substanz jedoch einem ausgeprägten *First-pass*-Metabolismus, wobei im wesentlichen der Metabolit Terfenadincarboxylat Träger der Wirksamkeit ist. Durch diesen Mechanismus werden kardiale unerwünschte Wirkungen vermieden, was Voraussetzung für die Anwendbarkeit von Terfenadin als Arzneimittel ist. Der Abbau von Terfenadin wird über das Cytochrom-P450-Enzym CYP3A4 vermittelt. Bei gleichzeitiger Gabe mit einer Substanz, die die Aktivität des CYP3A4 vermindert, wie Ketoconazol oder Erythromycin, können jedoch toxisch wirkende Konzentrationen von Terfenadin im Plasma auftreten. Mehrere so verursachte Todesfälle sind beschrieben. Retrospektive Untersuchungen zeigten, daß diese bei Kenntnis des Metabolismus von Terfenadin vermeidbar gewesen wären [18].

Metabolismus des Grapefruitsaft-Inhaltsstoffes Naringin. In den letzten Jahren wurden zahlreiche Interaktionen von Arzneistoffen mit Grapefruitsaft beschrieben. Gleichzeitige Einnahme mit Grapefruitsaft erhöht die Bioverfügbarkeit von Substanzen wie Dihydropyridinen, die einem über CYP3A4 vermittelten *First-pass*-Metabolismus unterliegen [1], und kann die metabolische Elimination anderer Wirkstoffe geringgradig verzögern [4]. Grapefruitsaft selbst oder sein wichtigster Inhaltsstoff, das Flavonoid Naringin, haben in *In-vitro*-Versuchen jedoch keine Auswirkung auf den Abbau der genannten Substanzen. Eine Erklärungsmöglichkeit der Interaktionen bietet die Bildung des Aglykons Naringenin (Tabelle 4) als einem Intermediärmetaboliten des Naringins im menschlichen Körper [6]. Naringenin ist inhibitorisch aktiv für verschiedene Cytochrom-P450-Isoformen.

Tabelle 4. Modell für den Metabolismus des Grapefruitsaft-Flavonoids Naringin und seine Wirkung auf den Abbau von Arzneistoffen [6].

Schicksal des Naringins	Lokalisation des Vorgangs	vermutete Auswirkung
Abspaltung des Disaccharids Rhamnose mit Bildung des Aglykons Naringenin	im Darmlumen unter Vermittlung von Mikroorganismen	Voraussetzung für die Resorption der Substanz
Resorption des Naringenins	in der Darmwand während der Resorption	eindeutige Hemmung des Abbaus von Substanzen, die einem *First-pass*-Metabolismus in der Darmwand unterliegen (Substrate des CYP3A4 wie z.B. Dihydropyridine)
Glukuronidierung des größten Anteils des Naringenins	in der Darmwand während der Resorption	weitgehender Verlust der inhibitorischen Wirksamkeit
Verteilung von Naringenin und seiner Glukuronide im Körper	Leber	geringe Hemmung des Abbaus hepatisch metabolisierter Substanzen

Diese Beispiele zeigen, daß die Kenntnis des Metabolismus eines Arzneistoffs bzw. allgemein eines Fremdstoffes und der Auswirkungen der Substanz auf den Metabolismus anderer Arzneistoffe ein wesentlicher Bestandteil der pharmakologischen Charakterisierung dieser Substanz ist. Für eine optimale Therapie ist darüber hinaus eine Charakterisierung der zu behandelnden Patienten gleichermaßen sinnvoll. Dies bedeutet, daß bekannte Einflußfaktoren auf den Arzneistoffmetabolismus, die für den individuellen Patienten zutreffen, wie z.B. ein bestimmtes Rauchverhalten, ebenso zu berücksichtigen sind wie die genetische Ausstattung mit fremdstoffmetabolisierenden Enzymen. Dabei kann die aktuelle Enzymaktivität durch Phänotypisierung bestimmt werden. Dies ist die Bestimmung der Enzymaktivität *in vivo* anhand der Abbauleistung für ein enzymspezifisches Substrat. Die genetisch bedingten individuellen Besonderheiten der fremdstoffmetabolisierenden Enzyme können durch Genotypisierung ermittelt werden, wobei in Abwesenheit anderer Einflußfaktoren von einem bestimmten Genotyp auf den Phänotyp geschlossen werden kann. Offensichtliche Konsequenz dieser Charakterisierung von Arzneistoff und Patient ist beispielsweise, daß die *Steady-state*-Dosierung für Patienten, die kein funktionelles CYP2D6 exprimieren, für einen über CYP2D6 abgebauten Arzneistoff wie Nortriptylin deutlich niedriger sein muß als für Patienten mit einer normal aktiven Enzymvariante, wogegen Patienten mit einer genetisch bedingten vermehrten Bildung des aktiven Enzyms z.T. eine vielfach höhere Dosierung benötigen [16].

Untersuchungsmethoden zur Charakterisierung eines Fremdstoffes hinsichtlich des Metabolismus

Zur metabolischen Charakterisierung eines Fremdstoffes stehen verschiedene Systeme zur Verfügung, die ein unterschiedliches Maß an Komplexität aufweisen (Tabelle 5). Die Auswahl des geeigneten Systems hängt ab von der Fragestellung, der Verfügbarkeit des Systems, dem möglichen Risiko bei Verabreichung der Substanz beim Menschen und dem experimentellen Aufwand. Generell ist festzuhalten, daß hinsichtlich des Metabolismus ausgeprägte Unterschiede zwischen den Spezies bestehen. Dies beginnt mit der Art und Zusammensetzung der gebildeten Metaboliten und reicht bis zur Affinität und Umsatzrate eines Substrats an einander direkt entsprechenden Enzymen. Daher liefert der Einsatz von Systemen mit Enzymen von Labortieren in der Regel nicht die gewünschte Information.

Zur Identifizierung von Metaboliten können alle genannten Systeme eingesetzt werden. Zweckmäßigerweise werden radioaktiv markierte oder massenmarkierte Substanzen verwendet. Zellfreie *In-vitro*-Systeme bilden meist nur primäre Metabolite, während durch zelluläre Leberpräparationen auch nachgeschaltete Abbauprodukte und *in vivo* zusätzlich der extrahepatische Metabolismus erfaßt werden können. Beim Einsatz von *In-vitro*-Untersuchungen zur Vorhersage des Metabolitenmusters *in vivo* muß bedacht werden, daß die Konzentrationen in beiden Systemen oft sehr unterschiedlich sind. Eine Berücksichtigung der Konzentrationsabhängigkeit für die Umsatzraten kann jedoch durch enzymkinetische Messungen unter Verwendung der intrinsischen Clearance (= maximale Umsatzrate V_{max}, dividiert durch die Michaelis-Menten-Konstante K_M) zur Beschreibung der Enzymaktivität erfolgen [10]. Zu Berechnungen sind in allen Systemen prinzipiell die freien Konzentrationen heranzuziehen, die bei Hinweisen auf wesentliche Unterschiede zu den Gesamtkonzentrationen (= eingesetzte Konzentrationen im *In-vitro*-System) experimentell bestimmt werden sollten. Studien der letzten Jahre konnten die Validität von entsprechend durchgeführten *In-vitro*-Untersuchungen zunehmend belegen [7], weshalb auch die Anerkennung dieser Methoden durch Behörden der Arzneimittelzulassung in vielen Ländern deutliche Fortschritte gemacht hat.

Tabelle 5. Systeme zur Charakterisierung eines Fremdstoffes hinsichtlich des Metabolismus.

System	Komplexität	Distanz zur Patientensituation
berechnete Modelle des Enzyms		
isolierte Enzyme		
Lebermikrosomen/Leberzytosol		
Hepatozyten		
Leberscheiben		
isoliert perfundierte Leber(teile)		
gesunde Versuchspersonen		
Patienten		

Experimentelle Identifizierung der Enzyme, die den Abbau eines bestimmten Fremdstoffes vermitteln

Dies ist sinnvoll für alle Abbauwege, bei denen entweder der Ausgangsstoff oder das Produkt eine wesentliche Wirksamkeit bzw. Toxizität aufweist und gleichzeitig in relevanten Mengen im Körper des Menschen auftritt. In der Regel gibt bereits die chemische Natur des Abbauschrittes (Tabelle 1) einen klaren Hinweis darauf, welche Gruppe von Enzymen beteiligt ist. Nicht offensichtlich ist jedoch meist, welche der Isoformen innerhalb einer Gruppe, z.B. innerhalb der Cytochrom-P450-Enzyme, einzeln oder gemeinsam einen Abbauschritt vermitteln. Um diese Information experimentell zu ermitteln, wird das Substrat mit den Enzymen in den einzelnen Systemen in Kontakt gebracht, und die Bildungsgeschwindigkeit des Abbauproduktes wird gemessen. In Systemen mit isolierten Enzymen beweist die Bildung eines bestimmten Metaboliten die Beteiligung des Enzyms, wobei die relative Bedeutung unter Berücksichtigung der Enzymkinetik (s.o.) und des Anteils dieses Enzyms an der Gesamtheit aller Enzyme, die diesen Abbauschritt *in vivo* vermitteln, in etwa abgeschätzt werden kann [3]. Beim Einsatz komplexer *In-vitro*-Systeme (Lebermikrosomen bzw. -zytosol, Hepatozyten) kann die Beteiligung einzelner Enzyme ermittelt werden, indem die Bildungsraten der Metaboliten in unterschiedlich aktiven Proben von verschiedenen Menschen korreliert werden mit der Aktivität für Reaktionen, die bekanntermaßen durch ein bestimmtes Enzym vermittelt werden. Der Nachteil dieser Methode ist, daß auch durch unspezifische Mechanismen positive Korrelationen möglich sind, weshalb die Beweiskraft dieses Verfahrens zurückhaltend zu beurteilen ist. Ein anderer Weg besteht darin, einzelne Enzyme durch spezifische Hemmstoffe oder Antikörper auszuschalten [7] oder Proben von Menschen einzusetzen, bei denen bestimmte Enzyme nicht exprimiert sind (z.B. *poor metabolizer* für Cytochrom P4502D6). Wenn dann auch die Aktivität für den zu prüfenden Abbauweg deutlich vermindert ist, ist eine Beteiligung dieses Enzyms eindeutig nachgewiesen [9]. Auch *in vivo* kann diese Information durch Untersuchungen an Menschen mit genetischen Besonderheiten des Arzneistoffmetabolismus oder durch Interaktionsprüfungen mit spezifischen Hemmstoffen erhalten werden.

Experimentelle Identifizierung der Wirkung eines Fremdstoffes auf die Aktivität fremdstoffmetabolisierender Enzyme

Auf der Ebene des Metabolismus treten die häufigsten und relevantesten pharmakokinetischen Arzneimittelinteraktionen auf. Eine detaillierte Beschreibung der Untersuchungsmethoden geht jedoch über den Rahmen dieser Arbeit hinaus, weshalb auf eine aktuelle Empfehlung der Deutschen Gesellschaft für Klinische Pharmakologie und Therapie verwiesen sei [7]. Prinzipiell werden auch hier die in Tabelle 5 aufgeführten Systeme unter den o.g. Einschränkungen eingesetzt. Es ist zu beachten, daß Interaktionen, die durch einen Eingriff in die Bildung oder den Abbau des Enzyms verursacht werden, nur in Systemen mit intakter Regulation dieser Mechanismen geprüft werden können, weshalb zellfreie Systeme dann grundsätzlich nicht einsetzbar sind. Geprüft wird, ob der zu untersuchende Fremdstoff die mit bekannten Substraten bestimmte Aktivität einzelner Enzyme beeinflußt, wobei auch solche Enzyme in ihrer Aktivität verändert werden können, die diese Substanz nicht selbst abbauen. Bei einem konzentrationsabhängig hinreichend ausgeprägten Effekt ist davon auszugehen, daß die geprüfte Substanz eine Interaktion auch mit anderen Substraten des betroffenen Enzyms bei Komedikation an Patienten verursachen kann, zu deren Charakterisierung weitere Untersuchungen erforderlich sein können [7].

Vorhersage der Spezifität einer Substanz für fremdstoffmetabolisierende Enzyme anhand der chemischen Struktur?

Der Aufwand für die experimentelle Prüfung von Arzneistoffen ist sehr groß, sowohl *in vitro*, z.B. bei Zellkulturen mit hohen Kosten des Kulturmediums und der erforderlichen sterilen Arbeitsweise, als auch für die Durchführung klinischer Prüfungen *in vivo*. In jedem Fall müssen oft hochempfindliche Bestimmungsmethoden für die entstehenden Metaboliten entwickelt werden.

Alternativ erscheint eine Vorhersage der Enzymspezifität, die durch eine Wechselwirkung der Fremdstoffe mit der Bindungsstelle eines Enzyms verursacht wird, durch Kenntnis der Struktur dieser Bindungsstelle möglich. Ein dreidimensionales Modell der Struktur und der Ladungsverteilung sollte das Einpassen eines Fremdstoffes nach dem Schlüssel-Schloß-Prinzip und die Berechnung der Affinität erlauben. Als eine weitere Möglichkeit erscheint der Vergleich einer Substanz mit dem als „Hauptschlüssel" für die Enzymbindungsstelle zu umschreibenden Pharmakophor. Erste Untersuchungen zeigten, daß solche Methoden sowohl zur Charakterisierung einer Substanz als Substrat eines bestimmten Enzyms [17] als auch zur Bestimmung inhibitorischer Eigenschaften [5] wertvolle Hinweise liefern können.

Literatur

1. Bailey DG, Arnold JMO, Spence D (1994) Grapefruit juice and drugs. How significant is the interaction? Clin Pharmacokinet 26: 91–98
2. Bertram B (1989) Flavonoide - Eine Klasse von Pflanzeninhaltsstoffen mit vielseitigen biologischen Wirkungen, auch mit karzinogener Wirkung? Deutsche Apotheker-Zeitung 47: 2561–2571
3. Crespi CL, Code EL, Penman BW, Waxman DJ (1995) An activity-based method for integrating metabolism data from cDNA-expressed cytochrome P450 enzymes to the balance of enzymes in human liver microsomes. In: 9th International Conference on Cytochrome P450: Biochemistry, Biophysics and Molecular Biology, Book of Abstracts. Zürich, P 47
4. Fuhr U, Klittich K, Staib AH (1993) Inhibitory effect of grapefruit juice and the active component naringenin on CYP1A2 dependent metabolism of caffeine in man. Br J Clin Pharmacol: 35: 431–436
5. Fuhr U, Strobl G, Manaut F, Anders E-M, Sörgel F, Lopez-de-Briñas E, Chu DTW, Pernet AG, Mahr G, Sanz F, Staib AH (1993) Quinolone antibacterial agents: Relationship between structure and in vitro inhibition of the human cytochrome P450 isoform CYP1A2. Mol Pharmacol 43: 191–199
6. Fuhr U, Kummert A (1995) The fate of naringin in man: A key to grapefruit juice-drug interactions? Clin Pharmacol Ther 58: 365–373
7. Fuhr U, Weiss M, Kroemer HK, Neugebauer G, Rameis H, Weber W, Woodcock BG (1996) Systematic screening for pharmacokinetic interactions during drug development. Int J Clin Pharmacol Ther 34: 139–151
8. Guengerich FP (1993) Cytochrome P450 enzymes. Am Scientist 81: 440–447
9. Kober S, Spahn-Langguth H, Kurz A, Zaigler M, Fuhr U, Mutschler E (1996) Triamterene hydroxylation in human liver microsomes is mediated by the cytochrome P450 isoform CYP1A2. Naunyn-Schmiedeberg's Arch Pharmacol 353 Suppl: R157
10. Kroemer HK, Echizen H, Heidemann H, Eichelbaum M (1992) Predictability of the *in vivo* metabolism of verapamil from *in vitro* data: Contribution of individual metabolic pathways and stereoselective aspects. J Pharmacol Exp Ther 260: 1052–1057
11. Kroemer HK, Eichelbaum M (1995) „It's the genes, stupid". Molecular bases and clinical consequences of genetic cytochrome P450 2D6 polymorphism. Life Sciences 56: 2285–2298
12. Lindenbaum J, Rund DG, Butler VP, Tse-Eng D, Saha JR (1981) Inactivation of digoxin by the gut flora: reversal by antibiotic therapy. N Engl J Med 305: 789–794
13. Loomis WF (1988) Four billion years: An essay on the evolution of genes and organisms. Sinauer Associates, Inc., Sunderland, Massachusetts, P 286–305
14. Martínez C, Agúndez JAG, Olivera M, Martín R, Ladero JM, Benítez J (1995) Lung cancer and mutations at the polymorphic NAT2 gene locus. Pharmacogenetics 5: 207–214

15. Nelson DR, Koymans L, Kamataki T, Stegeman JJ, Feyereisen R, Waxman DJ, Waterman MR, Gotoh O, Coon MJ, Estabrook RW, Gunsalus IC, Nebert DW (1996) P450 superfamily: update on new sequences, gene mapping, accession numbers and nomenclature. Pharmacogenetics 6: 1–42
16. Nordin C, Bertilsson L (1995) Active hydroxymetabolites of antidepressants. Emphasis on E-10-hydroxy-nortriptyline. Clin Pharmacokinet 28: 26–40
17. Strobl GR, Kruedener S von, Stöckigt J, Guengerich FP, Wolff T (1993) Development of a pharmacophore for inhibition of human liver cytochrome P-450 2D6: Molecular modeling and inhibition studies. J Med Chem 36: 1136–1145
18. Moltke LL von, Greenblatt DJ, Duan SX, Harmatz JS, Shader RI (1994) *In vitro* prediction of the terfenadine-ketoconazole pharmacokinetic interaction. J Clin Pharmacol 34: 1222–1227

Anschrift des Verfassers:
Prof. Dr. med. Uwe Fuhr
Universitätsklinikum Köln
Institut für Pharmakologie
Klinische Pharmacologie
Gleueler Straße 24
D-50924 Köln

Interaktionen in Vielstoffgemischen bei Phytopharmaka

S. Rietbrock
Abteilung für Klinische Pharmakologie, Universitätsklinikum, Frankfurt/M.

Phytopharmaka sind überwiegend Vielstoffgemische, deren Wirksamkeit häufig mehreren Inhaltsstoffen zugeschrieben wird. Daher sind Interaktionen der Reaktionspartner zu erwarten. Eine Interaktion tritt auf, wenn Pharmakokinetik oder Pharmakodynamik eines Arzneistoffs durch einen oder mehrere andere Arzneistoffe beeinflußt wird. Das besondere der Pharmakokinetik von Vielstoffgemischen besteht in solchen Interaktionen.

Interaktionen werden nach verschiedenen Systemen klassifiziert. Ein einfaches System besteht in der Differenzierung eines verstärkten oder verminderten medikamentösen Effektes. Dieses System entscheidet nicht, welcher Mechanismus der Interaktion zugrunde liegt.

Eine Unterscheidung zwischen einer pharmakokinetischen und einer pharmakodynamischen Interaktion kann getroffen werden, indem man die Beziehung zwischen der Konzentration des ungebundenen Arzneistoffs und seines Effektes untersucht. Ist diese Beziehung bei unterschiedlichen Konzentrationen eines Vielstoffgemisches unverändert, so liegt eine pharmakokinetische Interaktion vor. Bei der Untersuchung der Pharmakokinetik von Vielstoffgemischen können demnach pharmakokinetisch-pharmakodynamische Modelle hilfreich sein. Solche Modelle werden im folgenden, soweit pharmakokinetische Bezüge erkennbar sind, berücksichtigt.

Pharmakokinetische Interaktionen treten auf der Ebene der Resorption, der Verteilung und der Elimination auf. Die Verdrängung eines Stoffes A durch einen Stoff B von seiner Proteinbindung kann zum Beispiel auch als Verdrängung des Stoffes B durch den Stoff A verstanden werden, Interaktionen können also wechselseitig sein, vorausgesetzt, die Bindungskonstanten haben in etwa die gleiche Größenordnung.

Man unterscheidet bidirektionelle Interaktionen [4], bei denen die gegenseitige Beeinflussung über verschiedene Mechanismen abläuft. So reduziert z.B. Phenobarbital einerseits die Resorption von Furosemid, andererseits ist die renale Clearance von Phenobarbital durch die diuretische Wirkung von Furosemid erhöht.

Interaktionen sind in der Regel dosisabhängig. Diese Dosisabhängigkeit kann bedeuten, daß theoretisch wechselseitig ablaufende Interaktionen, im therapeutischen Bereich unidirektionell ablaufen, d.h. nur ein Arzneistoff wird durch den anderen beeinflußt. Ein Beispiel ist die Interaktion von Enoxacin und Theophyllin [3].

Zunächst soll eine kompetitive Interaktion betrachtet werden. Es handelt sich zumeist um eine kompetitive Verdrängung eines Substrates von einem abbauenden Enzym oder einem Transportprotein. Gleichung (1) gibt die Beziehung der Reaktionsgeschwindigkeit, abhängig von der Substrat- und der Inhibitorkonzentration, wieder.

$$v = \frac{V_{max}\,[S]}{K_M\left(1 + \dfrac{[I]}{K_i}\right) + [S]} \tag{1}$$

Substrat (S) und Inhibitor (I) können gleichzeitig in einem Vielstoffgemisch vorkommen. Folgen Substrat und Inhibitor einer linearen Kinetik, ist die Reaktionsgeschwindigkeit (v) linear mit der jeweiligen Substratkonzentration ([S]) korreliert. Eine kompetitive Interaktion ist im linearen Bereich nicht nachweisbar. Voraussetzung für eine Interaktion vom kompetitiven Typ ist daher eine nichtlineare Kinetik irgendeines Typs. Diese ist nicht nur auf die Dispositions-kinetik beschränkt. Staffeldt et al. [5] untersuchten die Pharmakokinetik der Leitsubstanzen Hypericin und Pseudohypericin an 12 gesunden männlichen Probanden nach Einmaldosen von 300, 900 und 1800 mg Johanniskrautextrakt. Die Lag-Zeit bis zum Auftreten meßbarer Plas-maspiegel von Hypericin und Pseudohypericin waren verschieden (Abb 1a und b). Es ergab sich ein nichtproportionaler Anstieg der AUC bei Hypericin.

Als Gründe wurden eine Beeinflussung der Resorption durch andere Inhaltsstoffe des Extraktes, eine Sättigung des First-pass-Metabolismus oder eine unterschiedliche Resorption in verschiedenen Darmabschnitten diskutiert. Die beiden zuerst genannten Gründe lassen sich gut in das oben aufgeführte Konzept einordnen: Es wurden nichtlineare Effekte nachgewiesen. Als Metabolisierungsmechanismus wird Glukuronidierung und biliäre Exkretion der Metabo-liten vermutet. Möglicherweise besitzen also außer Hypericin und Pseudohypericin auch ande-re Inhaltsstoffe des Extraktes einen Einfluß auf die Pharmakokinetik der Leitsubstanzen bzw. der hypothetisch wirksamen Substanzen.

Die Autoren führen weiterhin aus, daß der nichtlineare Anstieg der AUC von Hypericin bei Einzelgabe am ausgeprägtesten in der Differenz der AUC nach Gabe einer Dosis von 250 und 750 µg Hypericin ist. Nichtlinearität könnte auf einer unspezifischen, sättigbaren Bindung an Proteine während der Resorption beruhen, wobei auch andere Bestandteile des Extraktes be-teiligt sind, insbesondere bei der niedrigen absoluten Bioverfügbarkeit von etwa 20 %. Die Lag-Zeit wird durch Resorption in verschiedenen Darmabschnitten erklärt. Wegen der Nicht-linearität kann eine unterschiedliche Zusammensetzung des Extraktes bei gleicher Dosierung zu unterschiedlichen Konzentrationsverläufen der Komponenten des Vielstoffgemisches führen. Dabei ist das Risiko von UAWs bei der großen therapeutischen Breite gering.

Seltener ist z.B. eine nichtkompetitive Hemmung eines abbauenden Enzyms. Baut das Enzym nur das Substrat S ab, so ist im Grenzfall der Linearität die Abbaugeschwindigkeit in Anwesenheit des Inhibitors vermindert. Das Vorliegen einer Nichtlinearität ist also keine not-wendige Voraussetzung für eine pharmakokinetische Interaktion. Eine Interaktion bei einem Vielstoffgemisch mit möglicherweise linearer Pharmakokinetik der Bestandteile ist z.B. eine Enzyminduktion.

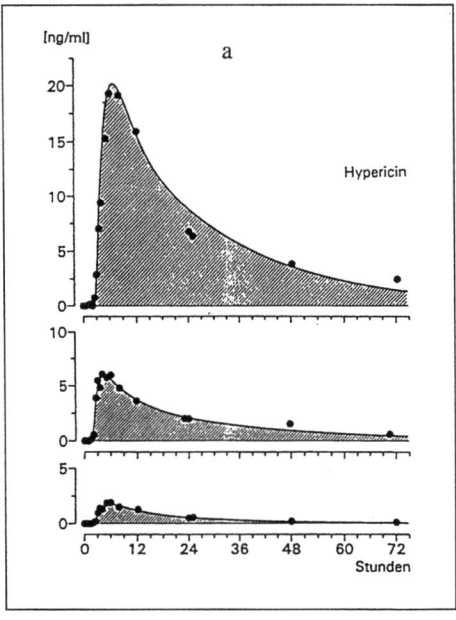

Abb. 1 a. Konzentrations-Zeit-Verlauf von Hypericin in Plasma bei drei Probanden, die jeweils 1 (untere Abb.), 3 (mittlere Abb.) bzw. 6 (obere Abb.) Dragees LI 160 eingenommen haben [5].

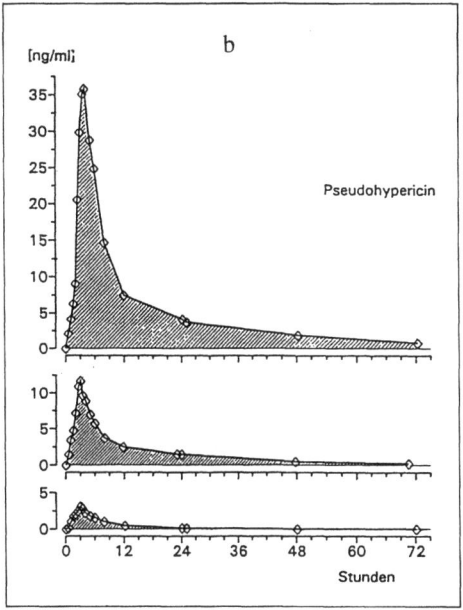

[ng/ml]i

b

Pseudohypericin

Stunden

Abb. 1b. Konzentrations-Zeit-Verlauf von Pseudohypericin in Plasma bei drei Probanden, die jeweils 1 (untere Abb.), 3 (mittlere Abb.) bzw. 6 (obere Abb.) Dragees LI 160 eingenommen haben [5].

In einer weiteren Studie [2] wurden die Inhaltsstoffe des Kava-Extraktes Dihydrokawain, Kawain, Demethoxyyangonin und Yangonin einzeln intraperitoneal an Mäuse und als Kava-Extrakt appliziert. Nach Gabe des Gesamtextraktes steigen die Konzentrationen von Kawain und Yangonin im Mäusegehirn auf das 2- bzw. 20fache an, verglichen mit dem Anstieg nach Einzelgabe. Gleichbleibende Konzentrationen wurden nur für Dihydrokawain und Desmethoxyyangonin gefunden. Als mögliche Ursache wird wegen der hohen Lipidlöslichkeit der Substanzen eine kompetitive Verdrängung aus der Plasmaeiweißbindung diskutiert.

Die Verdrängung aus der Plasmaeiweißbindung läßt sich z.B. mit Kompartimentmodellen darstellen. Gleichungen, die mit einem Michaelis-Menten-Term die Sättigung der Bindung beschreiben (2), geben den Austausch von gebundenem und ungebundenem Arzneistoff an.

$$v_u = k_d c_b - \frac{V_M c_u}{K_{M1}\left(1 + \dfrac{\bar{c}_u}{K_{M2}}\right) + c_u} \tag{2}$$

$$v_b = -k_d c_b + \frac{V_M c_u}{K_{M1}\left(1 + \dfrac{\bar{c}_u}{K_{M2}}\right) + c_u}$$

v_u = Änderungsgeschwindigkeit des ungebundenen Arzneistoffes
v_b = Änderungsgeschwindigkeit des gebundenen Arzneistoffes
k_d = Dissoziationskonstante der Proteinbindung
c_u = Konzentration des ungebundenen Arzneistoffes
c_b = Konzentration des gebundenen Arzneistoffes
$\bar{c}_u$ = Konzentration des ungebundenen, beeinflussenden Arzneistoffes

V_M = maximale Bindungsgeschwindigkeit
K_{M1} = Michaelis-Menten-Konstante der Bindung
K_{M2} = Michaelis-Menten-Konstante des beeinflussenden Arzneistoffes

Wird die Clearance nur auf den ungebundenen Teil des Arzneistoffes bezogen, so sind wegen der Symmetrie des obigen Gleichungssystems (2) die Konzentrationen des Effektkompartimentes im Steady state nicht von der Zusammensetzung des Vielstoffgemisches abhängig. Interaktionen sind daher nicht nachweisbar. Wird jedoch auch der gebundene Arzneistoff eliminiert, können Interaktionen unter Steady-state-Bedingungen im Effektkompartiment nachgewiesen werden. Bei unspezifischer Bindung, z.B. an Albumin, ist aber eine Sättigung wenig wahrscheinlich. Eine Interaktion bei einem sättigbaren First-pass-Effekt ist also nach intraperitonealer Gabe von Kava möglich.

Mit einem weiteren Aspekt der Kava-Kava-Therapie beim Menschen ist nach tierexperimentellen Untersuchungen [1] zu rechnen. So liegen die Plasmaspiegel bei Hunden nach kombinierter Gabe von Dihydrokawain, Yangonin, Kawain, Dihydromethysticin und Methysticin niedriger als nach Gabe des Gesamtextraktes. Somit ist naheliegend, daß nicht nur die bekannten Leitsubstanzen, sondern auch weitere Inhaltsstoffe untereinander agieren können.

Faßt man die bisher vorliegenden pharmakokinetischen Befunde über Vielstoffgemische in Phytopharmaka zusammen, so unterscheidet sich die Pharmakokinetik von Vielstoffgemischen von der Pharmakokinetik chemisch definierter Substanzen durch eine Vielzahl von Interaktionen. Diese Interaktionen sind nicht nur auf die Leitsubstanzen beschränkt, sondern können sich auf den Gesamtextrakt erstrecken.

Bei Auftreten von Interaktionen lassen sich die Eigenschaften der Leitsubstanzen von einem Extrakt nicht auf einen anderen Extrakt übertragen, auch wenn die Leitsubstanzen in gleicher Dosierung vorliegen.

Interaktionen können dann auftreten, wenn nichtlineare Phänomene festzustellen sind.

Interaktionen sind auch in der Aufstellung von Konzentrations-Effekt-Beziehungen bei Vielstoffgemischen zu berücksichtigen bzw. bei Dosisempfehlungen nicht außer acht zu lassen.

Literatur

1. Biber A, Nöldner M, Schlegelmilch R (1992) Development of a formulation of kava-kava extract through pharmacokinetic experiments in animals. Naunyn Schmiedebergs Suppl. 345
2. Keledjian J, Duffield PH, Jamiesson DD, Ligard RO, Duffield AM (1988) Uptake into mouse brain of four compounds present in the psychoactive beverage kava. J Pharm Sci 77: 1003–1006
3. Rogge MC, Solomon WR, Sedman AJ, Welling PG, Koup JR, Wagner JG (1989) The theophylline-enoxacin interaction: II. Changes in the disposition of theophylline and its metabolites during intermittent administration of enoxacin. Clin Pharmacol Ther 46: 420–428
4. Rowland M, Tozer TN (1995) Clinical Pharmacokinetics. Williams & Wilkins, Baltimore
5. Staffeldt B, Kerb R, Brockmöller J, Ploch M, Roots I (1993) Die Pharmakokinetik von Hypericin und Pseudohypericin nach oraler Einnahme des Johanniskraut-Extraktes LI 160 bei gesunden Probanden. Nervenheilkunde 12: 331–338

Anschrift des Verfassers:
Dr. Stephan Rietbrock
Klinikum der J.-W.-Goethe Universität
Abt. Klinische Pharmakologie
Haus 74
Theodor-Stern-Kai 7
60590 Frankfurt/M.

Bioäquivalenzuntersuchungen von Phytopharmaka – Grundlagen, Design, statistische Verfahren und moderne bioanalytische Nachweisverfahren

F. Sörgel, Martina Kinzig-Schippers, G. Rüsing, Martina E. Kellner
IBMP – Institut für Biomedizinische und Pharmazeutische Forschung, Nürnberg

Einleitung

Für die bezugnehmende Zulassung eines neuen Generikums genügt in der Regel die Bestimmung der Bioäquivalenz mit dem Referenzpräparat. Dazu ist der statistisch einwandfreie Beleg zu liefern, daß die beiden Präparate ähnliche oder weitgehend identische Blutkonzentrationsverläufe zeigen [1, 2]. Die Plasmakonzentrationsprofile werden dabei als Surrogate für die zu erwartende klinische Wirksamkeit angesehen. Um sicherzustellen, daß das Testpräparat zuverlässig die gleiche Wirksamkeit wie das Referenzpräparat erwarten läßt, wurden von den Behörden – zu Recht – enge Grenzen dafür gesetzt, was unter „ähnlich oder weitgehend identisch" zu verstehen ist. Dieser Bereich wird durch den Punktschätzer (errechneter Mittelwert) und die sogenannten „Akzeptanzschranken" festgelegt. Sie werden so berechnet, daß für jeden einzelnen Probanden die Quotienten aus dem Meßwert (z. B. C_{max} oder AUC) nach Gabe des Test- und nach Gabe des Referenzpräparates gebildet werden. Das 90 % kürzeste Konfidenzintervall um den Mittelwert dieser Quotienten darf nach der sogenannten „Inklusionsregel" nicht außerhalb vorher festgelegter Akzeptanzschranken fallen. Der Punktschätzer soll nicht kleiner sein als 0,8.

Wie groß dieser Akzeptanzbereich sein darf, ist gelegentlich ein strittiges Thema zwischen Generikaherstellern und Behörden. In diese Festlegungen gehen klinische und biopharmazeutische Überlegungen ein. Während die FDA und das amerikanische Arzneibuch (USP23-NF18) die Akzeptanzgrenzen für C_{max} und AUC einheitlich auf 80-120 % (80-125 % bei logarithmisch transformierten Daten) für alle Substanzen setzen [1, 3], können nach Ansicht europäischer Zulassungsbehörden die Akzeptanzgrenzen von der betreffenden Substanz abhängig gemacht werden [4]. Vor allem bei europäischen Behörden besteht Einigkeit darüber, daß für C_{max} ein Bereich von 70-130 % (70-143 % bei logarithmisch transformierten Daten) vertretbar ist. Das heißt, die AUC-Werte zweier Präparate können sich nur bis zu 20 %, die C_{max}-Werte um bis zu 30 % unterscheiden. Weitere Unterschiede zwischen den Behörden bestehen in den vorgeschlagenen statistischen Methoden, worauf weiter unten noch kurz eingegangen wird.

Herrn Professor Dr. Karl Thoma, Direktor des Instituts für Pharmazeutische Technologie der Universität München, zum 65. Geburtstag gewidmet.

Zur Problematik von Akzeptanzgrenzen, gezeigt am Beispiel des Calciumantagonisten Nifedipin

Für die Erweiterung von Akzeptanzgrenzen muß sich der Antragsteller in der Regel ausführlich mit den Daten zur klinischen Wirksamkeit und der Verträglichkeit der Substanz auseinandersetzen. Dazu kann bei Generika oft auf jahrzehntelange Erfahrung zurückgegriffen werden. Ein guter Hinweis dafür, wie wenig aussagefähig aber solch scheinbar „reichhaltiges", in unter Umständen mehreren Jahrzehnten gesammeltes Material sein kann, wurde vor kurzem am Beispiel des Nifedipins offenkundig. Langzeitstudien mit Angina-pectoris-Patienten in den USA, die ausschließlich mit (dem billigeren) schnell freisetzendem Nifedipin behandelt wurden, zeigten eine höhere Mortalität. Eine erhebliche Anzahl der heute in Deutschland mit Nifedipin behandelten Angina-pectoris-Patienten erhält jedoch ein retardiertes Nifedipin-Präparat, aus dem der Wirkstoff so verzögert freigesetzt wird, daß es nicht zu den hohen Peakkonzentrationen kommt, die die Autoren der Nifedipin-Studien [5, 6] für die erhöhte Mortalität der Patienten in ihren Studien verantwortlich gemacht haben. Offensichtlich kommt es bei Patienten bei Gabe von schnell freisetzenden Nifedipinformen zu einer rasch einsetzenden Vasodilatation [7], gefolgt von einer möglicherweise auch nachts auftretenden Reflextachykardie. Diese kann gerade bei Angina-pectoris-Patienten zu erheblichen kardialen Problemen führen. Die Autoren fordern deshalb, daß bei diesen Patienten „... because of more favorable trough to peak ratios ..." schnell freisetzende und kurz wirksame Arzneiformen durch Retardarzneiformen des Nifedipins ersetzt werden sollten [5, 6].

Aus den Ergebnissen dieser klinischen Studien ist abzuleiten, daß für Substanzen mit starker und schneller Wirksamkeit eine Erweiterung von Akzeptanzkriterien besonders kritisch zu sehen ist. Da Retardformulierungen oftmals in der Einzelarzneiform eine höhere Dosis des Wirkstoffes enthalten, müssen die jetzigen Regelungen, die eine Abweichung der Peakkonzentrationen des Testpräparates um immerhin 30 % zulassen, für Substanzen wie Nifedipin möglicherweise überdacht werden. Dabei stellt sich eine Reihe von Fragen: Wie soll das Idealprofil einer Retardarzneiform mit "... more favorable trough to peak ratios ..." überhaupt aussehen? Können bei den jetzt im Handel befindlichen Retardformen, das (die) Referenzpräparat(e) eingeschlossen, die Forderungen von Opie und Messerli [5] als erfüllt gelten, und müßten diese Formen nicht mit genau den gleichen Studien zur Frage der Mortalität untersucht werden? Können die jetzt im Handel befindlichen Retardformen des Nifedipins nun als zuverlässig gelten, und welche Akzeptanzgrenzen für AUC und C_{max} sind für Retardgenerika im Vergleich zu den jetzt in der Therapie eingesetzten Referenzpräparaten festzulegen?

In Anbetracht von so vielen offenen und nur durch aufwendige klinische Studien zu klärenden Problemen drängt sich natürlich auch die Frage auf, welche Surrogatparameter für die Mortalität zur Verfügung stehen. Niemand wird ja ernsthaft Mortalitätsstudien für jede Neuzulassung eines Generikums fordern wollen. Dagegen sprechen schon Kapazitätsprobleme, denn die erforderlichen Patientenzahlen sind bei der großen Anzahl von Präparaten gar nicht erreichbar. Vor allem aber ist es unseres Erachtens aus ethischen Erwägungen heraus nicht zu verantworten, wegen der Zulassung eines Generikums Koronarpatienten derart langwierigen Studien zu unterwerfen. Dennoch müssen vor dem Hintergrund dieser Studien die Akzeptanzkriterien neu überdacht werden

Bioäquivalenzstudien bei Phytopharmaka?

Ist ein solch eklatantes Beispiel von therapeutischer und pharmazeutischer Ungleichheit von Arzneiformen des gleichen Wirkstoffes, wie es Nifedipin darstellt, geeignet, der Diskussion von Bioäquivalenzbetrachtungen von „im allgemeinen gut verträglichen" Phytopharmaka vorangestellt zu werden? Wir meinen ja! Wenn Phytopharmaka ernst genommen werden sollen, müssen sie sich mit naturwissenschaftlichen Methoden messen lassen. Pharmakokinetik-, Bioverfügbarkeits- und Bioäquivalenzuntersuchungen von Phytopharmaka sind methodisch längst möglich. Auch pharmakodynamische Methoden können so verfeinert werden, daß sie Effekte von Phytopharmaka erfassen sollten. Am Beispiel der Substanz Hypericin kann die Bedeutung moderner naturwissenschaftlicher Methoden für die Erforschung der phytopharmakologischen Effekte eindrucksvoll belegt werden. Diese in der phytopharmakologischen Therapie zur Stimmungsaufhellung [8], zur Behandlung psychovegetativer und anderer Störungen eingesetzte Substanz (als standardisierter Inhaltsstoff von Johanniskraut) wird zur Zeit in der Tumor- [9] und HIV-Therapie [10] intensiv klinisch geprüft. Mit den allgemein akzeptierten Methoden der klinischen Pharmakologie durchgeführte Phase-I-Studien belegen die erheblichen Probleme mit der Phototoxizität der Substanz [11-13]. Weitere Nebenwirkungen waren Magen-Darm-Beschwerden, Müdigkeit und Depression, die jetzt auch in klinischen Wirksamkeitsstudien beschrieben wurden [13]. Auch wenn die Dosierung des Hypericins in Phytopharmaka möglicherweise geringer ist, so gibt es doch genügend Anhaltspunkte, daß phototoxische Effekte auch schon bei niedrigeren Dosierungen beobachtet werden. Möglicherweise könnten die Ergebnisse aus den Phase-I-Studien auch auf hypericinhaltige Phytopharmaka übertragen werden. Voraussetzung dafür ist allerdings, daß die Pharmakokinetik und Bioverfügbarkeit des Hypericins aus Phytopharmaka grundlegend untersucht wird.

Es wäre zu überlegen, ob man nicht aus den Phase-I-Studien anderer, als Monosubstanz entwickelter Pflanzenwirkstoffe Ergebnisse für die Begründung von Akzeptanzgrenzen heranziehen könnte.

Im Gegensatz zu den aus Pflanzen isolierten Stoffen liegen Studien zur Wirksamkeit und Verträglichkeit von Phytopharmaka beim Patienten nur selten vor und werden wohl auch nicht in absehbarer Zukunft für alle relevanten Generika von Phytopharmaka vorliegen können. Es müssen die Erweiterungen des Akzeptanzbereiches also auf andere Weise gerechtfertigt werden. Eine Möglichkeit dafür stellen Studien zur Pharmakodynamik von Phytopharmaka dar, wobei wir die Pharmakodynamik für die hier zu begründenden Akzeptanzerweiterungen so verstehen wollen, daß sie um den Bereich der gezielten Untersuchung von unerwünschten Effekten erweitert sind.

Pharmakodynamik

Der sichere Nachweis einer pharmakologischen oder toxikologischen Wirkung eines Arzneistoffes bedarf neben ausgedehnter experimentell-pharmakologischer und toxikologischer Untersuchungen zur Erkennung eines Wirkprinzips auch Studien zur Pharmakodynamik sowie aussagefähiger klinischer Studien. Weil gerade bei Phytopharmaka pharmakodynamische Studien mit Surrogatparametern wohl noch die besten Aussichten bieten, einen Effekt der Substanzen messen zu können, sei der Begriff Pharmakodynamik hier näher erläutert.

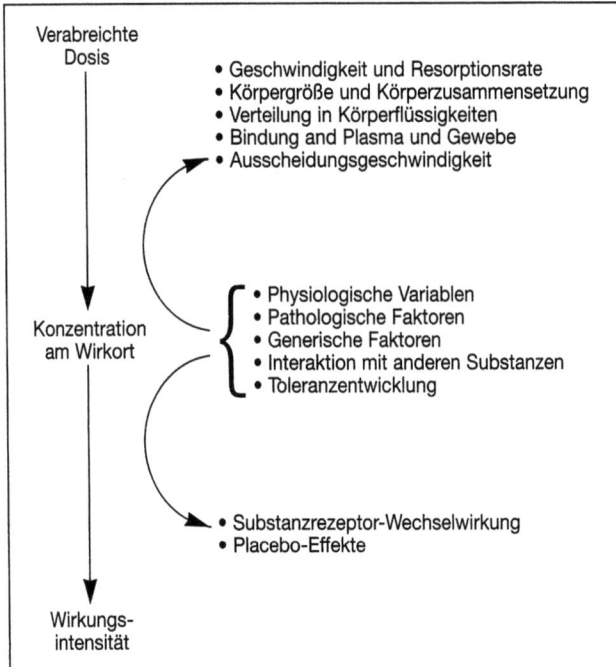

Abb. 1. Faktoren, die die Beziehung zwischen verabreichter Dosis und Effekt beeinflussen [15]

Unter Pharmakodynamik versteht E. M. Ross „... die Untersuchung der biochemischen und physiologischen Wirkungen sowie den Wirkungsmechanismus von Arzneimitteln ... " [14]. Die Untersuchung der Pharmakodynamik einer Substanz erfolgt zunächst in vitro, beispielsweise an isolierten Organen, Zellkulturen oder auch an isolierten Rezeptorsystemen. Auch wenn in vielerlei Hinsicht solche Systeme gut kontrolliert werden können, so erweisen sie sich doch oft als sehr komplex. Untersuchungen der Pharmakodynamik in vivo werden zusätzlich durch gleichzeitig ablaufende pharmakokinetische Vorgänge noch weit komplexer. Während bei In-vitro-Systemen die Konzentration des Wirkstoffes (oft) konstant gehalten werden kann, überlagern bei In-vivo-Studien die Verteilung, Metabolisierung und Elimination der Arzneistoffe die pharmakodynamischen Grundprozesse. Weitere physiologische Faktoren, in Abb. 1

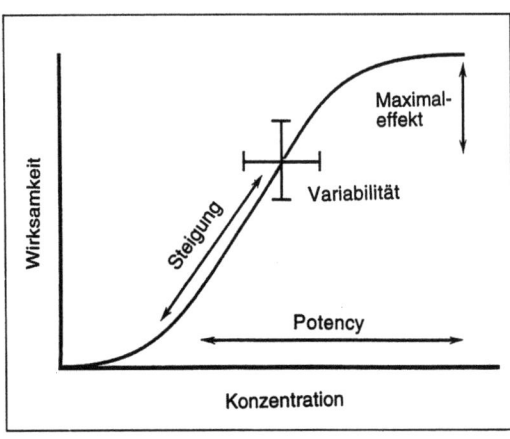

Abb. 2. Beziehung zwischen Konzentration (logarithmisch) und Wirkung [15]

[15] nur ausschnittsweise dargestellt, beeinflussen die Antwort des Organismus auf eine gege-
bene Arzneistoffkonzentration. Dies wird auch durch den in Abb. 2 [15] dargestellten Zusammenhang von Konzentration, Potency, Steilheit der Konzentrations-Wirkungsbeziehung,
Maximaleffekt und individueller Variation nochmals verdeutlicht.

Der zeitliche Verlauf der Wirksamkeit von biologischen In-vitro- und In-vivo-Systemen ist
in Abb. 3 und 4 [16] vergleichend dargestellt. Unter der Annahme, daß der Wirkstoff stabil ist,

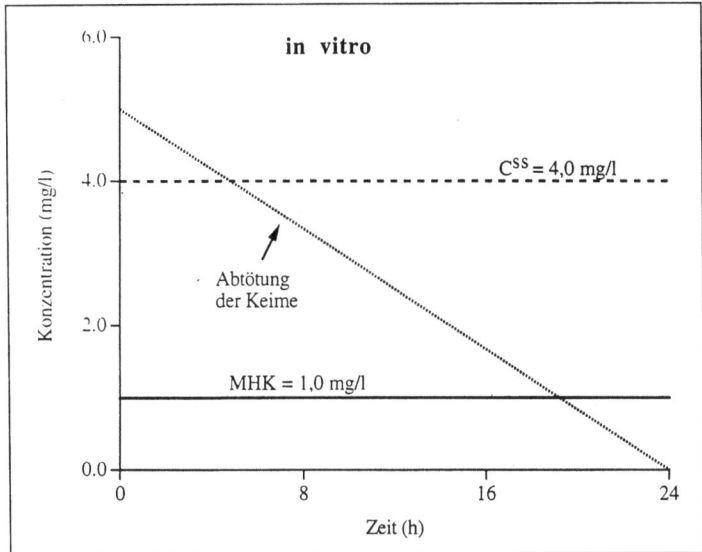

Abb. 3. Abtötung von Bakterien in einer Nährlösung bei einer konstanten Konzentration des Antibiotikums von
4 mg/l und einer MHK des Keimes für das fiktive Antibiotikum von 1,0 mg/l [16]

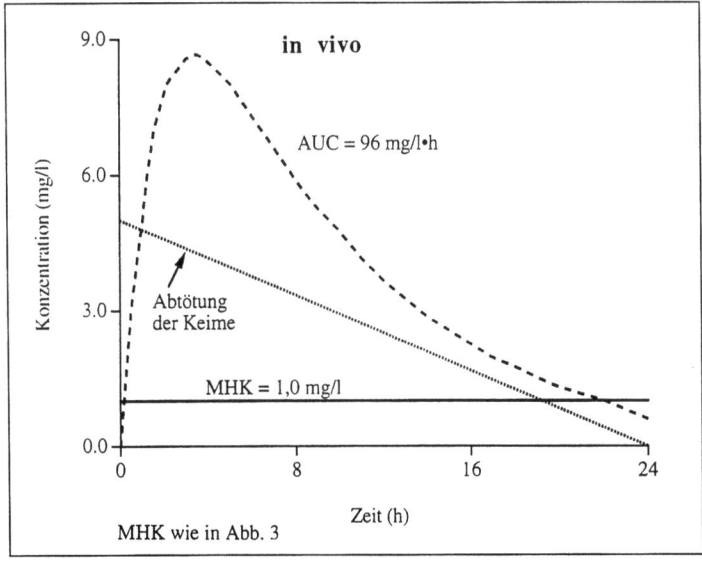

Abb. 4. Abtötung eines Keimes in einem In-vivo-Modellsystem bei simulierter Pharmakokinetik eines oral verabreichten Antibiotikums [16]

werden während des gesamten Beobachtungszeitraumes des In-vitro-Versuches die maximal effektiven Konzentrationen überschritten. Wie in Abb. 4 [16] dargestellt, ändert sich bei In-vivo-Untersuchungen das Verhältnis aus Plasmakonzentration und minimal wirksamer Konzentration ständig. An diesem Beispiel läßt sich auch die Bedeutung des Bioäquivalenz-parameters C_{max} zeigen. Dem Quotienten aus C_{max} und MEK (Minimal wirksame (= Effekti-ve) Konzentration), im Falle von Antibiotika ist es die MHK (Minimale HemmKonzentration), kommt beispielsweise bei der Wirksamkeit von Aminoglykosid-Antibiotika eine entscheiden-de Bedeutung zu. Dies betrifft sowohl die Pharmakodynamik, z. B. Keimabtötung als Surro-gat, als auch die klinische Wirksamkeit mit nachfolgender Heilung der Infektion. Bei Chino-lonen bestimmt der Quotient aus AUC und MEK (MHK der Keime) die Wirksamkeit. Diese beiden Beispiele belegen die Bedeutung der weiter unten beschriebenen Parameter C_{max} und AUC bei Bioäquivalenzuntersuchungen. Für andere Wirkprinzipien und Arzneistoffe gibt es ähnliche aus den Plasmaspiegeln abgeleitete pharmakodynamische Parameter [16-21].

Pharmakodynamische Messungen sind auch beim gesunden Probanden möglich und eröff-nen die Möglichkeit, bei einem homogenen Kollektiv von Gesunden im randomisierten Cross-over und bei einer überschaubaren Probandenzahl Daten zu sammeln, wie sie zumindest als Basis für eine mögliche Erniedrigung des Punktschätzers und Erweiterung der Akzeptanz-kriterien erforderlich sind.

Als Meßparameter in klinisch-pharmakologischen Studien werden oft Surrogate des klini-schen Endpunktes verwendet. Beispiele solcher Surrogatparameter sind elektro-enzephalographisch gemessene Gehirnströme, die bei Patienten und gesunden Probanden durch psychopharmakologisch wirksame Substanzen beeinflußt werden. Im Bereich der Anti-infektiva wären bei Patienten die Keimelimination und etwa die Fiebersenkung Surrogatpara-meter für die klinische Wirksamkeit. Für die weiter unten noch zu diskutierende Substanz ß-Escin wäre der Surrogatparameter für die klinische Wirksamkeit der Venenblutfluß, der bei Patienten und gesunden Probanden bestimmt werden kann. Obwohl eine Reihe von Phyto-pharmaka in Therapiegebieten eingesetzt werden, für die geeignete Surrogatparameter vorlie-gen, fehlen häufig solide Untersuchungen. Die vorhandenen Studien sind insbesondere nicht – wie bei konventionellen Arzneistoffen üblich – durch gleichzeitige Messungen der Wirk-substanz(en) belegt.

Bioäquivalenzuntersuchungen von Reinstoffen

Es herrscht heute international Übereinstimmung, daß es für die Zulassung eines Generikums ausreichend ist, wenn die Bioäquivalenz zwischen Testpräparat und Referenzpräparat belegt ist. In Deutschland werden für eine Gruppe von sogenannten „unproblematischen" Arznei-stoffen keine Bioäquivalenzuntersuchungen gefordert [2], weil diese Substanzen sich schnell und vollständig lösen und entweder in hohem Maße oder gut reproduzierbar resorbiert werden. Bei der Mehrzahl der Arzneistoffe wird jedoch für jedes Generikum ein Beleg der Bio-äquivalenz mit dem Referenzpräparat gefordert, und es werden dafür Akzeptanzgrenzen fest-gesetzt. Wie man solche Bioäquivalenzstudien durchführt und wie man zu diesen Akzeptanz-kriterien kommt, wird im folgenden beschrieben.

Studiendesign

Gesunde Probanden erhalten im randomisierten Zweifach-Crossover das neue Test- und das bekannte Referenzpräparat verabreicht. Anschließend werden zahlreiche Blutentnahmen sowie eventuell auch Urinsammlungen durchgeführt. Aus den Plasmakonzentrationsdaten werden für die Bestimmung der Gleichwertigkeit von Präparaten entscheidende Parameter ermittelt oder berechnet: die maximale Konzentration (C_{max}) und die Fläche unter der Plasmaspiegelkurve (AUC). Die maximale Plasmakonzentration soll dabei die Resorptionsgeschwindigkeit repräsentieren; der Zeitpunkt, wann diese Konzentration erreicht ist, also t_{max}, wird heute nach allgemeiner Übereinstimmung nicht mehr für Bioäquivalenzbetrachtungen nicht-retardierter Arzneistoffe verwendet. Die AUC ist der Parameter, der das Ausmaß der Resorption widerspiegelt. In Bioäquivalenzuntersuchungen wird die AUC verwendet, um die Bioverfügbarkeit relativ zum Referenzpräparat zu bestimmen [22, 23].

Die beiden pharmakokinetischen Parameter C_{max} und AUC sind Surrogatparameter, weil angenommen werden muß, daß klinische Effekte, z. B. der Wirkungseintritt einer Substanz, von der Geschwindigkeit der Resorption, repräsentiert durch C_{max}, und die Intensität der Wirkung von C_{max} und/oder der AUC bestimmt werden. Weiterhin kann auch die Wirkungsdauer zweier Vergleichspräparate gemessen werden, wenn die minimal wirksame Konzentration bekannt ist (siehe Abb. 4 [16]).

Statistische Auswertung [22, 23]

Wie jedoch statistisch sauber bewiesen werden kann, ob „gleich aussehende Kurven" auch tatsächlich Bioäquivalenz bedeuten, darüber gab es in den letzten Jahren ausführliche Diskussionen. Im Vordergrund aller Betrachtungen steht dabei das Risiko für den Patienten, der mit einer 5 %igen oder niedrigeren Wahrscheinlichkeit ein Präparat erhalten darf, das nicht bioäquivalent ist. Es gilt auch als allgemein akzeptiert, daß zwei Präparate, die sich um weniger oder höchstens 20 % unterscheiden, als bioäquivalent betrachtet werden. Dies kann auch nach der folgenden Gleichung ausgedrückt werden:

$$|\mu_T - \mu_R| \le 0{,}2\,\mu_R$$

wobei Mittelwert oder Median des Testpräparates (μ_T) und Mittelwert oder Median des Referenzpräparates (μ_R) sich um höchstens 20 % unterscheiden. Im Gegensatz zu vielen anderen statistischen Auswertungen wird nicht die Nullhypothese auf Gleichheit getestet. Die amerikanische Gesundheitsbehörde FDA [1] und das amerikanische Arzneibuch (USP23-NF18) [3] schreiben einheitlich für alle Substanzen vor, daß eine Bioäquivalenz nur dann angenommen werden kann, wenn das Generikum innerhalb der Akzeptanzkriterien von 80-120 % liegt. Die EU-"Note for Guidance" [4] läßt jedoch unter bestimmten Voraussetzungen („... when clinically inevitable ...") auch größere Abweichungen zu. Genaue Zahlen sind nicht festgelegt, aber man wird wohl im allgemeinen für konventionelle Arzneimittel nicht mehr als 30 % Differenz akzeptieren. Nach der EU-"Note for Guidance" [4] gilt dies praktisch immer für den Parameter C_{max} (maximale Plasmakonzentration). Bei sogenannten "highly variable" Substanzen, zu denen beispielsweise Nifedipin, Erythromycine oder Retardarzneimittel gehören, können auch für die AUC Abweichungen von bis zu 30 % akzeptiert werden. "Highly variable drugs" werden auch so definiert, daß der intraindividuelle Variationskoeffizient 30 % und höher ist. In Abb. 5 [22] sind die heute gültigen Verfahren zur Untersuchung der Bioäquivalenz zusammengefaßt. Die Abbildung enthält eine europäische Besonderheit bei der statistischen Auswertung, die möglicherweise für Bioäquivalenzuntersuchungen von Phytopharmaka aufge-

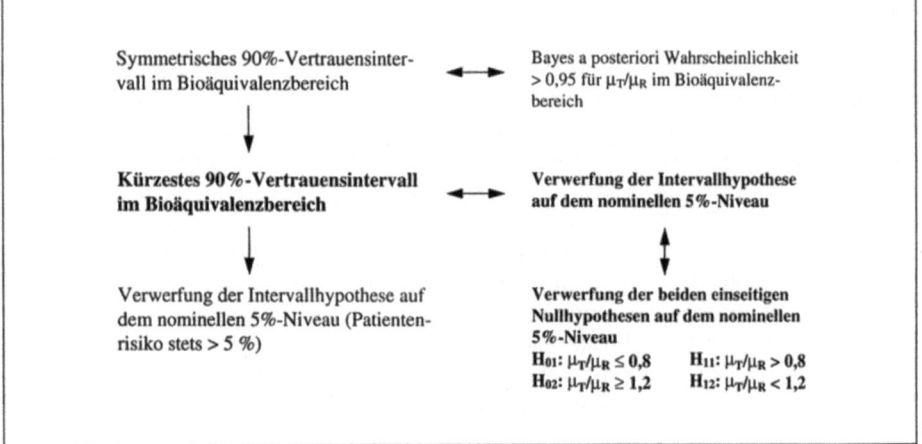

Abb. 5. Entscheidung für Bioäquivalenz [22]

griffen werden muß: Die EU-"Note for Guidance" [4] läßt explizit die Verwendung nicht-parametrischer Tests [24] zu, wenn gezeigt werden kann, daß keine Normalverteilung der logarithmisch transformierten Werte vorliegt. Dies steht im Gegensatz zu den FDA-Richtlinien [1], die nur parametrische Tests zulassen.

Gerade für Phytopharmaka ist jedoch nicht ohne weiteres anzunehmen, daß eine Normalverteilung der logarithmisch transformierten Daten vorliegt. Unsere Erfahrungen mit Substanzen biogenen Ursprungs (z. B. Erythromycin, Clavulansäure, Clindamycin) zeigen immer wieder, daß es sogenannte "Outliers" im pharmakokinetischen Verhalten, insbesondere der Resorption, gibt. "Outliers" sind Probanden, die sich in ihrem Resorptionsverhalten deutlich vom überwiegenden Teil der Probanden unterscheiden. Weitere Details der Testverfahren können der einschlägigen Literatur entnommen werden [23].

Bioäquivalenzuntersuchungen von Phytopharmaka

An dieser Stelle ist nun die Frage zu klären, welche Besonderheiten Bioäquivalenzuntersuchungen bei Phytopharmaka besitzen. Dabei stehen Fragen zur eingesetzten bioanalytischen Methode, Art und Größe des Kollektives und natürlich die Frage im Raum, ob für Phytopharmaka besondere Akzeptanzkriterien zur Anwendung kommen können. Viele der dazu anstehenden Fragen können aber wegen fehlender Daten zur Pharmakokinetik, Pharmakodynamik und klinischen Wirksamkeit nur sehr spekulativ beantwortet werden. Für fast alle Phytopharmaka fehlen schon einfachste Grunddaten zur Pharmakokinetik. Ob überhaupt Bioäquivalenz von verschiedenen zum Vergleich anstehenden Generika gezeigt werden kann, bleibt fraglich, denn schon der unterschiedliche Gehalt der Leitsubstanzen in verschiedenen Präparaten läßt einen Bioäquivalenznachweis bei vertretbaren Probandenzahlen praktisch nicht zu. Es steht wohl auch außer Zweifel, daß sowohl für die „Punktschätzer" als auch die Inklusionsgrenzen der „90% Konfidenzintervalle" von Phytopharmaka nachgedacht werden muß. Möglicherweise müssen diese statistischen Parameter über das, was bei konventionellen Substanzen bekannt und möglich ist (μ_T/μ_R = 0,8; 90% CI für C_{max}(log): 70-143 %, für AUC(log): 80-125 %), hinaus erweitert werden. Auf welche Weise das geschehen könnte, wird weiter unten beschrieben.

Neben dem adäquaten Design und geeigneten statistischen Verfahren kommt auch der bioanalytischen Methodik zur Messung der Substanzen im Plasma eine erhebliche Bedeutung zu. Es ist zu fordern, daß das bioanalytische Meßverfahren in der Lage ist, die gesuchten Stoffe spezifisch, empfindlich und zuverlässig zu messen. Die heute wichtigsten Verfahren sind im nächsten Kapitel beschrieben.

Bioanalytische Methoden

Das heute am häufigsten verwendete Analyseverfahren in der Bioanalytik ist die Hochdruckflüssigkeitschromatographie (HPLC), gekoppelt mit UV-, Fluoreszenz- oder elektrochemischer Detektion. Mit Hilfe der Fluoreszenz- und der elektrochemischen Detektion kann zum Teil ausreichende Nachweisempfindlichkeit für Phytopharmaka erreicht werden. Für flüchtige Verbindungen oder Verbindungen, die durch Derivatisierung in eine flüchtige Form überführt werden können, ist auch die Gaschromatographie (z. B. gekoppelt mit Massenspektroskopie) ein sehr zuverlässiges Verfahren. Weiterhin finden Radioimmunoassays Anwendung. Die diesen radioimmunologischen Verfahren oft fehlende Spezifität ist ein entscheidender Nachteil, wenn es um die Bestimmung eines einzigen, genau definierten Stoffes geht. Bei Stoffgemischen mit vielen chemisch ähnlichen Wirkstoffen, wie sie meistens bei Phytopharmaka vorliegen, könnte diese fehlende Spezifität im Rahmen der immunologischen Bestimmung zum Vorteil genutzt werden. Hierbei könnte eine Art „Gesamtgehalt" des Phytopharmakon-Stoffgemisches im Blut gemessen werden. Freilich kann ein solcher Kompromiß nur solange akzeptiert werden, bis es gelungen ist, die Wirkstoffe eines Gemisches so exakt zu beschreiben, daß ihre chemische Identität genau bekannt ist und dann den chemisch zutreffend beschriebenen Verbindungen auch bestimmte Wirkungen beigemessen werden können. Diese Alternative darf also nur einen Übergangskompromiß darstellen, bis spezifische Methoden zur Verfügung stehen. Vor allem sollte dieser Kompromiß nicht die Entwicklung spezifischer Methoden, wie Hochdruckflüssigkeitschromatographie gekoppelt mit Massenspektroskopie (LC-MS/MS), blockieren.

Die Kopplungsmethoden von Chromatographie mit Massenspektroskopie stellen sehr spezifische und oft – aber nicht immer – auch die empfindlichsten Analysenmethoden dar. Die Kopplung von Gaschromatographie mit Massenspektroskopie stellt ein schon seit vielen Jahren etabliertes Meßverfahren dar. Die oben beschriebenen Einschränkungen dieser Methode auf flüchtige Stoffe oder durch Derivatisierung flüchtig gemachte Stoffe engen die Anwendungsmöglichkeiten jedoch sehr ein. Ein viel weitergehendes Verfahren ist die Kopplung von Hochdruckflüssigkeitschromatographie mit Massenspektroskopie (LC-MS/MS). Die meisten körpereigenen oder körperfremden im Blut gelösten Substanzen sollten dieser Technik prinzipiell zugeführt werden können.

LC-MS/MS (Kopplung von HPLC mit Tandem-Massenspektroskopie)

Die Kombination der Flüssigchromatographie (LC) mit der Massenspektrometrie (MS) bietet die Möglichkeit, die Vorteile der beiden Methoden zu verknüpfen. Die Flüssigchromatographie dient zur Trennung von Substanzgemischen, die auf der unterschiedlichen Verteilung der Analyten in mobiler und stationärer Phase beruht. Mit der sich anschließenden Massenspektroskopie steht ein Verfahren zur Identifizierung von Substanzen zur Verfügung, bei dem durch verschiedene Techniken im Gaszustand befindliche Moleküle in positive oder negative Ionen überführt werden, die dann entsprechend ihrem Masse-zu-Ladungsverhältnis (m/z) detektiert werden. Der Fortschritt besteht darin, diese scheinbar inkompatiblen Methoden mit Hilfe von geeigneten Kopplungstechniken zu einer hochspezifischen und hochempfindlichen Technik zu verknüpfen.

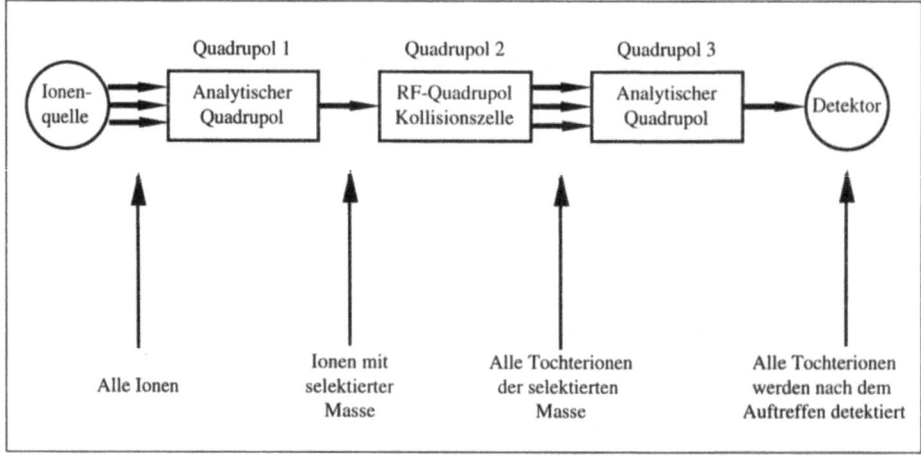

Abb. 6.a. Schematische Darstellung eines Dreifach-Quadrupol-MS/MS-Gerätes [25]

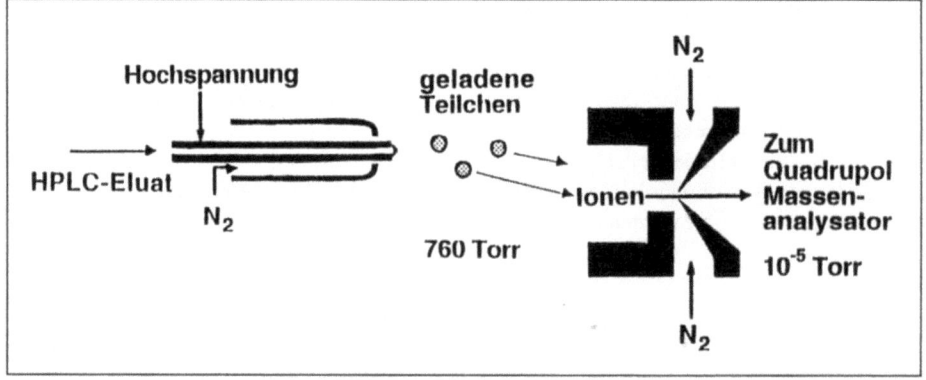

Abb. 6.b. Das Ionspray Interface zwischen HPLC-Anlage und Massenspektrometer [25]

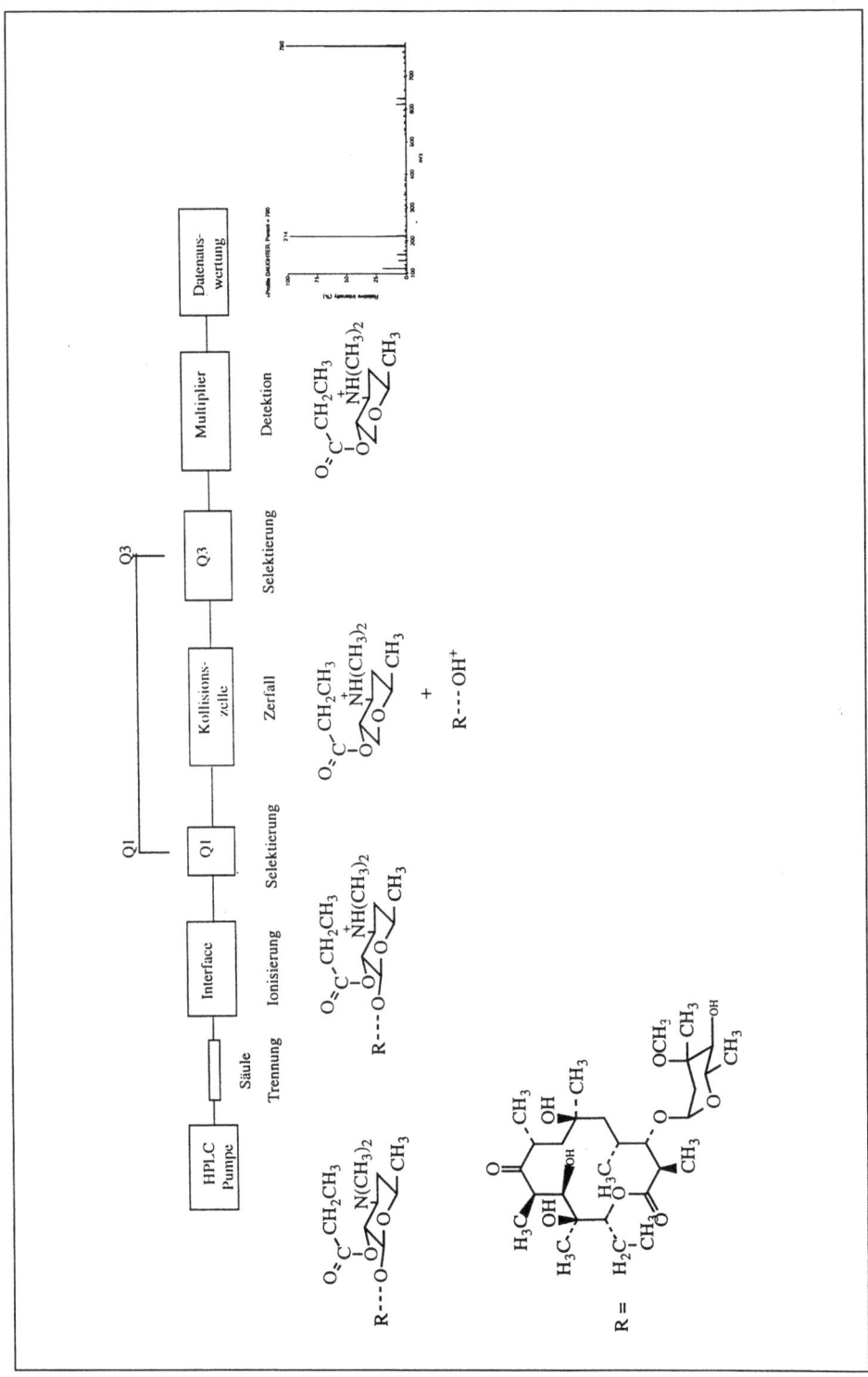

Abb. 7. Funktionsweise des LC-MS/MS-Systems zur Bestimmung von Erythromycinpropionat und Erythromycin

Insbesondere die neu entwickelten, unterschiedlichen Sprayverfahren eignen sich zur Kopplung von HPLC mit der Massenspektrometrie. Ausgenutzt wird dabei der Effekt, daß durch Anlegen einer hohen Spannung am Ende einer Sprühkapillare hochgeladene Tröpfchen entstehen. Diese enthalten positiv oder negativ geladene Teilchen sowie neutrale Lösungsmittelmoleküle. Unter Anwendung eines Stickstoffstroms mit oder ohne Erhitzung verdampfen die neutralen Lösungsmittelmoleküle, wodurch die Oberflächenspannung pro cm², wegen des abnehmenden Radius, bis zu einem Grenzwert zunimmt, bei dem es wegen der Ladungsabstoßung zum Austritt von Ionen kommt. Die Ionen treten unter Atmosphärendruck in die Gasphase über (Atmospheric Pressure Ionization, API) und werden durch ein Blendensystem in das unter Hochvakuum stehende Massenspektrometer gebracht (Abb. 6a und 6b [25]).

Zur Trennung der gebildeten Ionen werden verschiedene Analysatoren eingesetzt. Alle in diesem Artikel gezeigten Spektren und Chromatogramme wurden mit einem PE Sciex API III Plus Triple-Quadrupol-Massenspektrometer (PE Sciex, Toronto, Kanada) aufgezeichnet. Als Ionisierungs- und Kopplungsmethode wurde das IonSpray verwendet, bei dem die Tröpfchenbildung durch einen Stickstoffstrom unterstützt wird.

Am Beispiel von Erythromycinen ist das Zusammenspiel von Technik und physikalisch-chemischen Prozessen, die zu der exzellenten Spezifität und Empfindlichkeit der LC-MS/MS führen, schematisch dargestellt (Abb. 7). Auch wenn Erythromycin kein Phytopharmakon ist, so ist es doch biogenen Ursprungs. Die saubere Abtrennung und hochsensible Messung der Nebenprodukte der Biosynthese im Plasma ist mit der Problemstellung bei Phytopharmaka aber durchaus vergleichbar. Auch dort sind mehrere Produkte zu messen, teilweise in recht unterschiedlichen Konzentrationen. Im Falle des Erythromycins konnten wir die Pharmakokinetik des Biosynthesenebenprodukts N-Demethylerythromycin A (pharmazeutischer Gehalt 2,0 %) neben den beiden anderen Nebenprodukten der Biosynthese Erythromycin B (pharmazeutischer Gehalt 0,5 %) und Erythromycin C (pharmazeutischer Gehalt 1,6 %) im Plasma bis 24 bzw. 16 Stunden nach Applikation bestimmen.

Beispiele von LC-MS/MS-Messungen aus dem Phytopharmakabereich

Die hervorragenden Eigenschaften der LC-MS/MS bei unterschiedlichsten Substanz-gemischen haben wir anhand von ß-Escin- und Echinacea-Präparaten belegt. Im Falle von Echinacea sind unterschiedliche Präparate im Handel, die sich sowohl in ihren Stammpflanzen und den verwendeten Pflanzenteilen als auch der Art der Gewinnung unterscheiden.

ß-Escin

Bisher gab es zur Bestimmung von ß-Escin im Blut nur den Radioimmunoassay (RIA) von Kunz et al. [26]. Wie an verschiedenen Stellen dieses Artikels diskutiert, stellen Radio-immunoassays oft nur einen vorläufigen Kompromiß dar. Das ist auch im Falle des ß-Escins so. Ob das Hauptprodukt des ß-Escins im RIA überhaupt erfaßt wird, oder ob es entsprechend seiner Menge relativ zu den Produkten erfaßt wird, kann zumindest aus den wenigen Publikationen nicht entnommen werden. Die Entwicklung eines spezifischen, hochempfindlichen Assays ist für ß-Escin dringend erforderlich. Die Entwicklung einer LC-MS/MS-Methode in unserer Arbeitsgruppe ist im Gange und zeigt vielversprechende Ergebnisse. Schon jetzt zeichnet sich ab, daß für die pharmazeutische Analyse bald eine Methode zur Verfügung stehen wird. Diese sollte die antiquierte und wegen ihrer mangelnden Spezifität völlig unbrauchbare Arzneibuch-Methode [27] ablösen. Es darf angenommen werden, daß unsere spezifische LC-MS/MS-Methode den Herstellern bei der Einstellung ihrer Extrakte eine große Hilfe sein wird und auch Kosten einsparen helfen kann, weil schnell quantitative Ergebnisse für das Einstellen vorliegen.

Nun zur LC-MS/MS-Methode selbst: Nach Angaben des Kommentars zum Deutschen Arzneibuch (DAB) 1996 [27] sind in Roßkastaniensamen 2-10 % Triterpenglykoside (Saponine) enthalten. Diese stellen ein komplexes Gemisch nahe verwandter Substanzen dar. Selbst ß-Escin als ein Bestandteil dieses Gemisches setzt sich wiederum aus 30 verschiedenen Komponenten zusammen. Es handelt sich dabei um die Glykoside des diacylierten Protoaescigenins und Barringtogenols C, die sich von der in Abb. 8 gezeigten Grundstruktur ableiten. Tabelle 1 [27] enthält eine Zusammenstellung der wesentlichen Bestandteile des ß-Escins.

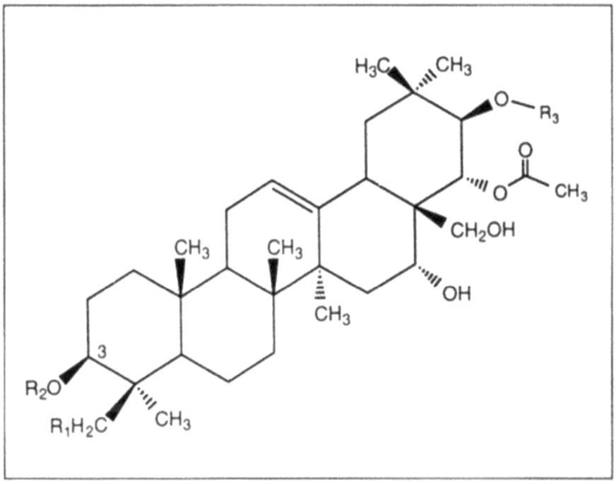

Abb. 8. Grundstruktur des ß-Escins

Tabelle 1. Wesentliche Bestandteile des ß-Escins [27]

	Aglykon	Zucker R2	Säuren R3	[M-H]⁻
R1 = OH	Protoaescigenin	Gluc + Glu + Glu	Angelicasäure	1129
		Gluc + Glu + Glu	Tiglinsäure	1129
		Gluc + Glu + Xyl	Angelicasäure	1099
		Gluc + Glu + Xyl	Tiglinsäure	1099
		Gluc + Glu + Gal	Angelicasäure	1129
		Gluc + Glu + Gal	Tiglinsäure	1129
R1 = H	Barringtogenol C	Gluc + Glu + Glu	Angelicasäure	1113
		Gluc + Glu + Glu	Tiglinsäure	1113
		Gluc + Glu + Gal	Angelicasäure	1113
		Gluc + Glu + Gal	Tiglinsäure	1113

Gluc: Glucuronsäure, Glu: Glucose, Xyl: Xylose, Gal: Galactose

In Abb. 9 sind die unseres Wissens ersten LC-MS-Ergebnisse mit IonSpray zu ß-Escin gezeigt. Das Substanzgemisch wurde unter basischen Bedingungen als Anion über einen Massenbereich von m/z 900-1500 detektiert.

Im Q1-Spektrum sind die verschiedenen Bestandteile des ß-Escins zu beobachten. Das intensivste Signal bei m/z 1129 entspricht dem Pseudomolekularion [M-H]⁻, das auch die Hauptkomponente (nach DAB 1996: Protoaescigenin mit R2 als Glucuronsäure und zwei Molekülen Glucose und R3 Tiglinsäure [27]) des ß-Escins darstellt. Daneben sind auch die weiteren Bestandteile zu erkennen, die sich durch das Aglykon und durch die verschiedenen Substituenten an C-3 bzw. C-21 unterscheiden. In Tabelle 1 [27] sind die unter den gewählten Bedingungen detektierbaren Pseudomolekülionen gezeigt. Die Signale oberhalb von m/z 1150 bedürfen noch einer weiteren Interpretation.

Bei den ersten MS/MS-Versuchen zeigte sich, daß das Pseudomolekülion unter den gewählten Bedingungen mit IonSpray nur wenig fragmentiert.

Durch Anpassung der Bedingungen sollten die bisher noch nicht gefundenen Bestandteile sowie die Strukturaufklärungen mit MS/MS-Experimenten erfolgreich verlaufen.

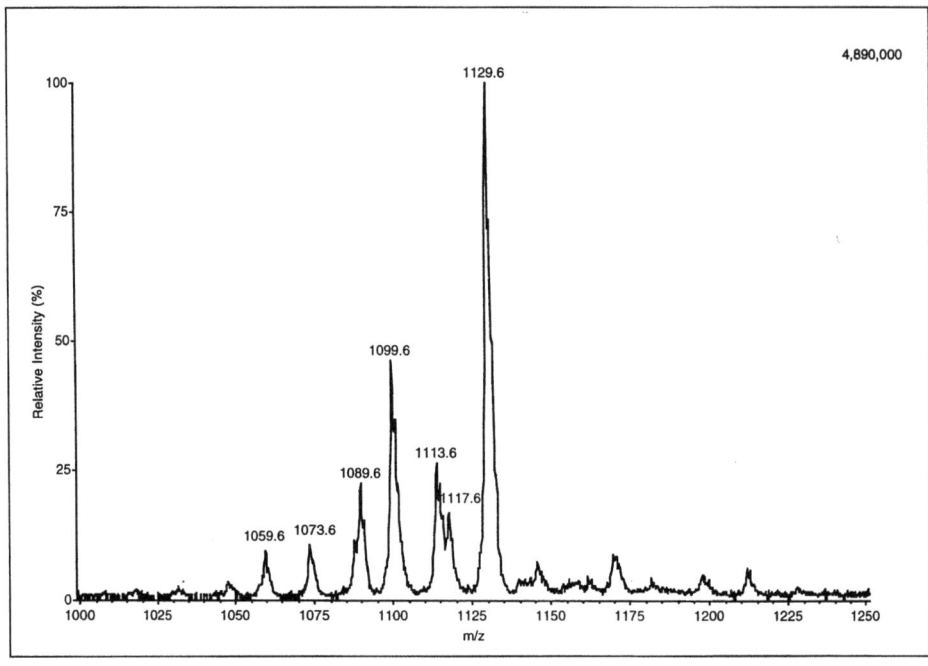

Abb. 9. Ausschnitt des Q1-Spektrums von ß-Escin

Echinacea

Zwei unterschiedliche Echinacea-Präparate wurden über 45 Minuten unter den gleichen Bedingungen chromatographiert und über einen Q1-Scan über einen Massenbereich von m/z 120 bis m/z 1080 detektiert. Dabei scant das Massenspektrometer im Millisekundenbereich den gesamten Massenbereich, so daß nach 45 Minuten ein Contourplot erhalten wird, der Auskunft über die Massen und die Intensität der detektierten Ionen gibt. Die geschwärzten Berei-

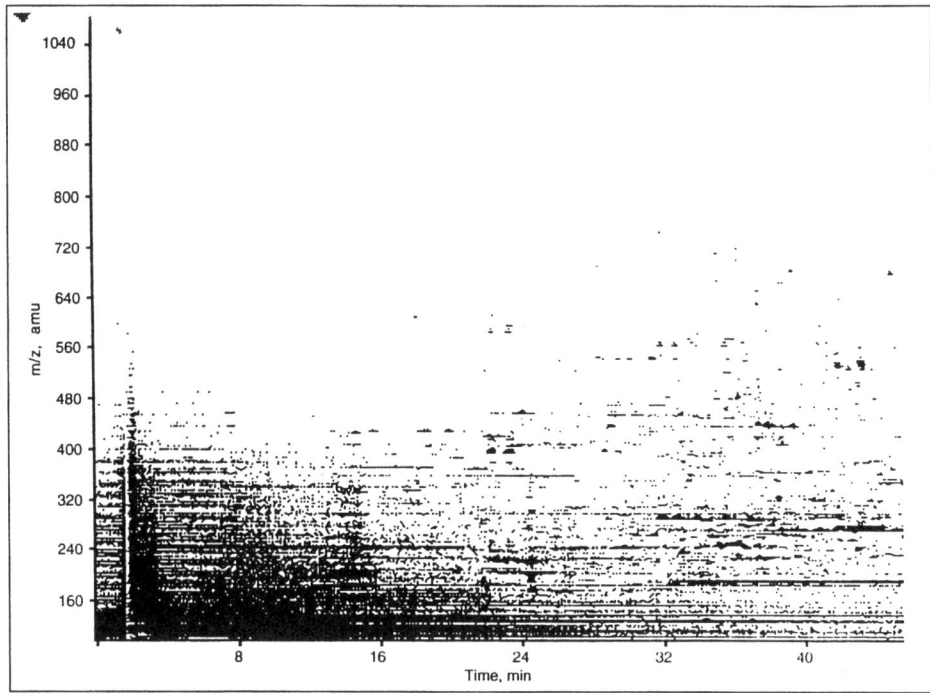

Abb. 10. Contourplot von Echinacea-Extrakt 1

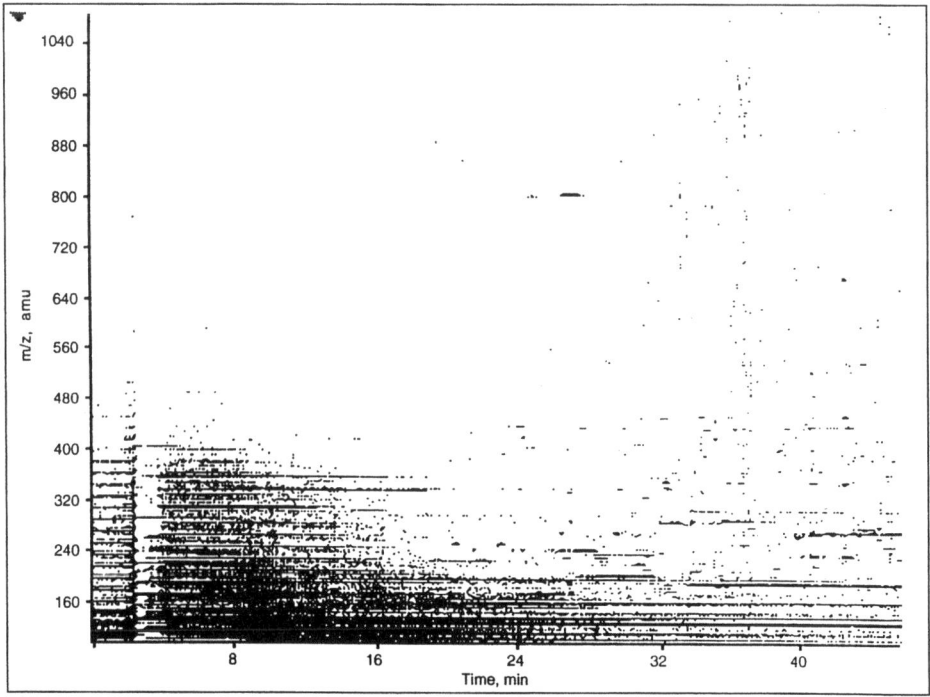

Abb. 11. Contourplot von Echinacea-Extrakt 2

che stellen detektierte Ionen dar. Je intensiver die Schwärzung ist, desto mehr Ionen wurden detektiert.

Die beiden Contourplots (Abb. 10 und 11) zeigen alle über den Zeitraum aufgenommenen Ionen, während die daraus rekonstruierten Spektren 1-4 (Abb. 12-19) die Situation zu bestimmten Zeitpunkten charakterisieren. Die Ionen m/z 130, m/z 138 und m/z 192 sind über den ganzen Zeitraum präsent und sind dem Rauschen, das durch die mobile Phase verursacht wird, zuzuordnen.

Ein erster Vergleich der Contourplots zeigt, daß die beiden Echinacea-Präparate große Unterschiede bezüglich ihrer Zusammensetzung aufweisen. Bei 26 Minuten wurde im Con-

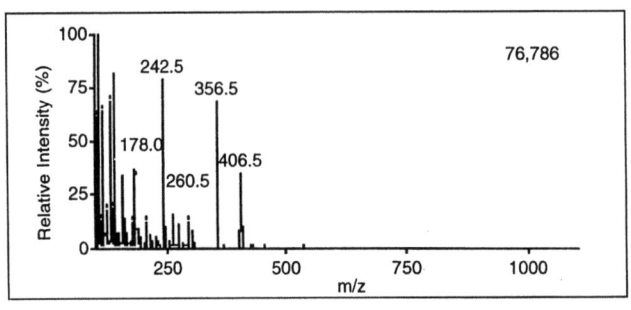

Abb. 12. Rekonstruiertes Spektrum 1 des Extraktes 1 nach 26 Minuten

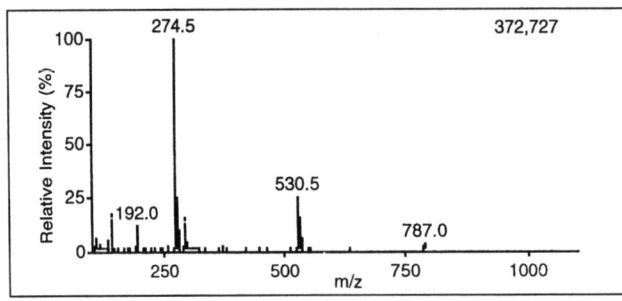

Abb. 13. Rekonstruiertes Spektrum 2 des Extraktes 1 nach 41 Minuten

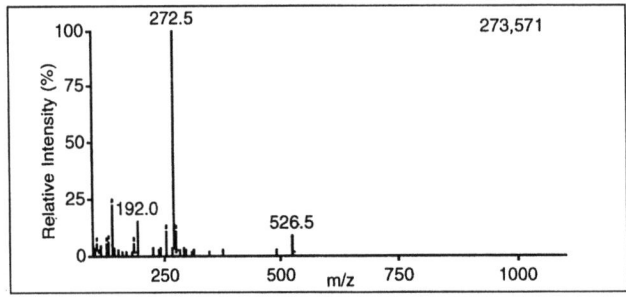

Abb. 14. Rekonstruiertes Spektrum 3 des Extraktes 1 nach 42 Minuten

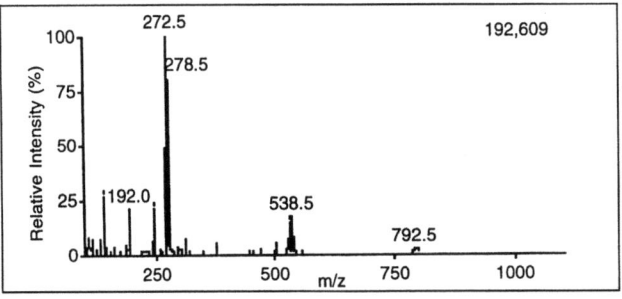

Abb. 15. Rekonstruiertes Spektrum 4 des Extraktes 1 nach 43 Minuten

tourplot von Extrakt 2 (Abb. 11) eine Schwärzung bei m/z 805 detektiert. Extrakt 1 (Abb. 10) zeigt dieses Ion nicht. Um das detektierte Ion genauer bestimmen zu können, wurden von beiden Extrakten bei 26 Minuten rekonstruierte Spektren dargestellt. Das hochmolekulare Ion m/z 805 ist im Spektrum Nr. 1 des Extraktes 2 mit m/z 805 (Abb. 16) zu erkennen.

Für das rekonstruierte Spektrum 2 des Extraktes 1 (Abb. 13) sind zwei Interpretationen möglich:

1. Beim Ion m/z 787 kann es sich um das Pseudomolekularion [M+H]⁺ handeln, das bereits unter den Bedingungen des IonSprays zu m/z 531 und m/z 275 fragmentiert ist. Die Differenz beträgt jeweils 256 amu, was zusammen mit 18 amu für ein Molekül Wasser sowie

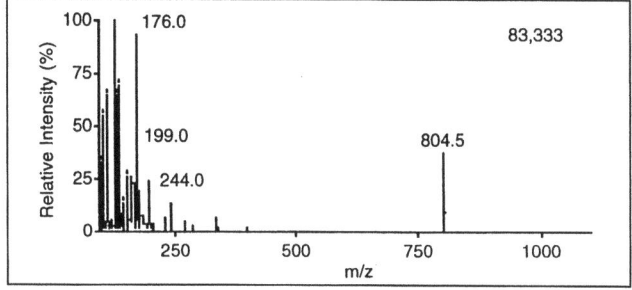

Abb. 16. Rekonstruiertes Spektrum 1 des Extraktes 2 nach 26 Minuten

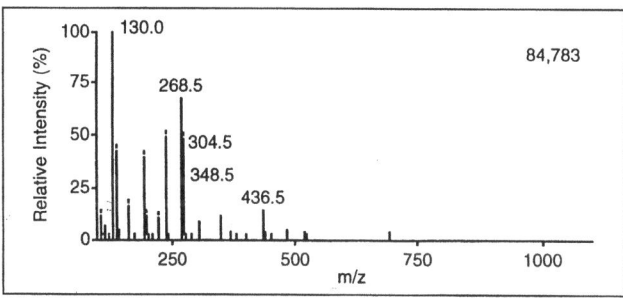

Abb. 17. Rekonstruiertes Spektrum 2 des Extraktes 2 nach 41 Minuten

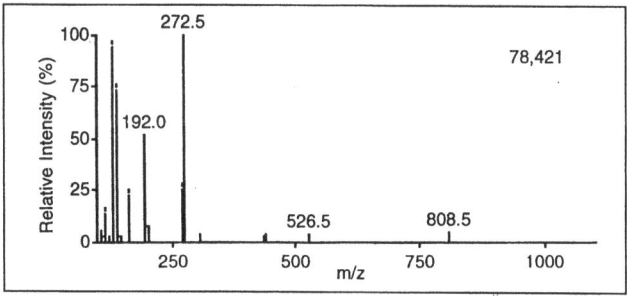

Abb. 18. Rekonstruiertes Spektrum 3 des Extraktes 2 nach 42 Minuten

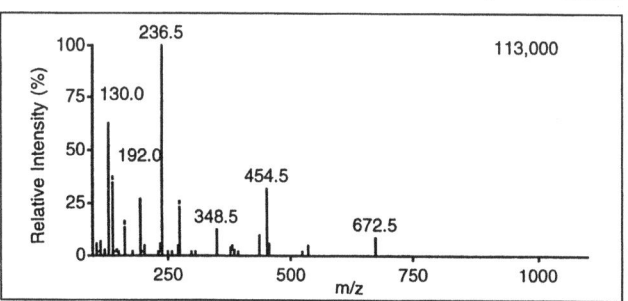

Abb. 19. Rekonstruiertes Spektrum 4 des Extraktes 2 nach 43 Minuten

1 amu für ein Proton m/z 275 ergibt. Daraus ließe sich folgern, daß glykosidische Bindungen im Molekül vorhanden sind.

2. Das Ion mit m/z 275 könnte auch das Pseudomolekularion darstellen, so daß m/z 531 und m/z 787 Addukte von m/z 275 sind, die durch die Bindung von einem oder zwei Molekülen mit einer Masse von 256 amu gebildet wurden.

Eine Abklärung dieser Frage ist durch MS/MS-Experimente möglich. Gleiche Überlegungen treffen auf das Spektrum Nr. 3 der beiden Extrakte zu, bei dem mit m/z 273 und m/z 527 zwei identische Ionen detektiert wurden. Ob es sich hier um identische Substanzen handelt, kann nur durch weitere Versuche geklärt werden. Da m/z 273 in mehreren Spektren zu finden ist, besteht die Möglichkeit der Detektion von Strukturisomeren.

Spektrum Nr. 4 von Extrakt 2 (Abb. 19) zeigt ein vergleichbares Bild wie oben für Spektrum Nr. 2 von Extrakt 1 beschrieben. Die Differenz zwischen m/z 237, m/z 455 und m/z 673 beträgt jeweils 218 amu. Weitere Untersuchungen müssen belegen, ob es sich bei m/z 455 und m/z 673 um Addukte von m/z 237 handelt oder aber m/z 237 und m/z 455 Fragmentionen von m/z 673 darstellen.

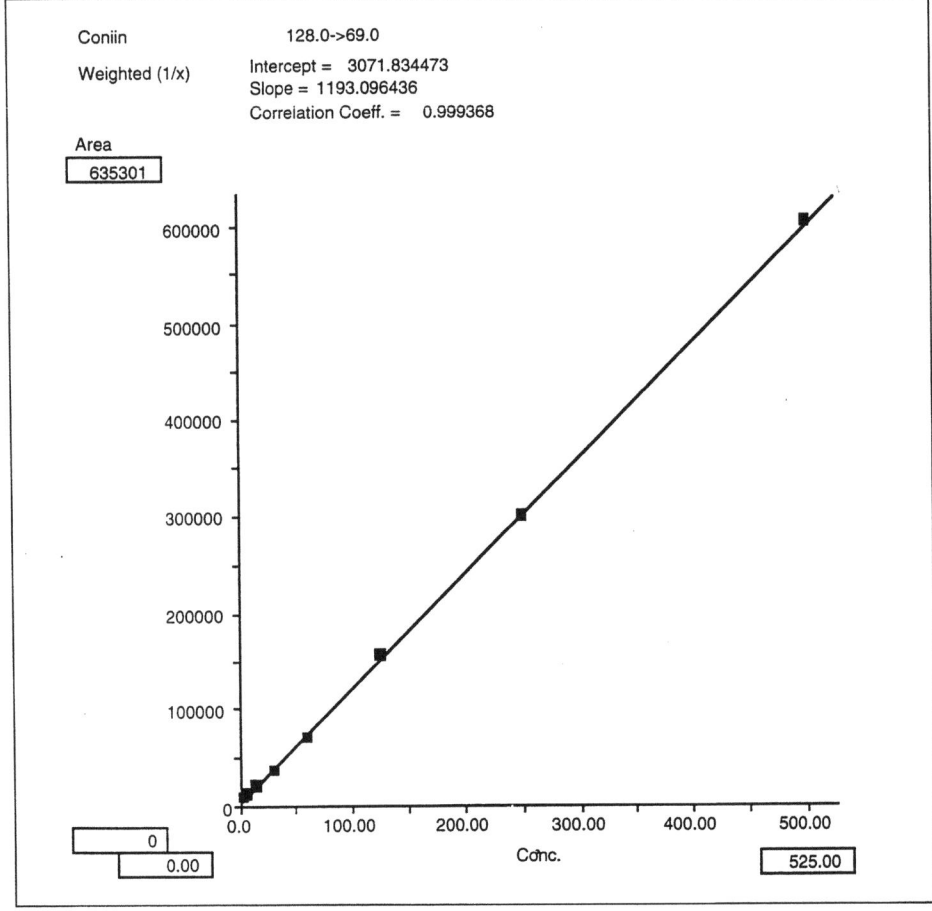

Abb. 20. Originalausdruck einer Kalibriergeraden von Coniin im Plasma

Tabelle 2.A. LC-MS/MS-Verfahren, die von unserer Arbeitsgruppe entwickelt wurden

Analyt	Ionisierungsverfahren (Ladung)	Nachweisgrenze (ng/ml)	Literatur
Amoxicillin	IS (+)	9,2 (P)	[36]
Calcitoninabbauprodukte	IS (+)	50 (Ph)	[37]
Captopril, frei	APCI (-)	1 (P)	[38]
Captopril, gesamt	APCI (-)	1 (P)	[38]
Clavulansäure	APCI (-)	5 (P)	unpubliziert
Coniin	IS (+)	4 (P)	[39]
Corticosteroide	APCI (-)	0,05 (U)	[40]
Cyclophosphamid	APCI (+)	1 (P)	[41]
Carboxyphosphamid	APCI (+)	100 (P)	[41]
4-Hydroxycyclophosphamid	APCI (+)	10 (P)	[41]
Ketophosphamid	APCI (+)	100 (P)	[41]
Clindamycin	APCI (+)	0,9 (P)	[42]
Doxycyclin	IS (+)	13 (P)	[43]
Erythromycin A	APCI (+)	5 (P), 25 (Ph)	[44]
Anhydroerythromycin	APCI (+)	5 (P)	[44]
Erythromycin B*	APCI (+)	1 (P), 12 (Ph)	[44]
Erythromycin C*	APCI (+)	1 (P), 12 (Ph)	[44]
N-Demethylerythromycin A*	APCI (+)	1 (P), 1 (Ph)	[44]
Erythromycinpropionat	APCI (+)	14 (P)	[45]
Erythromycinethylsuccinat	APCI (+)	15 (P)	[45]
γ-Aminobuttersäure (GABA)	APCI (-)	0,3 (P), 0,1 (MD)	[46]
Pivaloyl-γ-Aminobuttersäure	APCI (+)	0,3 (P), 0,1 (MD)	[46]
Heptylstigmin	IS (+)	0,1 (P)	[47]
Mefloquin	APCI (+)	1 (P)	[48]
Mefloquinmetabolit	APCI (-)	2 (P)	[48]
Metformin	APCI (+)	3 (P)	[49]
Nifedipin	APCI (+)	0,16 (P)	[50]
P-414**	APCI (+)	13 (AP)	[51]
Piracetam	IS (+)	8 (P)	[52]
Platelet Activating Factor (PAF)	IS (+)	0,1 (P)	[53]
Rufloxacin	IS (+)	10 (U), F (20),	[54]
Tramadol	APCI (+)	1 (P)	unpubliziert
O-Demethyltramadol	APCI (+)	1 (P)	unpubliziert

APCI =	Chemische Ionisierung bei Atmosphärendruck	IS =	IonSpray
P =	Plasma	U =	Urin
Ph =	Pharmazeutische Zubereitungen	AP =	Affenplasma
MD =	Mikrodialysat	F =	Faeces

* Erythromycin B, C und *N*-Demethylerythromycin A sind Nebenprodukte der Biosynthese von Erythromycin A. Diese Nebenprodukte sind bisher noch nie im Plasma quantifiziert worden. Anhydroerythromycin ist ein Abbauprodukt des Erythromycin A, das im Sauren (z. B. im Magen) entsteht.

** P-414 ist eine neuartige, patentierte Substanz, die zur Resorptionsverbesserung von Makromolekülen eingesetzt werden kann. Die in vivo experimentell belegten Eigenschaften konnten wir im Elektrospray-Verfahren durch Bildung von Addukten des Moleküls nachweisen. Dies belegt erneut, daß das Elektrospray-Verfahren weit über den Einsatz für quantitative Zwecke oder Strukturaufklärung unbekannter Substanzen hinaus an Bedeutung gewinnt.

Zusammenfassend läßt sich sagen, daß die beiden Echinacea-Präparate nach unseren Untersuchungen eine sehr heterogene Zusammensetzung aufweisen, die eine Übereinstimmung vermissen lassen. Um die Zusammensetzung genauer bestimmen zu können, sind noch weitere analytische Schritte notwendig, die dann zu einem Standardverfahren führen. Gerade vor dem Hintergrund der durch das „Netzwerk der gegenseitigen Information" wieder ins Spiel gebrachten möglichen Nebenwirkungen des Echinacea-Extraktes erscheint die Klärung der Zusammensetzung ein wichtiges Ziel, selbstverständlich aber auch im Hinblick darauf, daß aus der Kenntnis der Zusammensetzung auch auf die Wirksamkeit zu schließen ist.

In Tabelle 2.A haben wir einige von unserem Arbeitskreis erzielte Empfindlichkeiten der LC-MS/MS-Methode für Substanzen aus dem pharmazeutischen Bereich zusammengestellt. Neben der unübertroffenen Spezifität imponiert die Empfindlichkeit der Methoden. Bisher mit HPLC-UV kaum meßbare Substanzen wie Clavulansäure können jetzt bis 5 ng/ml zuverlässig bestimmt werden. Wir konnten auch eine Methode für Coniin entwickeln, ein im Hinblick auf gelegentlich beobachtete Intoxikationen mit dem Schierling relevanter Inhaltsstoff. Abbildung 20 zeigt eine Eichgerade dieser zwischenzeitlich von der WHO als Referenzmethode angenommenen Bestimmungsmethodik. Die Möglichkeit, Substanzen im Blut bis in den niedrigen Bereich von Pikogramm pro Milliliter zu bestimmen, macht diese Methode für viele Phytopharmaka sicherlich zur Methode der Wahl.

In Tabelle 2.B haben wir Ergebnisse aus der LC-MS/MS zusammengefaßt, die zwar prinzipiell die gleiche Versuchsanordnung wie in der quantitativen Analytik aufweist, aber ganz anderen Zwecken dient. Es konnte schon verschiedentlich gezeigt werden, daß beim Versprühen der Substanz im HPLC-Trennmittel oder einem Solvent im Elektrosprayprozeß Kom-

Tabelle 2.B. Qualitative Untersuchungen zum Ionisierungsverhalten von Arzneistoffen sowie Arzneistoff-Rezeptor-Addukten bzw. Arzneistoff-Rezeptor-Komplexen

Analyt	Ionisierungsverfahren (Ladung)	Literatur
cis-Platin-DNA Addukte	IS (+)	[55]
Glykopeptidantibiotika-D-Ala-D-Ala Komplexe*	IS (+)	[28]
Corticosteroide	APCI (-)	[40]
P-414 Addukte**	IS (+)	unpublizert
Indolalkaloide aus Alstonia scholaris R.Br. (Apocynaceae)	IS (+)	unpublizert
Suramin	IS (-)	[56]
Sparfloxacin	IS (+)	[57]

APCI = Chemische Ionisierung bei Atmosphärendruck
IS = IonSpray

*   Der Rezeptor für die Wirkung von Glykopeptidantibiotika in der Bakterienwand ist der Peptidrest D-Ala-D-Ala.

**   P-414 ist eine neuartige, patentierte Substanz, die zur Resorptionsverbesserung von Makromolekülen eingesetzt werden kann. Diese in vivo experimentell belegten Eigenschaften konnten wir im Elektrospray-Verfahren durch Bildung von Addukten des Moleküls nachweisen. Dies belegt erneut, daß das Elektrospray-Verfahren weit über den Einsatz für quantitative Zwecke oder Strukturaufklärung unbekannter Substanzen hinaus an Bedeutung gewinnt.

plexe entstehen, wie sie in biologischen Systemen auftreten. Dieses unerwartete Ergebnis eröffnet ungeahnte Möglichkeiten der Wirkstofftestung. Unser publiziertes Beispiel der Bindung des Glykopeptides Teicoplanin an die Rezeptoren D-Ala-D-Ala in der Bakterienzellwand [28] oder die In-vitro-Simulation des Mechanismus der Resorptionsverbesserung von Makromolekülen durch P-414 belegen dies nur allzu deutlich. Für die komplexen Gemische von Phytopharmaka tut sich sogar die Möglichkeit auf, gleichzeitig zur quantitativen Bestimmung der Wirkstoffe ihre Bindung an Rezeptoren zu messen. Dies sollte besonders dann gut möglich sein, wenn die Wirkung der Substanz sich im intravaskulären Bereich abspielt. Wir arbeiten aber parallel auch mit der Technik der Zumischung von Rezeptorsystemen zum Blut, das von Probanden während einer Pharmakokinetikstudie entnommen wurde. Eine solche Methode erscheint zur Lösung der weiter unten beschriebenen Probleme bei Echinacea-Präparaten geradezu ideal geeignet zu sein.

MALDI-TOF zur Bestimmung hochmolekularer Substanzen

Eine weitere, von uns angewendete Technik zur Bestimmung hochmolekularer Substanzen ist MALDI-TOF ("Matrix Assisted Laser Desorption Ionization"-"Time Of Flight") [29]. Bei dieser Technik werden hochmolekulare Verbindungen wie Proteine, Polysaccharide und andere Polymere auf eine Matrix aufgebracht und dann durch Laserbeschuß in die Gasphase überführt ("Matrix Assisted Laser Desorption Ionization"). Nach entsprechender Beschleunigung im Reflectron werden Moleküle verschiedener Masse nach ihrer Flugzeit ("Time Of Flight") vom Ort der Ionisierung bis zum Erreichen des Detektors analysiert. Die in Abb. 21 und 22 gezeigten Beispiele der Trennung von Lysozym aus Ei und verschiedener Polyethylenglykole zeigen die Möglichkeiten dieser Technik deutlich.

Zuverlässige Analysenmethoden stellen also eine wichtige Voraussetzung für die Bestimmung von jedweder Substanz in biologischen Matrizes dar. Eine nicht ausreichend sensitive, ungenaue Methode kann allein schon die Variabilität von Plasmakonzentrationen so erheblich beeinflussen, daß Aussagen zur Bioäquivalenz nicht möglich sind. Insofern sind alle nachfolgenden Betrachtungen unter der Voraussetzung zu sehen, daß nicht die Analysenmethode selbst eine hohe Variabilität der Pharmakokinetik bedingt.

Publizierte oder zur Verfügung gestellte Daten aus Bioäquivalenzuntersuchungen von Phytopharmaka

ß-Escin

Zur Bioverfügbarkeit und Bioäquivalenz zu ß-Escin liegen drei Untersuchungen vor. In allen Fällen wurde ß-Escin mit Hilfe eines Radioimmunoassays bestimmt. Ob der verwendete Assay die Anforderungen der Washington-Konferenz für Bioanalytik [30] erfüllt, kann anhand der publizierten Ergebnisse nicht nachvollzogen werden, ist aber eher unwahrscheinlich.

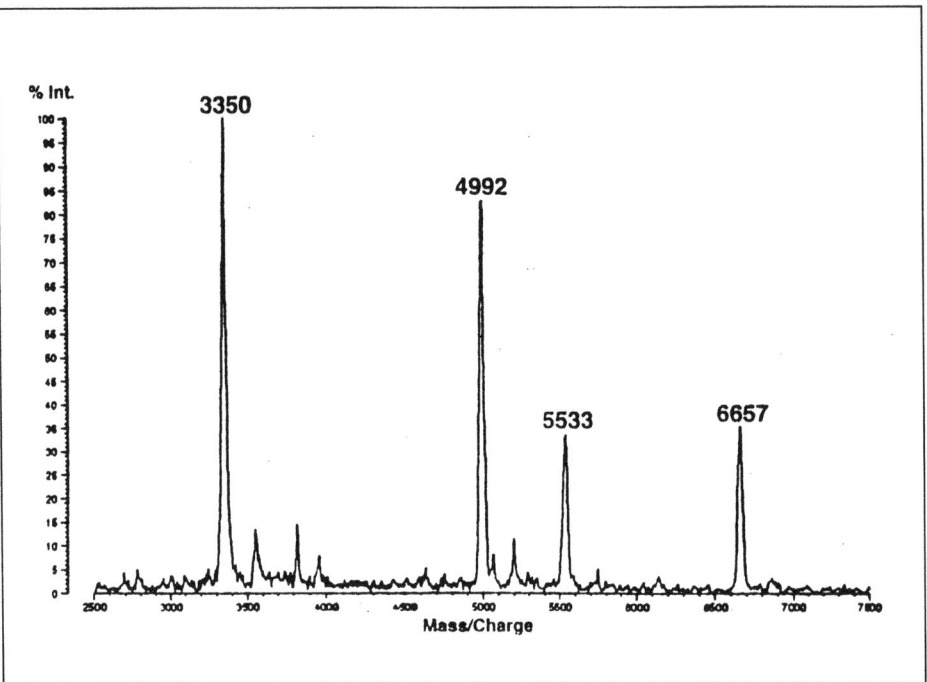

Abb. 21. MALDI-TOF-Spektrum von Lysozym aus dem Ei

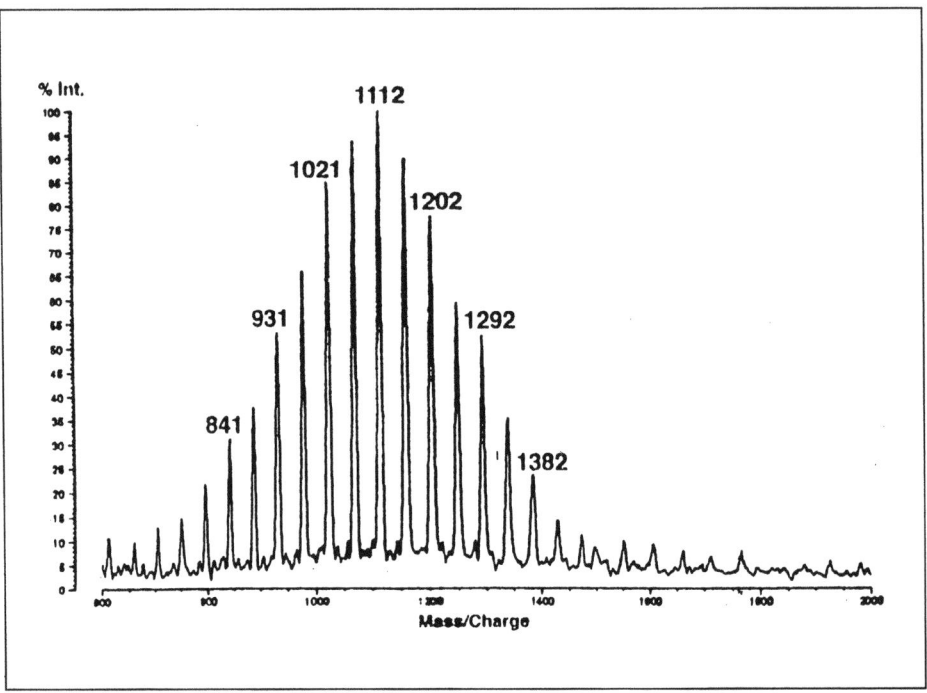

Abb. 22. MALDI-TOF-Spektrum eines synthetischen Polyethylenglykols

Kunz et al. [26] berichten zum ersten Mal Ergebnisse zur Pharmakokinetik von ß-Escin beim Menschen. Unterschiede zwischen zwei Arzneiformen, einer schnell freisetzenden und einer retardierten, konnten wegen der hohen Streuung der AUC-Werte (interindividueller Variationskoeffizient: 80 %) nicht gefunden werden.

Schrader et al. [31] berichten über eine Zweifach-Crossover-Studie mit einem auf 50 mg eingestellten Roßkastanienextrakt. ß-Escin wurde als Leitsubstanz analysiert. Die eingesetzten statistischen Tests entsprechen den heute üblichen Verfahren, wobei durchaus die wichtige Aussage getroffen werden kann, daß das Testpräparat eine Fläche unter der Plasmaspiegelkurve (AUC) erreicht (Tabelle 3 [31]), die höher ist als die des Referenzpräparates. Im strengen

Tabelle 3. Vertrauensbereiche für AUC und C_{max} [31]

Zielgröße	Konfidenzintervall*		
	Untere Grenze	Punkt- schätzer	Obere Grenze
$\dfrac{\text{AUC Test}}{\text{AUC Referenz}}$	0,94	1,33	1,87
$\dfrac{C_{max} \text{ Test}}{C_{max} \text{ Referenz}}$	0,88	2,04	4,74

* Konfidenzniveau $1-\alpha = 0,95$; die Konfidenzintervalle basieren auf dem t-Test für verbundene Stichproben.

Tabelle 4. Einzelwerte von AUC, C_{max}, t_{max} und BV-Quotienten für Test- und Referenzpräparat [31]

Pro- band	AUC (ng · h/ml)		C_{max} (ng/ml)		t_{max} (h)		BV-Quotient AUC
	Test- präparat	Referenz- präparat	Test- präparat	Referenz- präparat	Test- präparat	Referenz- präparat	Test-/Referenz- präparat
1	133,32	84,14	19,5	0,19	1,87	1,24	1,58
2	42,28	96,17	1,46	6,37	5,35	1,33	0,44
3	119,2	61,92	7,94	3,64	2,14	0,729	1,92
4	57,72	62,04	1,96	5,42	5,29	1,68	0,93
5	84,26	110,25	6,61	11,1	2,25	1,69	0,76
6	92,68	64,15	17,3	2,36	1,79	2,35	1,44
7	49,31	24,55	1,21	0,5	8,5	5,18	2,00
8	64,4	42,17	5,52	4,03	2,07	1,29	1,52
9	102,04	38,68	8,9	1,97	2,66	3,3	2,63
10	84,03	90,38	5,85	2,34	5,21	8,25	0,92
11	141,67	114,14	15,9	6,85	2,67	2,83	1,24
12	65,85	38,56	10,6	2,74	2,19	2,12	1,70
13	37,73	125,46	0,604	9,87	2,2	1,89	0,30
14	122,67	68,97	7,4	5,41	1,21	1,21	1,77
15	389,17	101,12	45,1	5,62	1,36	2,06	3,84
16	214,45	58,8	32,5	4,06	1,22	2,25	3,64
17	116,33	62,42	12,6	1,71	1,65	1,64	1,86
18	66,97	123,96	1,81	5,11	5,14	4,1	0,54

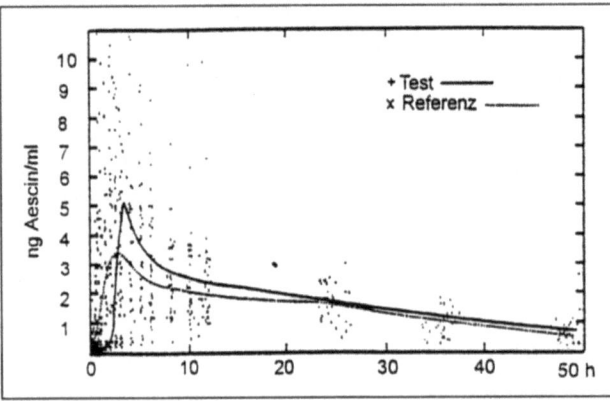

Abb. 23. Regressionskurven der Plasmakonzentrationsverläufe für Test- und Referenzpräparat [31]

Sinne von Bioäquivalenzuntersuchungen wäre das Testpräparat dann also nicht bioäquivalent. Es wären jetzt die oben erwähnten Untersuchungen zur Bestimmung der Akzeptanzgrenzen erforderlich. Für das Referenzpräparat vermissen die Autoren eine deutliche Verlängerung von t_{max}.

Die Arbeit von Schrader et al. [31] ist besonders wertvoll, weil sie unseres Wissens die einzige Publikation ist, die individuelle Daten zur Pharmakokinetik von ß-Escin beim Menschen zeigt (Abb. 23, Tabelle 4 [31]). Die Daten sind ein erster Hinweis, daß ß-Escin möglicherweise in die Reihe der „highly variable"-Substanzen eingereiht werden muß. Insbesondere fällt die Variabilität von C_{max} auf, für das Bioäquivalenznachweise, nach den hier vorgelegten Single-Dose-Daten, fast unmöglich sein dürften. Die Daten zu ß-Escin belegen besonders deutlich, wie wichtig Untersuchungen zur Akzeptanzerweiterung sind, und wie wichtig die Untersuchung der Substanz im Steady state, wie von Biber et al. [32] durchgeführt, ist. Es bleibt aber ein Nachteil der verwendeten radioimmunologischen Methode, daß ihre Spezifität in keiner der bisher publizierten Arbeiten vorgelegt wird.

In weiteren Studien untersuchte ein Hersteller die Resorption von ß-Escin eines Retardpräparates im Vergleich zu einer Lösung und weiterhin die Resorption von ß-Escin aus zwei im Wirkstoffgehalt unterschiedlichen Retardformulierungen (Abb. 24) [Klinge Pharma GmbH, München; unpublizierte Daten]. Dabei zeigte sich überraschenderweise, daß die Retardformulierung eine höhere AUC aufwies als die Lösung (Tabelle 5). Vom gleichen Her-

Tabelle 5. Resorption von ß-Escin aus einer oral verabreichten Lösung und einer Retardkapsel [Klinge Pharma GmbH, München; unpublizierte Daten]

	Orale Lösung		Retard-formulierung	
	Mittelwert	S.E.	Mittelwert	S.E.
D/KG (mg/kg)	0,675	0,024	0,719	0,026
t_{max} (h)	1,75	0,57	2,35	0,31
C_{max} (ng/ml)	17,74	8,37	25,31	12,96
AUC (ng • h/ml)	160,5	53,2	218,1	71,7
$t_{1/2}$ (h)	20,76	3,73	19,87	2,66

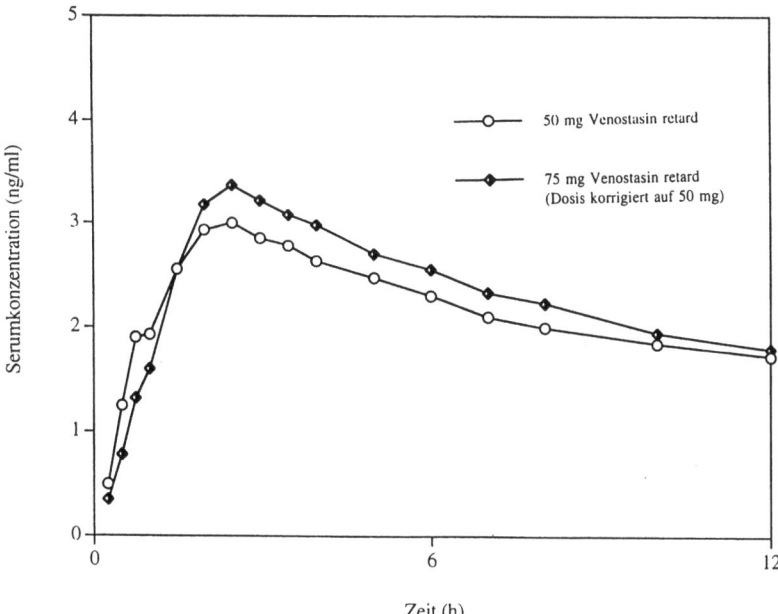

Abb. 24. Serumkonzentration (geometrischer Mittelwert) von ß-Escin nach einer Einzeldosis bei 24 gesunden Probanden [Klinge Pharma GmbH, München; unpublizierte Daten]

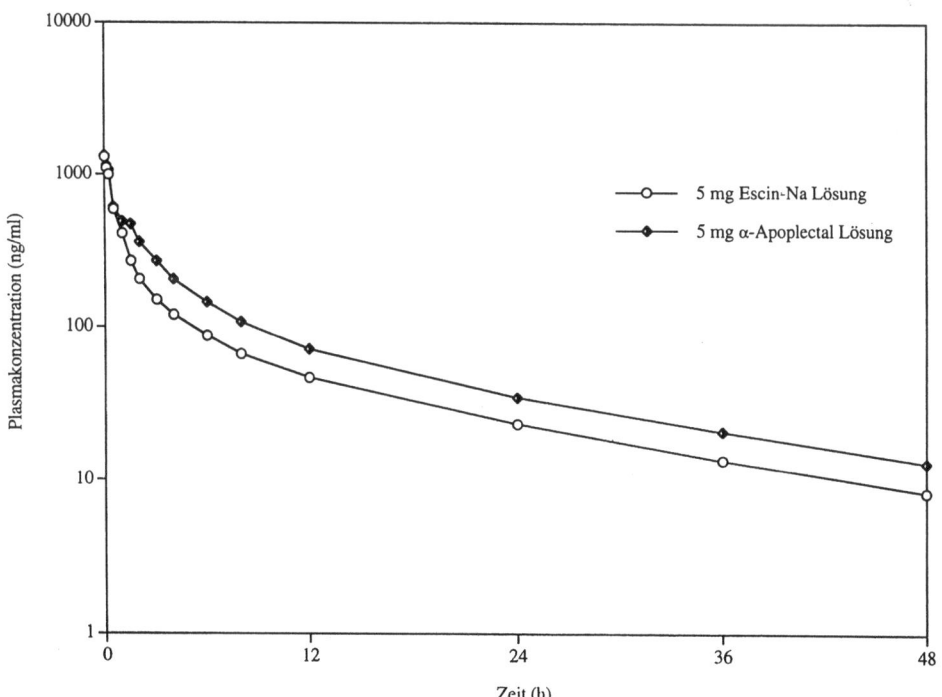

Abb. 25. Mittlere Plasmakonzentrationen von ß-Escin nach Kurzinfusion von ß-Escin an 10 gesunden Probanden [Klinge Pharma GmbH, München; unpublizierte Daten]

steller wurde auch die Pharmakokinetik von ß-Escin nach intravenöser Gabe untersucht (Abb. 25, Tabelle 6 [Klinge Pharma GmbH, München; unpublizierte Daten]). Danach verteilt sich ß-Escin im Körper in ein fiktives Volumen von etwa 31 Litern, also deutlich höher als das des Extrazellulärvolumens. Die renale Ausscheidung ist gering, die renale Clearance von etwa 4 ml/min zeigt, daß ß-Escin im Tubulus der Nierenzelle rückresorbiert wird. Die Gesamtclearance ist niedrig, die beobachtete Halbwertszeit von 18-20 Stunden reflektiert also in erster Linie die geringe Gesamtkörperclearance. Es kann gesagt werden, daß ß-Escin aufgrund seiner geringen Resorption sicher zu den Substanzen mit problematischer Bioverfügbarkeit gezählt werden muß. Demnach sind Bioäquivalenzuntersuchungen mit Roßkastanienextrakten zwingend erforderlich. Es ist anzunehmen, daß auch die anderen Bestandteile des Roßkastanienextraktes einer solch variablen Resorption unterliegen.

Zusammenfassend kann festgehalten werden, daß die bisher publizierten Daten gewissermaßen eine Art „Gesamtaktivität" von ß-Escin darstellen, aber daß diese Unterlagen keinesfalls dazu geeignet sind, Aussagen über die Pharmakokinetik der einzelnen ß-Escinbestandteile zu erlauben. Die bisherigen Untersuchungen zur Pharmakokinetik von ß-Escin sind wohl am besten mit Pharmakokinetikdaten vergleichbar, wie sie häufig in der frühen Entwicklung neuer konventioneller Arzneistoffe erarbeitet werden, wenn zunächst nur grob das Resorptions- und Verteilungsverhalten einer Substanz untersucht und dazu radioaktive Substanz verabreicht wird. Die Proben werden einfach (ohne aufwendige chromatographische Trennung) durch Szintillationsausmessung der Gesamtaktivität im Blut gemessen und die Pharmakokinetik der „Gesamtradioaktivität" bestimmt.

Tabelle 6. Pharmakokinetik von ß-Escin beim Menschen (Mittelwerte ± S.E.)
(5 mg über 5 Minuten infundiert) [Klinge Pharma GmbH, München; unpublizierte Daten]

C_{max} (ng/ml)	1076 ± 44
AUC (ng • h/ml)	2732 ± 271
Cl_{tot} (l/h)	1,98 ± 0,17
Cl_{ren} (l/h)*	0,240
V_{ss} (l)	31,18 ± 2,91
$t_{1/2}$ (h)	17,63 ± 1,63
f_u (% der Dosis)**	≈ 7,5
Proteinbindung (%)**	84
F (%)**	≈ 0,8

*	aus Daten nach oraler Applikation, nur Mittelwert verfügbar
**	nur Mittelwert verfügbar

Tabelle 7. Pharmakokinetische Parameter für Silibinin adjustiert auf 120 mg Silibinin-Dosis, Mittelwerte ± S.E. [33]

Prüfpräparat	$AUC_{(0 \to \infty)}$ (ng · h/ml)	C_{max} (ng/ml)	t_{max} (h)
M9	4476 ± 402	1204 ± 132	1,5 ± 0,2
M1	2014 ± 177*	436 ± 39*	2,3 ± 0,2*
M4	2118 ± 169*	572 ± 62*	1,8 ± 0,2*

* Signifikant unterschiedlich von korrespondierenden Werten für Prüfpräparat M9 ($p_{AUC} < 0,001$, $p_{cmax} < 0,01$, $p_{tmax} < 0,05$).

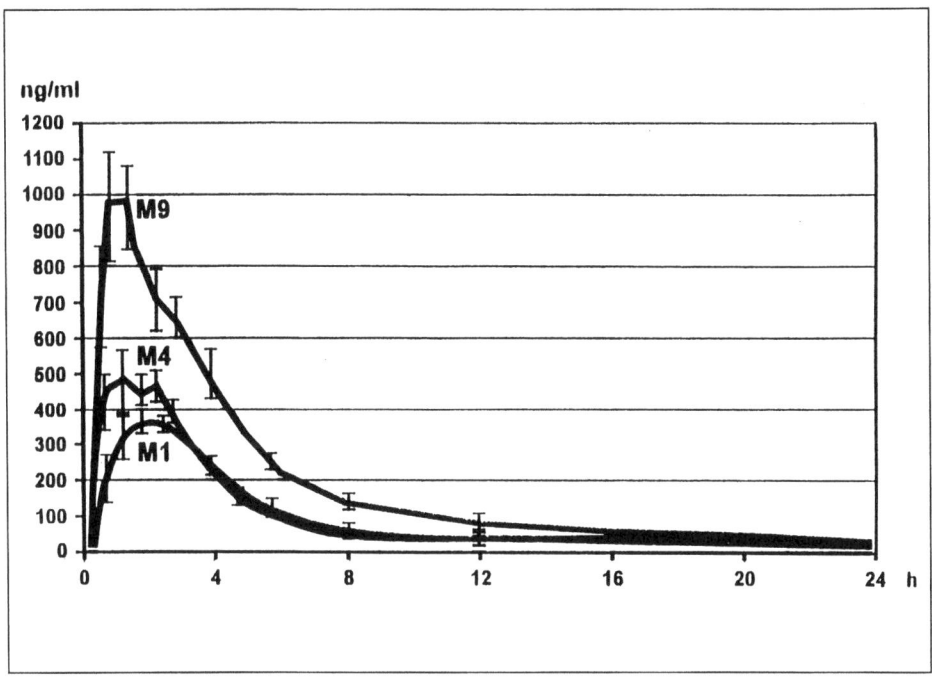

Abb. 26. Silibinin-Plasmakonzentrationen bei Probanden (n = 18) nach Verabreichung der Prüfpräparate M1, M4 und M9; Mittelwerte ± S.E. [33]

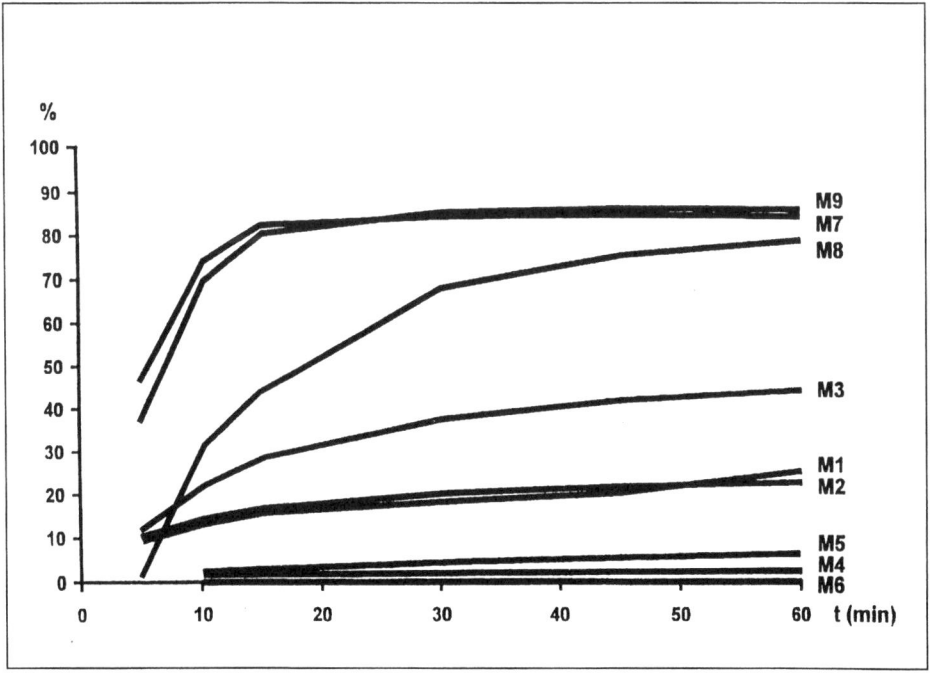

Abb. 27. Freisetzung von Silibinin bezogen auf die in den Produkten bestimmten Mengen [33]

Silymarin-Präparate

In einer Untersuchung zur Bioäquivalenz von Silymarin-Präparaten konnten Schulz et al. [33] zeigen, daß der Wirkstoff Silibinin aus dem Präparat Legalon® besser verfügbar ist als aus Vergleichspräparaten (Abb. 26 [33]; Tabelle 7 [33]). Die eingesetzten Silymarin-Präparate unterschieden sich aber auch schon im In-vitro-Freisetzungsverhalten (Abb. 27 [33]), so daß es nicht verwundert, daß in vivo deutliche Unterschiede in den Plasmaspiegeln beobachtet wurden.

Die wenigen, bisher publizierten Arbeiten zur Bioverfügbarkeit und Bioäquivalenz von Phytopharmaka zeigen also deutlich, daß Bioäquivalenzuntersuchungen dringend erforderlich sind. In Anbetracht der praktisch nicht vorhandenen Daten für Phytopharmaka was die Pharmakologie, das Nebenwirkungsprofil und natürlich die fehlenden Pharmakokinetikstudien anbetrifft, ist eine Planung solcher Studien mit dem äußerst spärlich verfügbaren Datenmaterial unmöglich.

Der Weg zu Bioäquivalenzstudien von Phytopharmaka

Da ausreichend spezifische und empfindliche bioanalytische Technologien wie immunologische Methoden und LC-MS/MS zur Verfügung stehen, um damit auch die Resorption schwieriger Substanzgemische durch Messung ihrer Konzentration im Blut zu bestimmen, wäre zu fordern, daß Bioäquivalenzuntersuchungen von Phytopharmaka durchzuführen sind. Auch wenn für viele Referenzpräparate von Phytopharmaka der Wirksamkeitsnachweis fehlt, so kann dies unseres Erachtens kein Grund dafür sein, Bioäquivalenzuntersuchungen nicht durchzuführen. Die nicht bewiesene, aber angenommene Wirksamkeit vieler Phytopharmaka muß – wie bei konventionellen Arzneistoffen auch – in einem mathematisch beschreibbaren Zusammenhang mit der Plasmakonzentration stehen. Folglich kann die bezugnehmende Zulassung eines generischen Präparates nur durch den Beleg, daß die Plasmakonzentrationen von Generikum und Referenzpräparat gleichwertig sind, akzeptiert werden.

Die bisherige Vorgehensweise, nämlich nur gleichen pharmazeutischen Gehalt von Leitsubstanzen zu fordern, ist nicht akzeptabel, wird doch gerade in der Phytopharmakatherapie die Besonderheit eines Pflanzenextraktes und der komplexen Resorptionsbeeinflussungen von Wirksubstanzen durch Bestandteile des Gemisches immer hervorgehoben. Wie bei konventionellen Arzneistoffen, so müssen auch bei Phytopharmaka Akzeptanzkriterien festgelegt werden. Dies erfolgt üblicherweise mit Hilfe von Studien zur klinischen Wirksamkeit und klinischen Verträglichkeit, wie sie für konventionelle Arzneimittel – bei aller oben erwähnten Einschränkung – in der Literatur vorliegen. Auch für Phytopharmaka gibt es – so gut wie nie aus geeigneten Studien stammend – Erfahrungsberichte, die, wenn sie schon nicht die Wirksamkeit belegen, doch wenigstens Hinweise auf eine gute Verträglichkeit der Präparate geben. Da die oberen Schranken der Akzeptanzkriterien im allgemeinen durch die Verträglichkeit der Substanz bestimmt werden, die unteren durch die erforderliche Gewährleistung einer minimalen Wirksamkeit, die nicht unterschritten werden sollten, wäre für Phytopharmaka folgendes Vorgehen denkbar: Da auch der Effekt von Phytopharmaka einer – wie auch immer verlaufenden – Konzentrations-Wirkungskurve unterliegen sollte, darf die untere Schranke nach heutigem Stand des Wissens nicht ohne eindeutigen Beleg herabgesetzt werden. Diese Schranke ist nach FDA/USP23-NF18 [1, 3] 80 % und nach EU-"Note for Guidance" [4] 70 %. Erst wenn Studien gezeigt haben, daß die Variabilität der Bioverfügbarkeit sehr hoch ist, dann könnte auch ein weiteres Herabsetzen der unteren Schranke für Phytopharmaka denkbar sein. Wie solche Daten erhoben werden können, wird nachfolgend beschrieben.

1. Schritt: Bestimmung der minimalen Wirksamkeit

Studien zur Wirksamkeit

Eine wissenschaftlich abgesicherte Bestimmung des Punktschätzers ist nur bei Vorliegen von ausreichendem Material zur klinischen Wirksamkeit der betreffenden Substanz möglich. Solche Untersuchungen liegen für Phytopharmaka nur in ganz wenigen Fällen vor. Auch wenn in diesem Beitrag nicht ausführlich darauf eingegangen werden kann, wie mit Hilfe von pharmakodynamischen Studien und Messung von Surrogatparametern, eventuell auch beim gesunden Probanden, diesem eindeutigen Mangel an Studien mit Phytopharmaka begegnet werden kann, kann die Notwendigkeit solcher Untersuchungen gar nicht deutlich genug hervorgehoben werden. Mit Hilfe der Messung von Surrogatparametern kann vor allem der minimale Wert für den Punktschätzer, der eine Mindestwirksamkeit im Vergleich zum Referenzpräparat gewährleisten und das Patientenrisiko auf 5 % begrenzen soll, festgelegt werden. Es verdient festgehalten zu werden, daß die EU-"Note for Guidance" [4] keine untere Grenze vorschreibt und Erweiterungen von Akzeptanzschranken erlaubt "... where clinically inevitable ...".

Aus einer Art "Good Biopharmaceutical Practice" sollte dem Hersteller aufgegeben werden, keine Generika von Stoffen mit geringer intraindividueller Variabilität zu entwickeln, deren AUC mehr als 20 % kleiner ist als die des Referenzpräparates. Wenn Studien mit "Repetitive Design" aber zeigen, daß die Stoffe in ihrer Pharmakokinetik "highly variable" sind, dann ist nach der EU-"Note for Guidance" [4] eine Erweiterung der 90% Konfidenzintervalle möglich.

Aus einer Art "Good Therapeutic Practice" sollte dem Hersteller ein Unterschreiten von 30 % der AUC des Referenzpräparates nur nach ausführlicher wissenschaftlicher Begründung erlaubt sein. Insbesondere gehört dazu der Nachweis, daß jemals für einen konventionellen Arzneistoff gezeigt wurde, daß auch bei Unterschreiten der unteren Akzeptanzgrenze von 70 % eine gleiche klinische Wirksamkeit von Test- und Referenzpräparat noch gewährleistet ist.

Pharmakokinetische Bioäquivalenzuntersuchungen

Was nun die Festlegung des Punktschätzers und die Erweiterung der Akzeptanzgrenzen für die 90% Konfidenzintervalle in Bioäquivalenzuntersuchungen anbetrifft, so sind die für konventionelle Arzneistoffe verwandten Verfahren einzusetzen. Vor allem werden zunächst Studien zur inter- und intraindividuellen Varianz der Bioäquivalenzparameter C_{max} und AUC erforderlich sein. Da zu erwarten ist, daß viele Phytopharmaka zu den "highly variable" Arzneistoffen zählen, also einen intraindividuellen Variationskoeffizienten von über 30 % besitzen, sind eine Reihe von Maßnahmen zu ergreifen, die die Varianz in den Studien vermindern. Dazu gehören allgemein bekannte Maßnahmen bei der Studiendurchführung, wie ausreichend homogenes Probandenkollektiv, identische Studienbedingungen und sichergestellte einheitliche Verarbeitung der Proben gerade bei temperatur-, pH-, oxidations- oder lichtempfindlichen Substanzen. Die Auswahl einer wirklich sensitiven und spezifischen Methode sowie deren Validierung nach internationalen Kriterien muß bei zukünftigen Untersuchungen mit Phytopharmaka als selbstverständlich gelten. Die weitere Anwendung der bisher verfügbaren Methoden wird in den meisten Fällen keine echten Fortschritte bringen.

Auf der Studienseite ist sicherzustellen, daß die applizierte Dosis, bei gegebener Verträglichkeit, für die verwendete Analysenmethode zu ausreichend hohen Plasmaspiegeln führt.

Eine weitere Möglichkeit, die pharmakokinetische Variabilität zu vermindern, besteht in der Untersuchung der Fragestellung im Steady state. Dies vermindert im allgemeinen die Variabilität, wie auch von Biber et al. [32] in diesem Band für ß-Escin gezeigt. Studien mit "repetitivem Design", also Studien, bei denen das gleiche Präparat an zwei verschiedenen Tagen verabreicht und damit mit sich selbst verglichen wird, dienen dazu, mit Hilfe statistischer Verfahren, wie z. B. von Boddy et al. [34] beschrieben, eine Erweiterung der Akzeptanzgrenzen vorzuschlagen. Ohne die im vorhergehenden Absatz beschriebenen zusätzlichen pharmakodynamischen Studien dürften jedoch die für Phytopharmaka unter Umständen erforderlichen deutlichen Erweiterungen der Akzeptanzgrenzen nach unten wohl kaum vertretbar sein.

Um an Phytopharmaka nicht Anforderungen zu stellen, die auch bei konventionellen Arzneistoffen biologischen Ursprungs nicht eingehalten werden, sei auf ein Beispiel aus dem amerikanischen Arzneibuch [3] hingewiesen. Für Penicillin-V-Suspensionen wurden dort Schwankungen im pharmazeutischen Gehalt von bis zu 50 % (μ_T/μ_R: 90-135 %) zugelassen. Wenn aber der pharmazeutische Gehalt einer immerhin nicht nebenwirkungsfreien und in ihrem antimikrobiellen Spektrum genau beschriebenen Substanz schon in so weiten Grenzen schwanken darf und damit auch die Plasmaspiegel beim Patienten in diesem Bereich schwanken können, dann sollten für Phytopharmaka stark erweiterte Akzeptanzgrenzen bei der pharmazeutischen Analyse der *spezifisch* gemessenen Substanzen möglich sein. Im gleichen Maße sollte das für die Plasmaspiegel gelten.

2. Schritt: Bestimmung der maximal tolerablen Dosis

Mehr noch als bei der unteren Akzeptanzgrenze, die von einer belegbaren Wirksamkeit des Substanzgemisches abhängt, kann die obere Akzeptanzgrenze durch relativ einfache klinisch-pharmakologische Verträglichkeitsuntersuchungen bestimmt werden. Unter der Annahme, daß gesunde Probanden ein ähnliches Nebenwirkungsprofil zeigen wie Patienten, können für die Bestimmung der oberen Grenze wahrscheinlich sehr gut Toleranzstudien an gesunden Probanden verwendet werden. Durch eine Dosistitration bis zum Auftreten von Nebenwirkungen und durch gleichzeitige Konzentrationsmessung möglichst vieler Stoffe des phytopharmakologischen Substanzgemisches im Blut kann eine Erweiterung des Akzeptanzbereiches nach oben in Betracht gezogen werden. Wir meinen jedenfalls, daß es besser ist, die oberen Akzeptanzgrenzen durch saubere klinisch-pharmakologische Verträglichkeitsstudien abzusichern, als phytopharmazeutische Generika nur aufgrund eines gleichen pharmazeutischen Gehaltes (meistens eines Leitstoffes) auch als biopharmazeutisch gleichwertig einzustufen. Warum sollte für ein Generikum mit dem Inhaltsstoff Hypericin, einem Stoff, der eindeutige, objektivierbare und gut meßbare Nebenwirkungen (z. B. Phototoxizität) verursacht, keine biopharmazeutische Äquivalenz nachgewiesen werden müssen? Zeigen nicht gerade unsere Untersuchungen mit Echinacea, daß es wichtige Beispiele gibt, bei denen der pharmazeutische Gehalt zur Zeit noch gar nicht zuverlässig zu bestimmen ist. Die vor kurzem auch in der Laienpresse (DIE ZEIT) geführte Diskussion über Echinacea, die auf Berichte im Arznei-Telegramm [35] zurückgeht, belegt nur allzu deutlich, daß es an der Zeit ist, naturwissenschaftlich exakte Ergebnisse vorzulegen und die Inhaltsstoffe chemisch zu charakterisieren.

Unser Vorschlag zur Bestimmung der oberen Akzeptanzgrenze stellt eine wichtige Ergänzung zum Vorschlag von Schrader et al. [31] dar. Bis der Wirksamkeitsnachweis für das einzelne Phytopharmakon vorliegt, könnten Generika dann zugelassen werden, wenn die untere Akzeptanzgrenze von 80 % bei geeigneten Bioäquivalenzuntersuchungen nicht unterschritten wird und die obere Akzeptanzgrenze durch geeignete Phase-I-Toleranzstudien abgesichert ist.

Zusammenfassend kann also festgehalten werden, daß Bioäquivalenzuntersuchungen zu den wenigen In-vivo-Untersuchungen für Phytopharmaka gehören, die den Einsatz von naturwissenschaftlich exakten Methoden für vergleichende Studien erlauben. Bioäquivalenzuntersuchungen kommt insbesondere auch wegen fehlender Wirksamkeitsstudien eine entscheidende Bedeutung bei bezugnehmenden Zulassungen von Generika von Phytopharmaka zu. Es ist jedenfalls unseres Erachtens nicht akzeptabel, daß der Markt der Generika von konventionellen Arzneistoffen zwischenzeitlich mit nicht unerheblichem Aufwand wohl von den gröbsten Fällen ungleicher Generika bereinigt wurde, im Phytopharmakabereich jedoch keinerlei Informationen über Plasmaspiegel bekannt sein müssen. Wie auch immer Studien zur klinischen Wirksamkeit ausgehen mögen und wie auch immer der Wirkungsmechanismus der Substanz sein mag, so muß doch jetzt schon sichergestellt sein, daß Generikapräparate zu ähnlichen Konzentrationen der wichtigsten Bestandteile wie das pflanzliche Referenzpräparat führen, also bioäquivalent sind. Bis vor kurzer Zeit schienen bioanalytische Methoden für die Bestimmung von komplexen Phytopharmakagemischen in biologischer Matrix in ferner Zukunft zu liegen und Bioäquivalenzuntersuchungen deshalb nicht durchführbar zu sein. Wie an einigen Beispielen gezeigt, stehen heute mit LC-MS/MS und MALDI-TOF geeignete Methoden zur spezifischen und sensitiven Bestimmung fast jeder niedermolekularen und hochmolekularen Substanz eines komplexen Substanzgemisches im Blut zur Verfügung.

Schlußfolgerungen

Auch wenn ein Wirksamkeitsnachweis für die meisten Phytopharmaka z. Zt. nicht vorliegt und auch in absehbarer Zeit nicht vorliegen kann, darf dies unseres Erachtens kein Grund für einen Verzicht auf Bioäquivalenzuntersuchungen sein. Auch Generika von Phytopharmaka müssen dem Patienten gewährleisten, daß sie genauso eingesetzt werden können wie das Referenzpräparat. Da keine vergleichbare Situation wie bei Bioäquivalenzbetrachtungen von konventionellen Arzneistoffen gegeben ist, sollte zunächst dasjenige Präparat als Referenzpräparat festgelegt werden, mit dem bisher die größte Anzahl von Patienten behandelt wurde. Dies kann natürlich nicht gelten, wenn ein Generikumhersteller für sein Präparat eindeutige Wirksamkeitsstudien erbringt, die für das marktstärkste Präparat nicht erbracht sind. Eine Sonderstellung von Phytopharmaka bei Bioäquivalenzuntersuchungen einzufordern, hieße nichts anderes, als den einzelnen Präparaten eine unterschiedliche Wirksamkeit zuzuschreiben. Dann allerdings dürften Generika von Phytopharmaka nicht im Verfahren einer bezugnehmenden Zulassung, sondern wie neue Wirkstoffe zu behandeln sein. Bioäquivalenzuntersuchungen von Phytopharmaka sind als ein erster Schritt zu sehen, auch bei Phytopharmaka nachvollziehbare naturwissenschaftliche Methoden zur Anwendung zu bringen. Vor allem sollten keine klinischen Wirksamkeitsstudien für Phytopharmaka begonnen werden, die nicht auch die Untersuchung der Pharmakokinetik der Substanz beinhalten.

Literatur

1. Williams R L (1991) Bioequivalence and therapeutic equivalence. In: Welling P G, Tse F L S, Dighe S V (Eds): Pharmaceutical bioequivalence. 1-15 Marcel Dekker Inc., New York, Basel, Hong Kong
2. Bundesinstitut für Arzneimittel und Medizinprodukte: 7. Bekanntmachung gemäß § 26 Absatz 3 des Arzneimittelgesetzes (AMG) über die Zulassung nach § 21 AMG und die Verlängerung der Zulassung von Arzneimitteln nach § 105 AMG (Bioverfügbarkeit/Bioäquivalenz), vom 20. Juni 1995. Bundesanzeiger 129; 13. Juli 1995
3. USP23-NF18; The United States Pharmacopeia – The National Formulary (1994). United States Pharmacopeial Convention, Inc., Rockville, Maryland, USA

4. Feiden K (1992) (Hrsg): Arzneimittelprüfrichtlinien – Sammlung nationaler und internationaler Richtlinien. Kapitel 2.66 Investigation on bioavailability and bioequivalence. Wissenschaftliche Verlagsgesellschaft mbH, Stuttgart; 2. Ergänzungslieferung

5. Opie L H, Messerli F H (1995) Nifedipine and mortality: Grave defects in the dossier. Circulation 92: 1068-1073

6. Kloner R A (1995) Nifedipine in ischemic heart disease. Circulation 92: 1074-1078

7. Kleinbloesem C H, van Brummelen P, van de Linde J A, Voogd P J, Breimer D D (1984) Nifedipine: Kinetics and dynamics in healthy subjects. Clin Pharmacol Ther 35: 742-749

8. Muldner H, Zoller M (1984) Antidepressive Wirkung eines auf den Wirkstoffkomplex Hypericin standardisierten Hypericum-Extraktes. Biochemische und klinische Untersuchungen. Arzneim Forsch/Drug Res 34: 918-920

9. Couldwell W T, Gopalakrishna R, Hinton D R, He S, Weiss M H, Law R E, Apuzzo M L, Law R E (1994) Hypericin: a potential antiglioma therapy. Neurosurgery 35: 705-709

10. Steinbeck-Klose A, Wernet P (1993) Successful long term treatment over 40 months of HIV-patients with intravenous hypericin. Int Conf AIDS 9: 470

11. Mcaulife V, Gulick R, Hochster H, Liebes L, Vaccariello J, Hussey S, Bassiakos Y, Balfour H, Stein D, Crumpacker C, et al. (1993) A phase I dose escalation study of synthetic hypericin in HIV infected patients. Natl Conf Hum Retroviruses Relat Infect 1: 159

12. Furner V, Bek M, Gold J (1991) A phase I/II unblinded dose ranging study of hypericin in HIV-positive subjects. Int Conf AIDS 7: 199

13. Cooper W C, James J (1990) An observational study of the safety and efficacy of hypericin in HIV+ subjects. Int Conf AIDS 6: 369

14. Ross E M (1996) Pharmacodynamics – mechanisms of drug action and the relationship between drug concentration and effect (Chapter 2). In: Hardman J G, Limbird L E, Molinoff P B, Ruddon R W, Goodman Gilman A (Eds) Goodman and Gilman's: The pharmacological basis of therapeutics. 9th edition; 29-41 McGraw-Hill, New York, St. Louis, San Francisco, Auckland, Bogota, Caracas, Lisbon, London, Madrid, Mexico City, Milan, Montreal, New Delhi, San Juan, Singapore, Sydney Tokyo, Toronto

15. Nies A S, Spielberg S P (1996) Principles of therapeutics (Chapter 3). In: Hardman J G, Limbird L E, Molinoff P B, Ruddon R W, Goodman Gilman A (Eds) (1996) Goodman and Gilman's: The pharmacological basis of therapeutics. 9th edition; 43-62 McGraw-Hill, New York, St. Louis, San Francisco, Auckland, Bogota, Caracas, Lisbon, London, Madrid, Mexico City, Milan, Montreal, New Delhi, San Juan, Singapore, Sydney Tokyo, Toronto

16. Hyatt J M, McKinnon P S, Zimmer G S, Schentag J J (1995) The importance of pharmacokinetic/pharmacodynamic surrogate markers to outcome – focus on antibacterial agents. Clin Pharmacokinet 28: 143-160

17. Olkkola K T, Hamunen K, Maunuksels E-L (1995) Clinical pharmacokinetics and pharmacodynamics of opioid analgesics in infants and children. Clin Pharmacokinet 28: 385-404

18. Desager J-P, Horsmans Y (1995) Pharmacokinetic-pharmacodynamic relationships of H1-antihistamines. Clin Pharmacokinet 28: 419-432

19. Laurijssens B E, Greenblatt D J (1996) Pharmacokinetic-pharmacodynamic relationships for benzodiazepines. Clin Pharmacokinet 30: 52-76

20. Koopmans R P, Jonkers R E, Braat M C P, van Boxtel C J (1995) Pharmacokinetic-pharmacodynamic modelling as applied to bronchial asthma. Clin Pharmacokinet 29: 213-220

21. Lemmens H J M (1995) Pharmacokinetic-pharmacodynamic relationships for opioids in balanced anaesthesia. Clin Pharmacokinet 29: 231-242

22. Steinijans V W (1990) Methoden zur Bioäquivalenzberechnung unter Berücksichtigung der Festlegung sinnvoller Bioäquivalenzgrenzen. In: Blume H (Hrsg) Bioverfügbarkeit und Bioäquivalenz von Retardarzneimitteln – Proceedings des 8. ZL-Expertentreffens; 33-39. Govi-Verlag, Eschborn

23. Chow S-C, Liu J-P (1992) Design and analysis of bioavailability and bioequivalence studies. Chapter 1. 1-22 Marcel Dekker Inc., New York, Basel, Hong Kong

24. Hauschke D, Steinijans V W, Diletti E (1990) A distribution-free procedure for the statistical analysis of bioequivalence studies. Int J Clin Pharmacol Ther Toxicol 28: 72-78

25. Chapman J R (1993) Mass spectrometry as an LC detection technique (Chapter 7). In: Parriott D (Ed) A practical guide to HPLC detection. 175-209 Academic Press, Inc., San Diego, New York, Boston, London, Sydney, Tokyo, Toronto

26. Kunz K, Schaffler K, Biber A, Wauschkuhn C H (1991) Bioverfügbarkeit von ß-Aescin nach oraler Gabe zweier Aesculus-Extrakt enthaltender Darreichungsformen an gesunden Probanden. Pharmazie 46: 145

27. Deutsches Arzneibuch 1996. Deutscher Apotheker Verlag, Stuttgart; Govi-Verlag GmbH, Frankfurt, Eschborn

28. Silvestro L, Andreini B P, Sottani C, Colombo L, Coutant J, Sörgel F (1995) Electrospray ionization-mass spectrometry to study receptor-ligand complexes with glycopeptidic antibiotics. Abstract No. 1090, 10th AAPS Annual Meeting; Miami Beach, Florida/USA; November 5-9, 1995

29. Burlingame A L, Boyd R K, Gaskell S J (1996) Mass spectrometry. Anal Chem 68: 599R-651R
30. Shah V P et al (1992) Conference Report: Analytical methods validation: Bioavailability, bioequivalence and pharmacokinetic studies. Pharm Res 9: 588-592
31. Schrader E, Schwankl W, Sieder C, Christoffel V (1995) Vergleichende Untersuchung zur Bioverfügbarkeit von ß-Aescin nach oraler Einmalverabreichung zweier Roßkastaniensamenextrakt enthaltender, galenisch unterschiedlicher Darreichungsformen. Pharmazie 50: 623-627
32. Biber A, Oschmann R, Lang F, Stumpf H, Kunz K (1996) Pharmakologie von ß-Aescin nach Gabe Aesuluscextrakt enthaltender Darreichungsformen. In: Loew D, Rietbrock N (Hrsg) Phytopharmaka II. Forschung und klinische Anwendung. 49-54 Steinkopff Verlag, Darmstadt
33. Schulz H-U, Schürer M, Krumbiegel G, Wächter W, Weyhenmeyer R, Seidel G (1995) Untersuchungen zum Freisetzungsverhalten und zur Bioäquivalenz von Silymarin-Präparaten. Arzneim Forsch/Drug Res 45: 61-64
34. Boddy A W, Snikeris F C, Kringle R O, Wei G C G, Opperman J A, Midha K K (1995) An approach for widening the bioequivalence acceptance limits in the case of highly variable drugs. Pharm Res 12: 1865-1868
35. A. T. I. Arzneimittelinformation Berlin GmbH. (1992) arznei-telegramm: 106
36. Rüsing G, Kinzig M, Müller C, Sörgel F (1996) Low level quantitative analysis of amoxicillin in plasma. Abstract, AAPS Annual Meeting; Seattle, Washington/USA; October 27-31, 1996
37. Silvestro L, Rizea Savu S (1996) High-performance liquid chromatography/tandem mass spectrometry identification of salmon calcitonin degradation products in aqueous solution preparations. Rap Comm Mass Spec 10: 151-156
38. Sörgel F, Kinzig M, Arnold G, Lin E T, Rick U, LeBel M (1995) USP/FDA-guidance for captopril bioequivalence studies: Results from PK-studies using LC-MS/MS detection. Abstract No. 8385, 10th AAPS Annual Meeting; Miami Beach, Florida/USA; November 5-9, 1995
39. Rüsing G, Geldmacher C, Kinzig M, Geldmacher-von Mallinckrodt M, Sörgel F (1996) Coniin – Poisons informations monographs (PIM) of the World Health Organization, Geneva/Switzerland
40. Rizea Savu S, Silvestro L, Haag A, Sörgel F (1996) A confirmatory HPLC-MS/MS method for 10 synthetic corticosteroids in bovine urines. J Mass Spec: in press
41. Silvestro L, Lorenz C, Jaehde U, Rizea Savu S, Kinzig M, Schunack W, Sörgel F (1995) Determination of cyclophosphamide and its metabolites in plasma samples by LC-MS. Abstract No. 1095, 10th AAPS Annual Meeting; Miami Beach, Florida/USA; November 5-9, 1995
42. Kinzig M, Haag A, Rüsing G, Sörgel F (1996) Most sensitive quantitative analysis of clindamycin by LC-MS/MS in plasma. Abstract, AAPS Annual Meeting; Seattle, Washington/USA; October 27-31, 1996
43. Kinzig M, Thyroff-Friesinger U, Luft U, Hofmann M, Baumgartner U, LeBel M, Sörgel F (1996) Bioequivalence investigations of doxycycline using a newly developed LC-MS/MS assay. Abstract No. 8384, 10th AAPS Annual Meeting; Miami Beach, Florida/USA; November 5-9, 1995
44. Rüsing G, Kinzig M, Haag A, Sörgel F (1996) Sensitive measurement of erythromycin and its byproducts in plasma using LS-MS/MS. Abstract No. 1771, 36th Interscience Conference on Antimicrobial Agents and Chemotherapy; New Orleans, Louisiana/USA; September 15-18, 1996
45. Kinzig M, Lauschner R, Thyroff-Friesinger U, Müller C, Sörgel F (1995) Higher availability of erythromycin from a new prodrug (erythromycin stinoprate) in comparison with erythromycin ethylsuccinate prodrug. Abstract No. 8369, 10th AAPS Annual Meeting; Miami Beach, Florida/USA; November 5-9, 1995
46. Silvestro L, Rizea Savu S, Bruno M, Kinzig M, Sörgel F (1995) HPLC-MS/MS determination of gaba in brain micro-dialysis; a pharmacologic application. Abstract No. 1093, 10th AAPS Annual Meeting; Miami Beach, Florida/USA; November 5-9, 1995
47. Silvestro L, Kinzig M, Sörgel F, Rizea Savu S, Maggi T, Terni A, Imbimbo I (1995) HPLC-MS/MS identification and quantification of heptylstigmine (MF201) metabolites in human plasma and urine. Abstract No. 1098, 10th AAPS Annual Meeting; Miami Beach, Florida/USA; November 5-9, 1995
48. Sörgel F, Naber K G, Kinzig M, Crevoisier C, Hofmann M, Martinkova J, Baumgartner U, Chladek J (1995) Gastrointestinal recirculation of mefloquine in man. Abstract No. 3021, 10th AAPS Annual Meeting; Miami Beach, Florida/USA; November 5-9, 1995
49. Rüsing G, Kinzig M, Haag A, Sörgel F (1996) Most sensitive quantitative analysis of metformin by LC-MS/MS in plasma. Abstract, AAPS Annual Meeting; Seattle, Washington/USA; October 27-31, 1996
50. Sörgel F, Kinzig M, Rüsing G, Vlahov V, Bacracheva N, Arnold G (1996) Bioequivalence investigations of nifedipine using a newly developed LC-MS/MS assay. Abstract, AAPS Annual Meeting; Seattle, Washington/USA; October 27-31, 1996
51. Leone-Bay A, Kinzig M, Rüsing G, Müller C, Baughman jr. R A, Sörgel F (1996) Measurement of P414 in monkey plasma samples by LC-MS/MS. Abstract, AAPS Annual Meeting; Seattle, Washington/USA; October 27-31, 1996
52. Kinzig M, Thyroff-Friesinger U, Luft U, Mayer O, Kellner M E, Mayer jr. O, Rüsing G, Sörgel F (1996) Bioequivalence investigations of piracetam using a newly developed LC-MS/MS assay. Abstract, AAPS Annual Meeting; Seattle, Washington/USA; October 27-31, 1996

53. Rizea Savu S, Silvestro L, Sörgel F, Montrucchio G, Lupia E, Camussi G (1996) Determination of 1-O-acyl-2-acetyl-sn-glyceryl-3-phosphorylcholine, platelet-activating factor and related phospholipids in biological samples by high-performance liquid chromatography-tandem mass spectrometry. J Chromatogr: in press
54. Silvestro L, Kinzig M, Sörgel F, Rizea Savu S, Cesana M, Terni A (1996) Rufloxacin metabolites identification by HPLC-MS/MS. Abstract No. 1094, 10th AAPS Annual Meeting; Miami Beach, Florida/USA; November 5-9, 1995
55. Silvestro L, Rizea Savu S, Kinzig M, Sörgel F (1995) HPLC-MS analysis of adducts between DNA nucleosides and cytotoxic platinum derivatives. Abstract No. 1092, 10th AAPS Annual Meeting; Miami Beach, Florida/USA; November 5-9, 1995
56. Müller G, Nickel P, Silvestro L, Rizea Savu S, Kinzig M, Sörgel F (1995) HPLC-MS/MS characterization of suramin analogs. Abstract No. 1232, 10th AAPS Annual Meeting; Miami Beach, Florida/USA; November 5-9, 1995
57. Engler M, Holzgrabe U, Kinzig M, Sörgel F (1995) Photoproducts of sparfloxacin determined by means of LC-MS/MS. Abstract, AAPS Annual Meeting; Seattle, Washington/USA; October 27-31, 1996

Für die Verfasser:
Prof. Dr. Fritz Sörgel
IBMP – Institut für Biomedizinische und Pharmazeutische Forschung
Schleifweg 3
90562 Nürnberg-Heroldsberg

Pharmakokinetik von β-Aescin nach Gabe Aesculusextrakt enthaltender Darreichungsformen

A. Biber[1]), R. Oschmann[1]), F. Lang[1]), H. Stumpf[1]), K. Kunz[2])

[1]) Dr. Willmar Schwabe Arzneimittel, Karlsruhe
[2]) Institut für Bioanalytische Forschung, München

Einleitung

Roßkastaniensamenextrakte mit dem Hauptwirkstoff Aescin werden zur Behandlung der chronisch venösen Insuffizienz eingesetzt. Bei Aescin handelt es sich um ein außerordentlich komplexes Gemisch sehr ähnlicher Triterpenglykoside, das sich in 3 Gruppen, α-Aescin, β-Aescin und Kryptoaescin einteilen läßt [14].

Aescin besitzt ödemhemmende und antiexsudative Eigenschaften. In der Monographie Hippocastani semen vom 15.04.1994 [8] wird zur „Behandlung von Beschwerden bei Erkrankungen der Beinvenen (chronische Veneninsuffizienz), zum Beispiel Schmerzen und Schweregefühl in den Beinen, nächtliche Wadenkrämpfe, Juckreiz und Beinschwellungen" eine Tagesdosis von 100 mg Aescin entsprechend 2 mal täglich 250 bis 312,5 mg Extrakt in retardierter Darreichungsform empfohlen. Die Retardierung wird in der aktuellen Monographie gefordert, da sämtliche verfügbaren neueren klinischen Befunde mit retardierten Darreichungsformen erzielt wurden [4, 3, 9, 13] und in dieser Form die gute Verträglichkeit sichergestellt ist [4].

Bei ihrer Entscheidung konnte die Kommission E nicht auf humanpharmakokinetische Daten zurückgreifen, da bis dahin nur tierexperimentelle Arbeiten bekannt waren [5, 7].

In den nachfolgend beschriebenen Untersuchungen sollte nach Verbesserung der vorhandenen Methode zur Bestimmung von Aescin [6] die Bioverfügbarkeit von Aescin nach Gabe einer Aesculusextrakt enthaltenden Lösung mit der Bioverfügbarkeit nach Gabe eines zugelassenen retardierten Pelletpräparates verglichen und die Bioäquivalenz einer neuentwickelten Retardtablette zu einem eingeführten Präparat geprüft werden.

Experimenteller Teil

Studienbeschreibung

Studie 1 war ein Vierfach-Crossover-Versuch an 12 männlichen und 12 weiblichen gesunden Probanden im Alter von 21 bis 47 Jahren (Mittelwert 32 Jahre). Die Probanden erhielten jeweils eine 100 mg Aescin entsprechende Menge Extrakt als Einmaldosis. Referenzpräparat war ein Pelletpräparat mit 240 - 290 mg Aesculusextrakt entsprechend 50 mg Aescin (Venostasin® retard Ch 72879M, Hersteller Klinge Pharma, München), und als Testsubstanz wurde eine Lösung von 200 mg Aesculusextrakt (Ch. 050, Hersteller Dr. W. Schwabe, Karlsruhe) in 150 ml Wasser mit 100 mg Aescin eingesetzt. Zusätzliche Testpräparate waren ebenfalls Aesculusextrakt enthaltende Darreichungsformen, auf die im Rahmen dieser Publikation nicht eingegangen werden soll. Die Gabe erfolgte nüchtern, Frühstück war 2,5 h nach Verabreichung. Blutabnahmen erfolgten 0 (vor Gabe), 0,5; 0,75; 1; 1,5; 2; 2,5; 3; 4; 5; 6; 7; 8; 10; 12; 24; 36 und 48 h nach Gabe der Präparate. Zwischen den Versuchsperioden wurde eine 1wöchige Auswaschphase eingehalten. Die Probanden wurden 12 h vor bis 12 h nach Gabe der Präparate hospitalisiert.

Studie 2 und 3 waren randomisierte Zweifach-Crossover-Versuche an 24 männlichen Probanden im Alter von 23 bis 42 Jahren (Mittelwert 33 Jahre) nach einmaliger und nach mehrfacher Gabe der Präparate. Testpräparat war eine Filmtablette mit 263,2 mg Aesculusextrakt entsprechend 50 mg Aescin (Venoplant® S retard, Hersteller Dr. W. Schwabe, Karlsruhe). Neben etablierten Pelletformulierungen sollten insbesondere weniger aufwendig und damit wirtschaftlicher herstellbare Formulierungen, wie die Retardtablette, entwickelt werden. Dabei wurde so vorgegangen, daß der Extrakt nach Zusatz von Hilfsstoffen durch Sprühgranulierung mit Eudragit RS/RL 30D in ein Retardgranulat überführt wurde. Dieses wurde nach Zusatz weiterer Hilfsstoffe zu Tabletten verpreßt, und diese wurden mit einem Filmüberzug versehen. Zusätzlich enthielt die Filmtablette als Sprengmittel Crosspovidon.

Referenzpräparat war Venostasin® retard (1 Kapsel mit 240 - 290 mg Aesculusextrakt entsprechend 50 mg Aescin, Klinge Pharma, München). Die Probanden erhielten die Präparate in einer Single-dose- (Studie 2) und einer Multiple-dose-Studie (Studie 3). In Studie 3 erhielten die Probanden am Abend des ersten Tages 2 Tabletten bzw. Kapseln entsprechend 100 mg Aescin mit 200 ml Wasser. An den Tagen 2 bis 6 wurde jeweils morgens um 8.00 Uhr und abends um 20.00 Uhr eine Tablette bzw. Kapsel ebenfalls mit 200 ml Wasser verabreicht. Blutabnahmen waren an Tag 6 bis 24 h nach der morgendlichen Gabe wie folgt: 0; 0,5; 1; 1,5; 2; 2,5; 3; 4; 5; 6,5; 8; 10; 12 (vor abendlicher Gabe) 12,5; 13; 13,5; 14; 14,5; 15; 16; 17; 18,5; 20; 22 und 24 h. An Tag 7 konnten die Probanden die Einrichtung bis zum Abend des nächsten Tages (Tag 1 der 2. Periode) verlassen, ansonsten waren sie während der gesamten Zeit hospitalisiert.

RIA zur Bestimmung von Aescin

Die Bestimmung von β-Aescin im Serum erfolgte durch einen validierten, hochspezifischen Radioimmunoassay. Als Tracer diente tritiummarkiertes β-Aescin (ICI, Billingham, UK; spez. Aktivität 35 Ci/mmol). Dabei wurde die Doppelbindung der Angelica- bzw. Tiglinsäure in Stellung 21 des Triterpengerüstes durch katalytische Reduktion mit Tritium markiert. Zu jeder Analysensequenz wurden eine Kalibrierung mit Plasma erstellt sowie Qualitätskontrollproben analysiert. Im Arbeitsbereich von 0,5 bis 50 ng/ml waren Präzision und Unrichtigkeit <15%.

Pharmakokinetik und Statistik

Die pharmakokinetischen Parameter wurden aus den Serumspiegelkurven entnommen bzw. nach Standardverfahren berechnet [11]. Zur Bioäquivalenzprüfung wurde für AUC(0-24), Cmax und PTF (Peak-trough-fluctuation) unter Zugrundelegung eines multiplikativen Modells (ANOVA nach logarithmischer Transformation) der Punktschätzer und die 90 %-Konfidenzintervalle für den Quotienten Test/Referenz angegeben. Für T_{max} wurde ein additives Modell angenommen und die Auswertung auf den Differenzen basierend vorgenommen [11]. Lagen die Konfidenzintervalle für die AUCs zwischen 80 und 125 % sowie für Cmax und PTF zwischen 70 und 143 %, wurde Bioäquivalenz angenommen [1, 10].

Ergebnisse

In Studie 1 erhielten 24 Probanden 2 Darreichungsformen Venostasin® retard entsprechend 100 mg Aescin bzw. eine 100 mg Aescin entsprechende Extraktmenge als Lösung oral in einem Crossover-Versuch verabreicht.

Abbildung 1 zeigt die mittleren Serumkonzentrationen von Aescin nach Gabe von Lösung und Retardformulierung. Die Retardierung von Venostasin retard zeigt sich an einem im Vergleich zur Lösung signifikant verlängerten T_{max}-Wert (Lösung 1,23 h; Retardform 2,57 h Stunden). Der C_{max}-Wert ist nach Gabe der Retardformulierung niedriger (13,3 vs 25,4 ng/ml), insgesamt ist die Bioverfügbarkeit nach Gabe der Retardform um 5% (Vergleich der geometr. Mittelwerte) bzw. 15 % (Vergleich der arithm. Mittelwerte) niedriger als nach Gabe der Lösung. Die interindividuellen Streuungen sind beim Referenzpräparat (Kapsel) deutlich niedriger als nach Gabe der Lösung (Tabelle 1). Der geometrische Mittelwert der einzelnen Quotienten der AUC (Referenz/Test) beträgt 0,96, das Konfidenzintervall 0,76 bis 1,21, d.h. wider Erwarten trat nach Gabe der Retardformulierung im Vergleich zu einer schnellfreisetzenden Form keine höhere Bioverfügbarkeit auf.

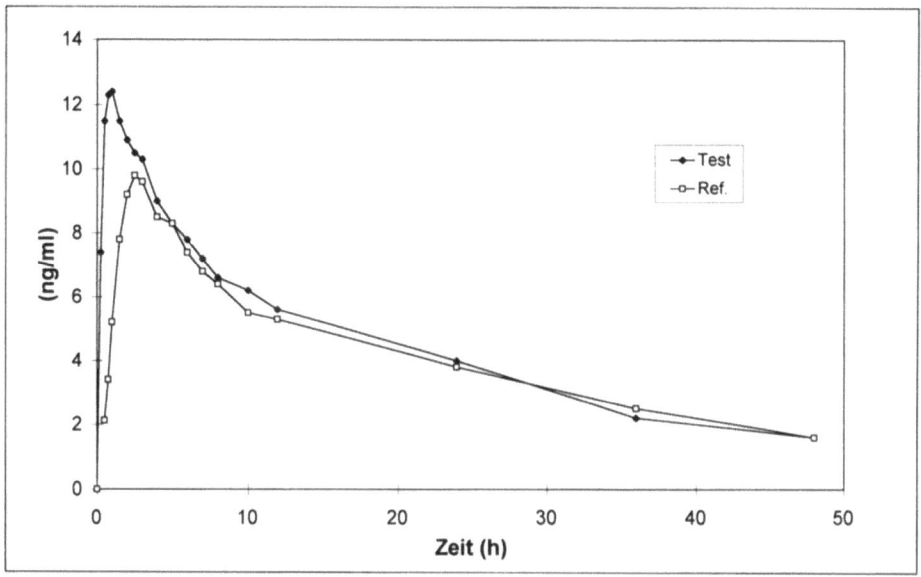

Abb. 1. Aescin-Serumkonzentrationen nach Einmalgabe von 100 mg Aescin in Form einer Aesculusextrakt enthaltenden Lösung (Test) bzw. Retardkapsel (Venostasin® retard, Referenz), Studie 1.

Tabelle 1. Pharmakokinetische Parameter von Aescin nach Gabe von Aesculusextrakt entsprechend 100 mg Aescin an 24 Probanden (Studie 1; Mittelwert ± SD (geometr. Mittelwert)).

	C_{max} (ng/ml)	T_{max} (h)	$AUC_{(0-\infty)}$ (ng/ml*h)	$t_{1/2}$ (h)
Referenz (Kapsel)	13,32 ± 9,9 (11,2)	2,57 ± 1,2 (2,3)	290,4 ± 168,5 (253)	21,2 ± 9,3 (19,6)
Test (Lösung)	25,4 ± 28,9 (14,7)	1,23 ± 1,1 (0,9)	343,4 ± 278 (264)	19,1 ± 5,3 (18,5)

In den Studien 2 und 3 wurde eine neuentwickelte Retardtablette mit monographiekonformem Aesculusextrakt zunächst in einer Single-dose-, sodann in einer Multiple-dose-Studie mit dem Referenzpräparat (Venostasin®) verglichen. Das Retardgranulat wurde unter Zusatz von Sprengmitteln so verpreßt, daß die Tablette gleichmäßig innerhalb 60 Minuten zerfällt. Damit wird retardiertes Granulat freigegeben, so daß letztlich keine reine Single-unit-Arzneiform vorliegt. Die Freisetzung des Testpräparates war nach 1 Stunde geringfügig langsamer im Vergleich zum Referenzpräparat auf Pelletbasis, nach 3 und 5 Stunden vergleichbar.

Es wurden jeweils zwei Darreichungsformen entsprechend 100 mg Aescin am Abend des ersten Tages und jeweils eine Darreichungsform entsprechend 50 mg Aescin 2 x täglich über die folgenden 5 Tage (11 Dosierintervalle) verabreicht (Studie 3). Die Serumkonzentrationen an Aescin (Abb. 2) wurden im 10. und 11. Intervall bestimmt.

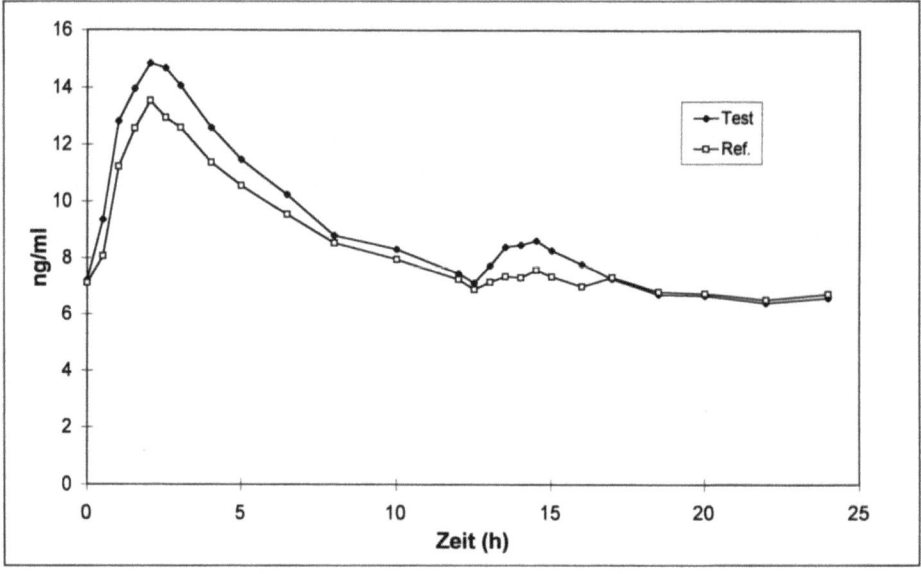

Abb. 2. Aescin-Serumkonzentrationen (Tag 6) nach mehrfacher Gabe von 2 x tgl. 50 mg Aescin in Form des Testpräparates (Venoplant® S retard, Test) und des Referenzpräparates (Venostasin® retard, Referenz), Studie 3.

Tabelle 2. Pharmakokinetische Parameter von Aescin nach Gabe von Aesculusextrakt entsprechend 50 mg Aescin im Steady state und Bioäquivalenzanalyse.

Kenngröße	Test* (Tablette)	Referenz * (Kapsel)	Bioäquivalenzanalyse Punktschätzer, 90% Konfidenzintervall **
$AUC_{(0-24)}$ (ng/ml*h)	213,2 ± 84,5 (199,3)	200,7 ± 94,8 (182,8)	109; 98,3–120,9
PTF	1,16 ± 0,49 (1,1)	0,98 ± 0,34 (0,9)	116,6; 101,9–133,5
C_{max} (ng/ml)	15,83 ± 5,9 (14,8)	14,26 ± 7,8 (12,8)	115,7; 98,5–135,8
T_{max} (h)	2,15 ± 0,5 (2)	2,23 ± 0,7 (2,5)	-0,25; -0,5–0,25
* Mittelwert ± SD (geometr. Mittelwert) ** im Falle von AUC, PTF, C_{max} geometr. Mittel; im Falle von T_{max} Differenz			

Für die AUC (0-24) wurde ein parametrischer Punktschätzer von 109 % und ein 90 %-Konfidenzintervall von 98–121 % berechnet (Tabelle 2). Der zum Beleg der Bioäquivalenz akzeptierte Bereich beträgt 80–125 %, d.h. Test und Referenz sind bzgl. der AUC bioäquivalent. Der aus der ANOVA errechnete Variationskoeffizient betrug 21 % und zeigt, daß die Probandenzahl von 24 ausreicht, um die Bioäquivalenz mit einer Power von 90 % zu belegen. Im Vergleich dazu betrug der ANOVA-Variationskoeffizient nach Einmalgabe (Studie 2) über 30%, das Versuchsdesign war also nicht geeignet, Bioäquivalenz zu belegen.

Die mittleren C_{max}-Werte betrugen für Test und Referenz im 10. Dosierintervall 15,83 ng/ml und 14,26 ng/ml. Punktschätzer und 90 %-Konfidenzintervall betrugen 116% und 99 bis 136%. Da zum Beleg der Bioäquivalenz für C_{max} neuerdings ein Konfidenzintervall von 70–143 % zugrunde gelegt wird [10], ist auch bei diesem Parameter von Bioäquivalenz auszugehen. Im 11. Dosierintervall lagen die C_{max}-Werte tiefer, bei ca. 10 ng/ml.

Bei T_{max} gab es keine signifikanten Unterschiede zwischen den Präparaten, die Werte betrugen 2,15 h und 2,23 h für Test und Referenz.

Diskussion

Die positive Entscheidung der Kommission E, Aesculusextrakt enthaltende Retardformulierungen für die Indikation chronische Veneninsuffizienz einzusetzen, beruhte ausschließlich auf klinischen Studien [3, 9, 13], nicht jedoch auf pharmakokinetischen Daten für Aescin, da diese wegen methodischer Schwierigkeiten nicht zur Verfügung standen. Aufgrund einer verbesserten Methode zur Bestimmung von Aescin, bei der hochspezifische Antikörper gegen Aescin erzeugt werden, können nunmehr valide Daten zur Pharmakokinetik von Aescin vorgelegt werden. In Übereinstimmung mit Schrader et al. [12] liegt die terminale Halbwertszeit von Aescin unabhängig von der Formulierung bei ca. 20 h. Die Halbwertszeit der α-Phase liegt bei 8 h. Unterschiede zwischen Retardformulierungen und schnellfreisetzenden Formen ergaben sich jedoch bei den maximalen Serumspiegeln und den Streuungen: In der vorliegenden Untersuchung war eine deutliche Senkung der interindividuellen Streuung der Serumspiegel-Werte bei Retardformulierungen festzustellen. Außerdem werden die maximalen Serumspiegel gegenüber der Lösung reduziert, womit die gute Verträglichkeit retardierter Formulierungen erklärt werden könnte.

Bei weiteren Untersuchungen zum Nachweis der Bioäquivalenz einer Aesculusextrakt enthaltenden Retardtablette zu einem zugelassenen Referenzpräparat, zeigte sich, daß aufgrund der hohen Variabilität von Aescin (ANOVA-Variationskoeffizient >30%) durch ein Singledose-Design Bioäquivalenz nicht belegt werden konnte. Wie bei anderen Arzneistoffen, z.B. Propafenon [2], mußte hier eine Studie im Steady state durchgeführt werden. Im vorliegenden Falle führte dies zu einer drastischen Senkung des Intrasubject-Variationskoeffizienten. Unter diesen Bedingungen konnte gezeigt werden, daß die neuentwickelte Retard-Filmtablette bioäquivalent zu der zugelassenen Pelletformulierung ist.

Literatur

1. Blume HH, Midha KK (1993) Eur J Pharm Sci 1: 165
2. Blume HH, Zhong D, Elze M, Wendt G, Schug B, Scheidel B, Hutt HJ, Hagenlocher M (1994) Europ J Pharm Sci 2: 385
3. Diehm C, Vollbrecht D, Hübsch-Müller C, Müller-Bühl U (1989) Phlebologie 89: 712
4. Diehm C, Vollbrecht D, Amendt K, Comberg HU (1992) VASA 21: 188
5. Henschler D, Hempel K, Schultze B, Maurer W (1971) Arzneim-Forsch (Drug Res.) 21: 1682
6. Kunz K, Schaffler K, Biber A, Wauschkuhn C (1991) Pharmazie 46: 145
7. Lang W, Mennicke WH (1972) Arzneim-Forsch (Drug Res) 22: 1928
8. Monographie: Hippocastani semen (Roßkastaniensamen) BAnz Nr. 71 v. 15.4.1994
9. Pauschinger P, Bisler H, Pfeifer R, Klüken N, Zwerger E (1988) Zeitschrift Phytother 9: 1
10. Rauws AG (1993) In: Midha KK, Blume HH (eds) Bio-International. Bioavailability, Bioequivalence and Pharmacokinetics. Medpharm Scientific Publishers, Stuttgart, p 133
11. Sauter R, Steinijans VW, Diletti E, Böhm A, Schulz H-U (1992) Int J Clin Pharmacol Ther Toxicol 30: 233
12. Schrader E, Schwankl W, Sieder C, Christoffel V (1995) Pharmazie 50: 623
13. Steiner M (1990) Phlebol Proktol 19: 239
14. Wulff G, Tschesche R (1969) Tetrahedron 25: 415

Für die Verfasser:
Dr. Anton Biber
Dr. Willmar Schwabe Arzneimittel
Postfach 41 09 25
76209 Karlsruhe

Zur Pharmakokinetik und zum Metabolismus von Flavonoiden

H. Schilcher, H. Hagels
Institut für Pharmazeutische Biologie der FU Berlin

Einleitung

Seit der im Jahre 1955 erschienenen Übersichts-Monographie: „Rutin and related Flavonoids", herausgegeben von den Autoren John Q. Griffith, Charles F. Krewson und Joseph Naghski [1], sind zahlreiche Einzelpublikationen über Flavonoide zu den Themen Chemie, Pharmakologie, Toxikologie und Klinische Anwendung erschienen. Eigene Flavonoid-Symposien [2, 3] unterstreichen die Bedeutung der Flavonoide sowohl seitens der Phytochemie als auch seitens der Phytotherapie. Aus verständlichen Gründen entsprechen die meisten publizierten klinischen Studien nicht den GCP-Richtlinien, sie sind dennoch nicht von minderem wissenschaftlichen Wert. Bei den Publikationen, in denen die Wirksamkeit der Flavonoide, insbesondere von Rutin, angezweifelt wird, fällt auf, daß die Autoren die Wirksamkeit in erster Linie deshalb in Frage stellten, weil den Flavonoiden eine schlechte Bioverfügbarkeit unterstellt wird. Dabei basiert das Postulat häufig auf einer Unkenntnis der In-vivo-Metabolisierung der Flavonoide. Selbst in jüngeren uns bekannt gewordenen Rutin-Pharmakokinetikstudien wurde im Urin und im Serum nach unverändertem Rutinosid bzw. nach dem Aglykon Quercetin (Abb. 1) gesucht.

Rutin = Quercetin-3-rutinosid	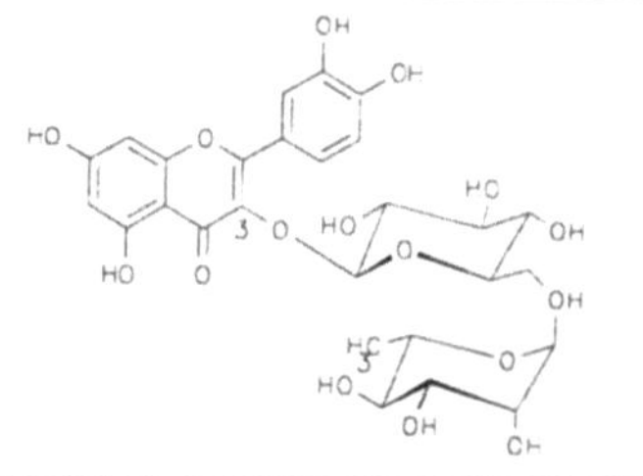
Quercetin = Aglycon; Hydrolyseprodukt	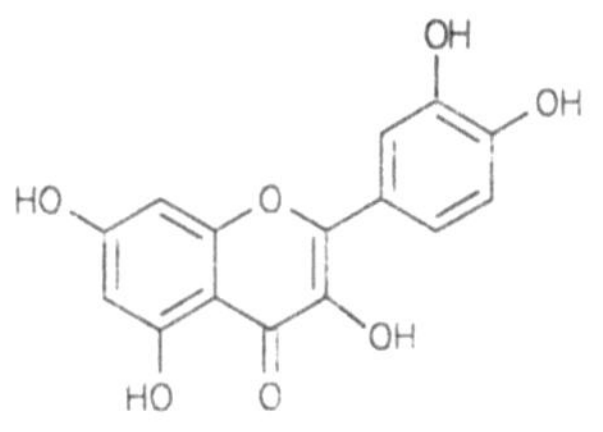
Isorhamnetin = durch COMT methyliertes Quercetin	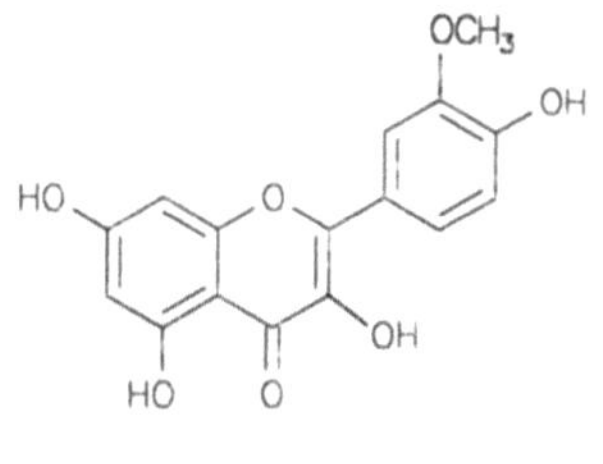

Abb. 1. Metaboliten des Rutins

Aus diversen Studien – zusammengefaßt in einem Review von De Eds [4] – sollte man aber wissen, daß unverändertes Rutin beim Menschen und beim Tier entweder gar nicht oder höchstens in Spuren im Urin nachgewiesen werden kann und nur dann, wenn Einzeldosen von mindestens ˙300 mg Rutin verabreicht worden sind. Flavonoid-Pharmakokinetikstudien müssen

| Phloroglucincarbonsäure | 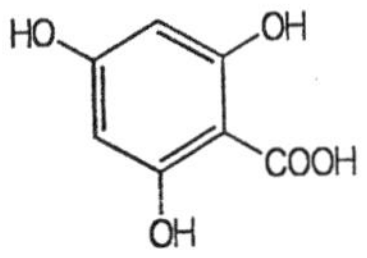 |

Abb. 2. Phloroglucincarbonsäure, Metaboliten des A-Ringes

3,4-Dihydroxyphenylessigsäure = Homoprotocatechusäure	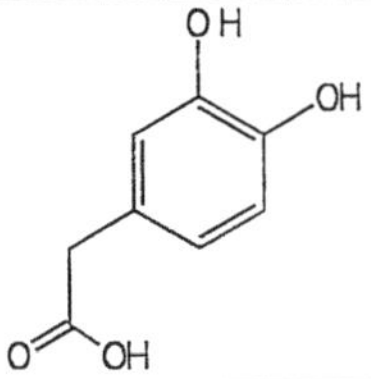
meta-Hydroxyphenylessigsäure	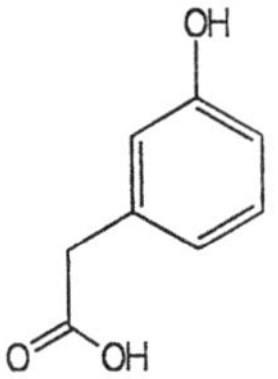
4-Hydroxy-3-methoxyphenylessigsäure = Homovanillinsäure	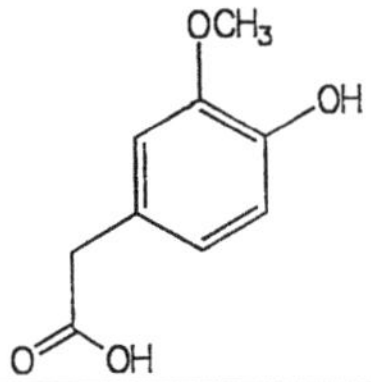
meta-Hydroxybenzoesäure	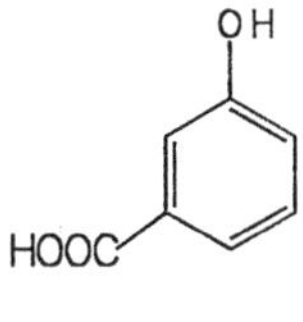
3,4-Dihydroxybenzoesäure = Protocatechusäure	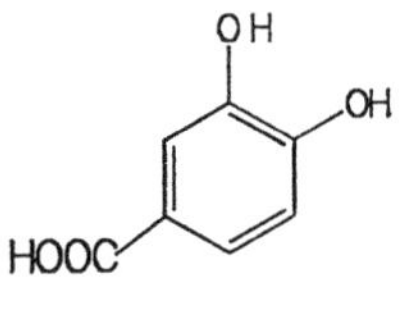

Abb. 3. Metaboliten des B-Ringes

sich also in erster Linie an den Flavonoid-Metaboliten orientieren, insbesondere, wenn der Nachweis im Urin erfolgt. (Abb. 1)

Mögliche Metabolisierung der Flavonoide, insbesondere von Rutin

Neben dem von Ueno et al. [5] nachgewiesenen Abbau des Rutins zum Kohlendioxid (Abb. 4) kann offensichtlich je nach Zusammensetzung und Aktivität der Flora im Gastrointestinaltrakt ein ganzes Spektrum an möglichen Metaboliten auftreten. In erster Linie wird der Ring B im Flavonoidmolekül verändert, und es können die in den Abbildungen 3 und 4 dargestellten Verbindungen entstehen. Sämtliche Metaboliten wurden entweder beim Menschen oder bei ver-

4-Hydroxy-3-methoxybenzoesäure = Vanillinsäure	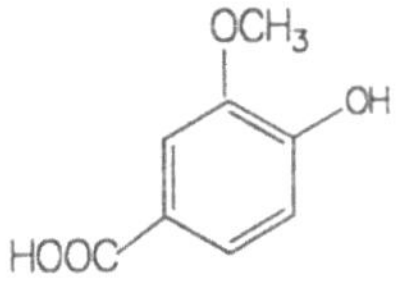
meta-Cumarsäure	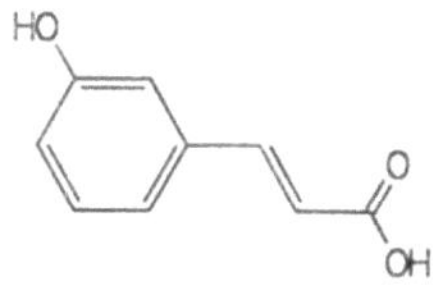
meta-Hydroxyphenylpropionsäure	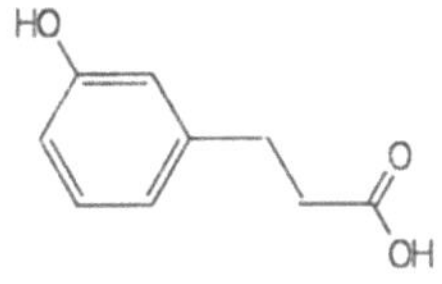
ß-meta-Hydroxyphenylhydracrylsäure	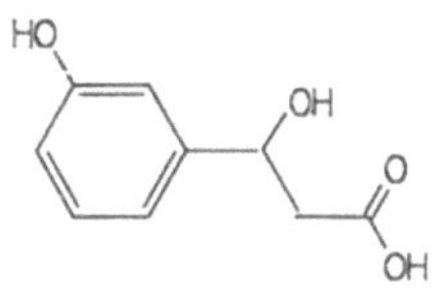
3,4-Dihydroxytoluol = 4-Methylcatechol	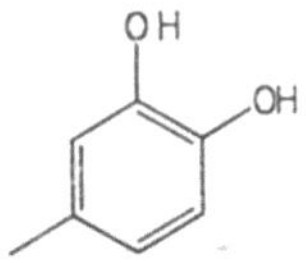

Abb. 3. Metaboliten des B-Ringes (Fortsetzung)

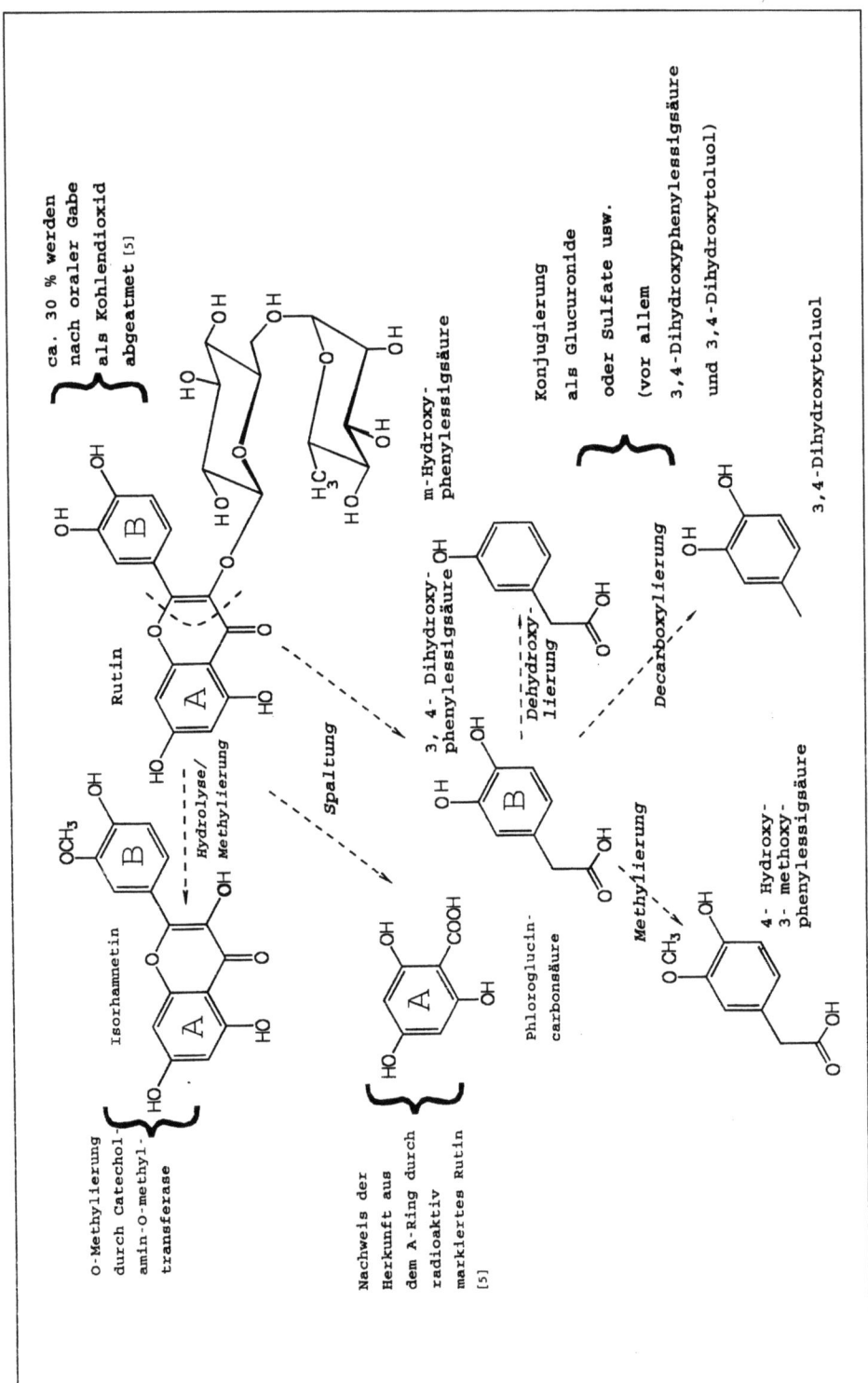

Abb. 4. Mögliche Metabolisierung des Rutins im Säuger

schiedenen Tierspezies nachgewiesen. Eine ausführliche Übersicht gibt R. R. Scheline [6]. Der Nachweis im Urin und im Serum wird vor allem dadurch erschwert, daß ein Teil der Flavonoidmetaboliten an Glucuronsäure oder an Schwefelsäure konjugiert und bei der Aufarbeitung der Proben, d.h. bei der Extraktion nur zum Teil bzw. gar nicht erfaßt wird. Eine quantitative Extraktionsmethode, die sowohl die freien Metaboliten als auch die konjugierten Verbindungen erfaßt, existiert zur Zeit noch nicht. Unsere eigene Aufarbeitungsmethode gibt nur die Werte der freien Metaboliten zuverlässig wieder.

Der Ring A des Flavonoidmoleküls wird zu Phloroglucincarbonsäure abgebaut. Ein weiterer Weg der Metabolisierung scheint eine O-Methylierung zu sein. So konnten Peter et al. [7] z.B. nach oraler Gabe von Quercetin an Ratten das Flavonoid Isorhamnetin (3'-O-Methyl-Quercetin) im Urin finden.

Da es sich bei den möglichen Metaboliten durchaus um pharmakologisch aktive Verbindungen handelt, beispielsweise um Radikalfänger, läßt sich die Wirksamkeit der Flavonoide durchaus erklären, auch wenn die ursprünglich verabreichten Flavonoide weder im Urin noch im Serum nachgewiesen werden können.

Untersuchungen zur Bioverfügbarkeit von Rutin nach oraler Applikation von Buchweizenkrauttee an männlichen Probanden

In einer offenen randomisierten parallelen Pilotstudie wurde an 10 gesunden männlichen Probanden im Alter von 34 bis 58 Jahren (Gewicht zwischen 87 und 95 kg) die Bioverfügbarkeit von Rutinosid aus *Fagopyri esculenti herba* (Buchweizenkraut, das im blühenden Zustand geerntet wird) geprüft. Die Applikation erfolgte in Form einer Teezubereitung, die aus Teeaufgußbeuteln mit genau definiertem Rutinosidgehalt (ca. 100 mg Rutin in 200 ml Teeaufguß) hergestellt wurde. Nach einer 3tägigen Run-in-Phase, in der die Probanden eine standardisierte und flavonoidarme Kost erhalten hatten, erhielten 4 Probanden 3mal täglich den Auszug aus 1 Teebeutel sowie 4 Probanden 3mal täglich den Auszug aus 3 Teebeuteln.

Die Applikation erfolgte über 3 Tage zu den standardisierten Hauptmahlzeiten, der sich eine 3tägige Wash-out-Phase anschloß. 2 Probanden erhielten 3 Tage lang 3 x 2 Tabletten eines Rutinosidpräparates mit je 50 mg Rutin pro Tablette, also die gleiche Rutinmenge wie die Probandengruppe mit der niedrigen Dosierung. Untersucht wurde der gesammelte Tagesurin. Die Untersuchung des Blutserums der Probanden steht noch aus. Die Blutentnahme erfolgte 2, 4 und 6 Stunden nach der Flavonoidapplikation. Zur Abklärung der Ein- und Ausschlußkriterien wurden die Probanden 7 Tage vor Studienbeginn eingehend untersucht sowie Blutproben zur Bestimmung der Sicherheitsparameter entnommen. Aufgrund von Voruntersuchungen sowie auch aus analytischen und methodischen Überlegungen wurden die Gehalte der Rutinmetaboliten 4-Hydroxy-3-methoxy-phenylessigsäure (Homovanillinsäure) und 3,4-Dihydroxyphenylessigsäure (Homoprotocatechusäure) mittels HPLC bestimmt. Ein dritter Metabolit, der erst nach Applikation der Fagopyrumzubereitungen im Chromatogramm sehr deutlich zu erkennen war, konnte bislang noch nicht chemisch aufgeklärt bzw. identifiziert werden und findet daher vorerst keine Berücksichtigung.

Die Abbildungen 5 und 6 zeigen die graphisch dargestellten Analysenergebnisse, wobei die Grafik mit dem letzten Tag der Run-in-Phase beginnt (= Tag 1). An den Tagen 2 bis 4 wurden die Rutinzubereitungen von den Probanden eingenommen.

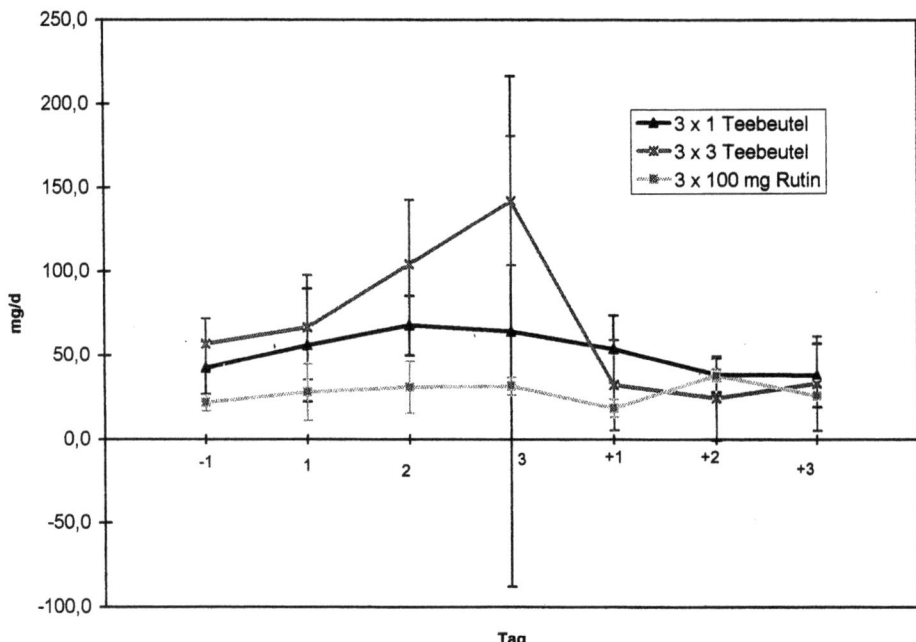

Abb. 5. Konzentration von 3,4-Dihydroxyphenylessigsäure bei Probanden nach unterschiedlicher Gabe von Rutin

4-Hydroxy-3-methoxyphenylessigsäure

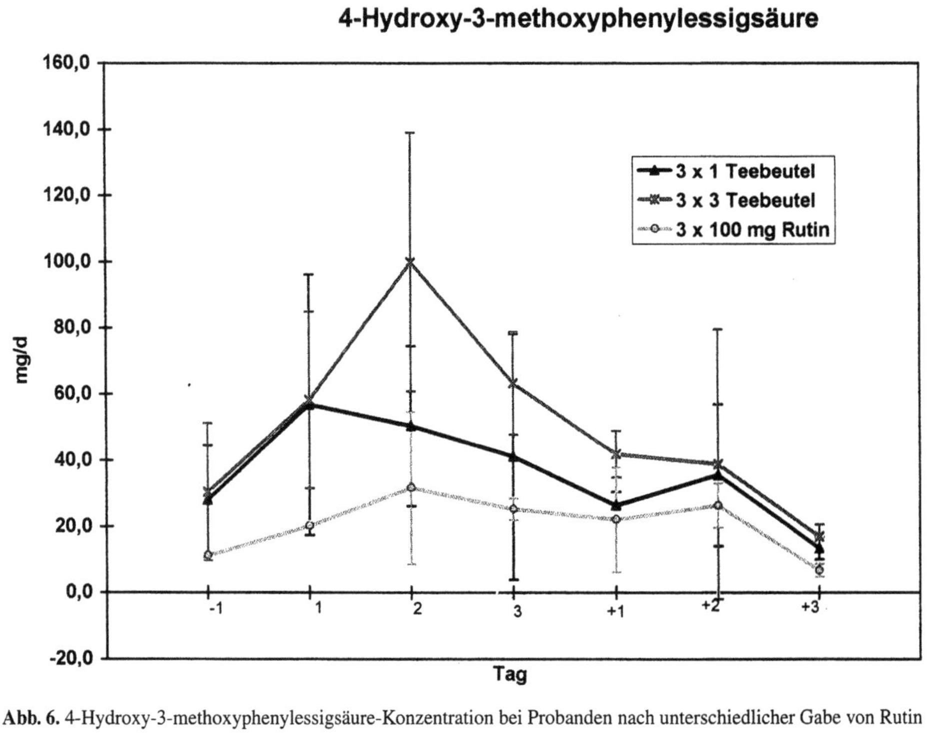

Abb. 6. 4-Hydroxy-3-methoxyphenylessigsäure-Konzentration bei Probanden nach unterschiedlicher Gabe von Rutin

Diskussion der Analysenergebnisse

Den Analysendaten sind die folgenden Fakten zu entnehmen:

1. Eine trendmäßige Zunahme der Metaboliten 4-Hydroxy-3-methoxyphenylessigsäure und 3,4-Dihydroxyphenylessigsäure ist an allen drei Applikationstagen bei beiden Dosierungen zu erkennen.
2. Eine signifikante Erhöhung beider Metaboliten zeigte sich allerdings nur bei der Dosierung von 3 x 3 Teebeuteln Buchweizenkraut (600 mg Rutin-Tagesdosis).
3. Die höchsten Metabolitwerte konnten am 2. bzw. 3. Applikationstag nachgewiesen werden. Dies deutet darauf hin, daß wohl ein gewisses Anfluten der Flavonoide stattfinden muß.
4. Rutin aus dem Buchweizenkraut wird gegenüber reinem Rutin signifikant besser resorbiert. In einer früheren Untersuchung [8] konnten wir bereits feststellen, daß Rutin in einem wäßrigen Buchweizenkrautauszug 40mal besser löslich ist als reines Rutin in Wasser. Welche Begleitstoffe für die deutlich bessere Löslichkeit des Rutins im nativen Verbund verantwortlich sind, konnten wir bislang noch nicht ergründen. Offensichtlich besitzen die Buchweizenkrautbegleitstoffe nicht nur lösungsvermittelnde physikalische Effekte, sondern sie beeinflussen auch die Pharmakokinetik des Rutins positiv.
5. Nach dem Absetzen der Rutinapplikation sinken die Metabolitengehalte auf die Ausgangswerte ab.
6. Unverändertes Rutin oder der erste Metabolit, das Aglykon Quercetin, konnte in keiner einzigen Urinprobe nachgewiesen werden.

Bestimmungsmethode der Flavonoidmetaboliten im Urin

Jeweils 50 ml des vereinigten Tagesurins wurden mit 15 g NaCl und 10 ml 1M-Zitronensäure-Salzsäurepuffer (pH 1,0) versetzt und 5 min mit 100 ml Ethylacetat ausgeschüttelt. Die organische Phase wurde im Vakuum auf etwa 5 ml eingeengt und mittels Stickstoff schließlich zum Trocknen gebracht. Die trockenen Proben wurden im Ultraschallbad in 2,0 ml Methanol gelöst und bei 18 °C gelagert.

Die HPLC-Auftrennung der Flavonoidmetaboliten sowie evtl. vorhandener Flavonoide und phenylsubstituierter Carbonsäuren (z.B. Kaffeesäure oder Ferulasäure) erfolgte mit ansteigenden Anteilen an Acetonitril und 0,5 %iger Phosphorsäure auf einer RP-18 Umkehrphase (3,9 x 300 mm Nova Pak, C18, 60 Å Porengröße, 4 µm Partikelgröße). Eluiert wurde mit einer konstanten Flußrate von 1 ml/min. Von jeder Probe wurden zwei unterschiedliche Messungen vorgenommen: a) 10 µl bei 360 und 325 nm sowie Fluoreszenz mit Extinktion bei 280 nm und Emission bei 320 nm, b) 5 µl bei 255 und 280 nm sowie Fluoreszenz mit Extinktion bei 280 nm und Emission bei 320 nm.

Die Kalibrationen wurden über 8 verschiedene Standardkonzentrationen mittels externer Standards durchgeführt. Besonderer Wert auf Genauigkeit, Richtigkeit und Präzision der Methode wurde bei der quantitativen Bestimmung von 3,4-Dihydroxyphenylessigsäure und 4-Hydroxy-3-methoxyphenylessigsäure gelegt.

Literatur

1. Griffith JQ, Krewson CF, Naghski J (1955) Rutin and related flavonoids – Chemistry Pharmacology and Clinical Applications. Mack Publishing Company, Easton, Pennsylvania p 275, Library of Congress Catalog Card Number 54–12585
2. Gabor, M (1975) Abriß der Pharmakologie von Flavonoiden. Akadémiai Kiadó, Budapest
3. Farkas L, Gabor M, Kallay F, Wagner H (1982) Proceedings of the International Bioflavonoid-Symposium Elsevier, Amsterdam – Oxford – New York, p 534
4. De Eds F (1968) Flavonoid Metabolism. In: Florkin M, Stotz H (eds) Comprehensive Biochemistry, vol 20. Elsevier, Amsterdam – Oxford – New York, p 127
5. Ueno I, Nakano N, Hirono I (1983) Metabolic Fate of [14C]-Quercetin in the ACI Rat, Japan. Journal of Experimental Medicine 52: 41
6. Scheline RR (1992) CRC-Handbook of Mammalian Metabolism of Plant Compounds, CRC-Press, Boca Raton, Florida, pp 270–273
7. Peter H, Fisel J, Weiser W (1992) Zur Pharmakologie der Wirkstoffe aus Ginkgo biloba. Arzneimittelf 16: 719
8. Niesel S (1992) Untersuchungen zum Freisetzungsverhalten und zur Stabilität ausgewählter wertbestimmender Pflanzeninhaltstoffe unter besonderer Berücksichtigung moderner phytochemischer Analysenverfahren, Dissertation FU Berlin

Anschrift des Verfassers:
Prof. Dr. Heinz Schilcher
Institut für Pharmazeutische Biologie der FU Berlin
Königin-Luise-Straße 2 + 4
14195 Berlin

Simultane sonographische Messung der Magen- und Gallenblasenentleerung mit gleichzeitiger Bestimmung der orozökalen Transitzeit mittels H_2-Atemtest

K. J. Goerg, Th. Spilker
Medizinische Klinik mit Subdisziplin Gastroenterologie, Krankenhaus St. Josef, Wuppertal

Einleitung

Bei der Untersuchung der Motilität des Gastrointestinaltraktes wird zunehmend nach Alternativen zu röntgenologischen und Sondenverfahren gesucht, da Röntgentechnik und Szintigraphie mit Strahlenbelastungen behaftet sind und Sondenmessungen zu fehlerhaften Ergebnissen führen können, weil die Sondenplazierung Dysmotilität und Erbrechen hervorrufen kann.

Als Alternative haben sich sonographische Methoden zur Erfassung der Magen- und Gallenblasenmotilität etabliert. Die Erfassung der orozökalen Transitzeit mittels des H_2-Atemtests stellt ebenfalls ein klinisch etabliertes Verfahren dar. Bisher wurden diese Untersuchungen lediglich unabhängig und getrennt voneinander eingesetzt. Die Motilität von Gallenblase, Magen und Dünndarm verläuft aber nicht isoliert, sondern koordiniert unter der Kontrolle des enteralen, sympathischen und parasympathischen Nervensystems und humoraler Mechanismen. Wir glauben eine Methode gefunden zu haben, um diesen komplexen Vorgang darstellen zu können. Diese Methode ermöglicht es, simultan die Magen- und Gallenblasenentleerung zusammen mit der orozökalen Transitzeit zu erfassen. Diese Methode bedeutet auch in der Untersuchung motilitätswirksamer Pharmaka einen wesentlichen methodischen Fortschritt, da an einer Versuchsperson simultan die Wirkung eines Pharmakons auf die Gallenblase, die Magen- und Dünndarmmotilität gemessen werden kann. Dazu möchten wir am Beispiel eines Probanden die ersten Ergebnisse unserer Untersuchungen mit Pfefferminzöl und Kümmelöl vorstellen, die häufige Bestandteile von Medikamenten sind, die bei funktionellen Oberbauchbeschwerden verabreicht werden, ohne daß deren pharmakodynamische Effekte am Menschen ausreichend dokumentiert wären.

Methodik

Gallenblasenentleerung. Die Untersuchung der Gallenblasenentleerung erfolgt sonographisch. Dabei wird die Gallenblase in ihrem größten Längsdurchmesser (L) und im Querschnitt unter Bestimmung ihres anteroposterioren (W) wie queren (H) Durchmessers dargestellt (Abb. 1). Das Gallenblasenvolumen wird nach der Methode Dodds et al. [4] nach der Formel $V = \frac{\pi}{6} (L \cdot B \cdot T)$ errechnet. Angesichts interindividueller Unterschiede der Größenverhältnisse werden die zu bestimmten Zeiten gemessenen Volumina zum Nüchternvolumen in ein prozentuales Verhältnis gesetzt, wodurch sich eine Entleerungsquote ergibt. Die Messungen erfolgen nüchtern nach 12stündiger Fastenzeit sowie 5minütlich über einen Zeitraum von 1 h nach Verabreichung des Testtrunks.

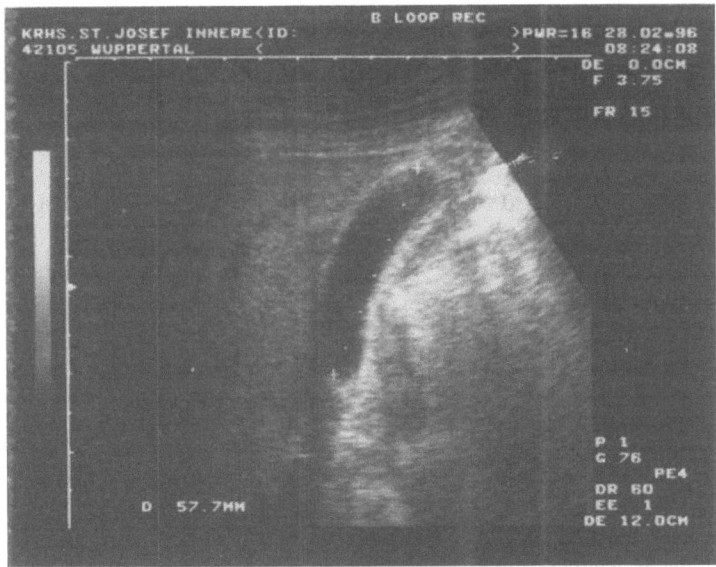

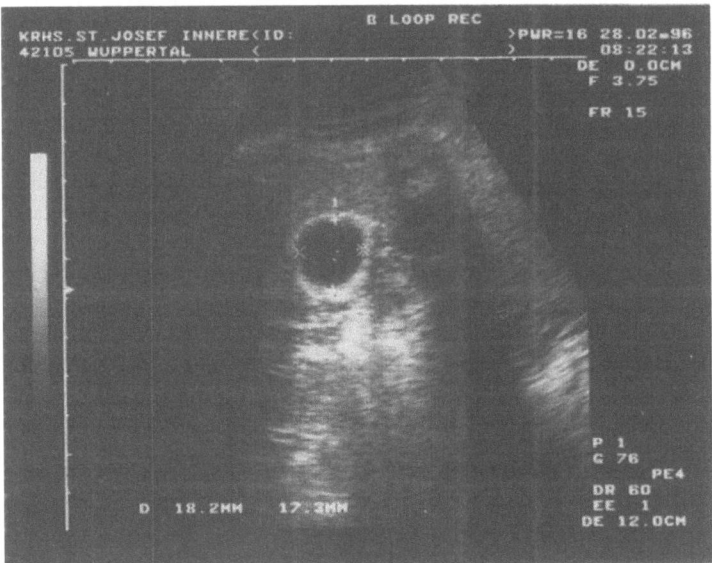

Abb. 1. Sonographische Darstellung der Gallenblase. **a)** Längsschnitt, **b)** Querschnitt.
Das Volumen der Gallenblase läßt sich nach Abmessung der Länge, der Breite und der Tiefe näherungsweise ausrechnen.

Magenentleerung. Die sonographische Untersuchung der Magenentleerung erfolgt durch die Messung der Veränderungen der Antrumfläche nach dem Testtrunk (Abb. 2). Dabei wird das Antrum in einer sagittalen Ebene durch die Vena mesenterica superior im Querschnitt dargestellt. Nach Bolondi et al. [1] wird die Magenantrumfläche nach der Formel $F = \frac{\pi}{4} \, (T \cdot B)$ errechnet, wobei B der Durchmesser in der Körperlängsachse und T der Durchmesser in der anteroposterioren Achse ist. Um bei interindividuell unterschiedlichen Größenverhältnissen einen statistischen Vergleich zu ermöglichen, werden die zu bestimmten Zeiten nach Einnah-

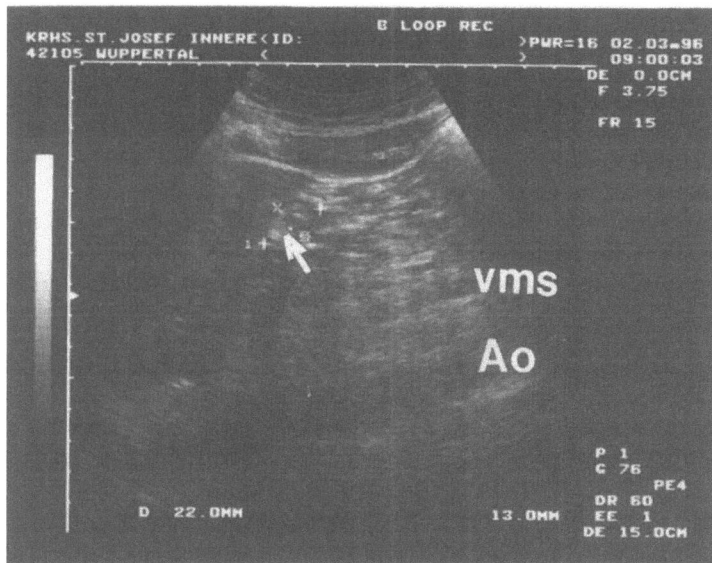

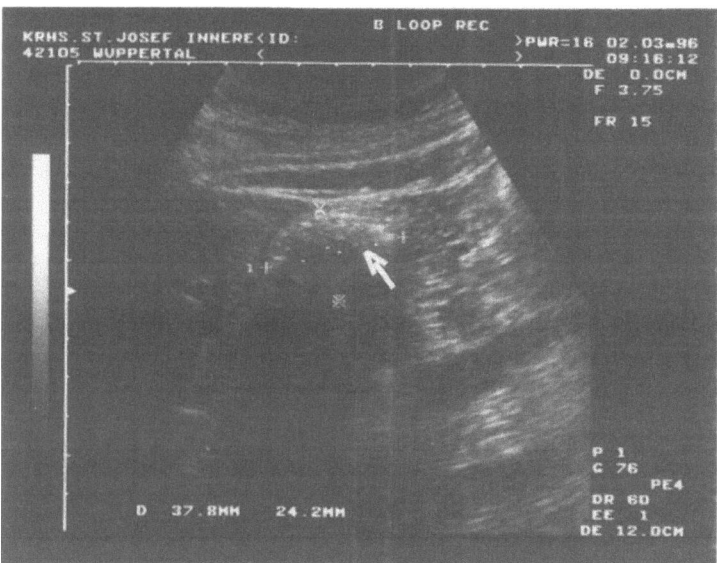

Abb. 2. Sonographische Darstellung des Antrumsquerschnitts in der aortomesenterialen Schnittebene. **a)** Antrumquerschnitt nüchtern, **b)** Antrumquerschnitt 15 min nach Verabreichung des Testtrunkes. ← Antrumquerschnitt, vms = V. mesenterica sup., Ao = Aorta

me des Testtrunks gemessenen Werte zu dem nach 12stündigem Fasten bestimmten Ausgangswert in eine prozentuale Beziehung gesetzt.

Die Messungen erfolgen unmittelbar im Anschluß an die jeweiligen Messungen der Gallenblasendurchmesser.

Orozökale Transitzeit. Die Bestimmung der orozökalen Transitzeit erfolgt mittels eines parallel zu den sonographischen Messungen durchgeführten H_2-Atemtests [2]. Dazu wird der Testlösung der nicht resorbierbare Zucker Lactulose (10 g) zugemischt und die H_2-Konzentration in der Exhalationsluft sequentiell in 20minütigen Abständen gemessen. Sobald die Test-lösungsfront im Coecum ankommt und durch die Kolonbakterien die Laktulose metabolisiert wird, läßt sich ein Anstieg der H_2-Konzentration in der Exhalationsluft bestimmen.

Testtrunk. Der Testtrunk besteht aus 400 ml Apfelsaft, dem 10 ml Lactulose zugesetzt sind.

Testsubstanzen. Als Testsubstanzen zur pharmakologischen Beeinflussung der gastrointe-stinalen und der Gallenblasenmotilität wurden als Substanzen mit bekannter Wirkung Cisa-prid (10 mg) und Buscopan® (10 mg) verabreicht.

Als weitere Testsubstanzen dienten Pfefferminzöl (Oleum menthae piperitae) und Küm-melöl (Carvi aetheroleum). Beide ätherischen Öle wurden in einer Dosierung von 90 mg für das Pfefferminzöl und 50 mg für das Kümmelöl in nicht magensaftresistenten Gelatinekapseln verabreicht. Die Wirkung der ätherischen Öle wurde mit dem Effekt des prokinetisch wirksa-men Cisaprid und des spasmolytischen, antikinetisch wirksamen Butylscopolamin verglichen. Cisaprid wurde als Lösung (10 mg/10 ml) und Butylscopolamin als Suppositorium (10 mg), aus einer handelsüblichen Originalpackung entnommen, verabreicht.

Probanden. Das in dieser Untersuchung dargestellte Beispiel stammt aus einem Kollektiv von gesunden freiwilligen Probanden, die älter als 18 Jahre alt sind, keine abdominellen Operationen (Ausnahme Appendektomie) durchgemacht haben und keine Medikamente einnehmen. Die Pro-banden hatten außerdem anamnestisch keine Erkrankungen des Magen-Darm-Traktes in den letz-ten 6 Monaten (z.B. Gastroenteritis). Schwangere und Stillende sind von der Studie ausgeschlos-sen, ebenso Personen mit bekannter Überempfindlichkeit gegenüber den zu prüfenden Substanzen.

Studienablauf. Jeder Proband nimmt an fünf voneinander getrennten Tagen an Untersu-chungsreihen teil. Die erste Untersuchungsreihe dient als Kontrolle zur Bestimmung der nor-malen Entleerungsmotilität von Magen und Gallenblase und der normalen orozökalen Tran-sitzeit. In den folgenden Untersuchungsreihen werden die Testsubstanzen und die Vergleichs-substanzen verabreicht.

Untersuchungsablauf. Nach einer 12stündigen Fastenzeit werden morgens um 7.00 Uhr die Nüchternmessungen vorgenommen. Anschließend wird eine Kapsel eingenommen, die entweder mit einer der beiden Testsubstanzen oder mit 0,4 ml einer 0,9 %igen NaCI-Lösung gefüllt ist. Cisaprid wird als Lösung (10 mg/10 ml) und Butylscopolamin als Suppositorium (10 mg) verabreicht. Nach weiteren 15 min wird der Testtrunk verabreicht, der innerhalb von 5 min auszutrinken ist. Unmittelbar daran erfolgen dann die sonographischen Messungen, die in 5minütigen Intervallen erfolgen. Parallel dazu wird die Exspirationsluft eines Atemstoßes in einem Plastikbehältnis aufgefangen zur Bestimmung der H_2-Konzentration.

Ergebnisse

Es werden die Ergebnisse eines Probanden als typisches Beispiel für die getesteten ersten 7 Probanden demonstriert. Eine statistische Analyse wurde noch nicht durchgeführt, da erst die Hälfte der vorgesehenen Probanden durchgetestet wurde. Trotzdem sind diese vorläufigen Ergebnisse in Teilbereichen klar und signifikant. Die intraindividuellen Nüchternwerte der Magenantrumfläche und des Gallenblasenvolumens zeigen an den einzelnen Versuchstagen eine gute Reproduzierbarkeit. Nach Flüssigkeitszufuhr wird zunächst eine Aufweitung des Antrums registriert, die nach etwa 10-15 min ihr Maximum erreicht hat (Abb. 3). Die Halb-wertszeit für die Magenentleerung beträgt etwa 20-22 min. Nach 45-50 min ist der Magen vollständig entleert. Die verabreichten Pharmaka zeigen bei den Probanden keinen eindeuti-gen Effekt auf die Magenentleerung, allenfalls könnte eine Verzögerung der Antrumauffüllung unter Pfefferminzöl und auch unter Kümmelöl beobachtet werden (Abb. 3).

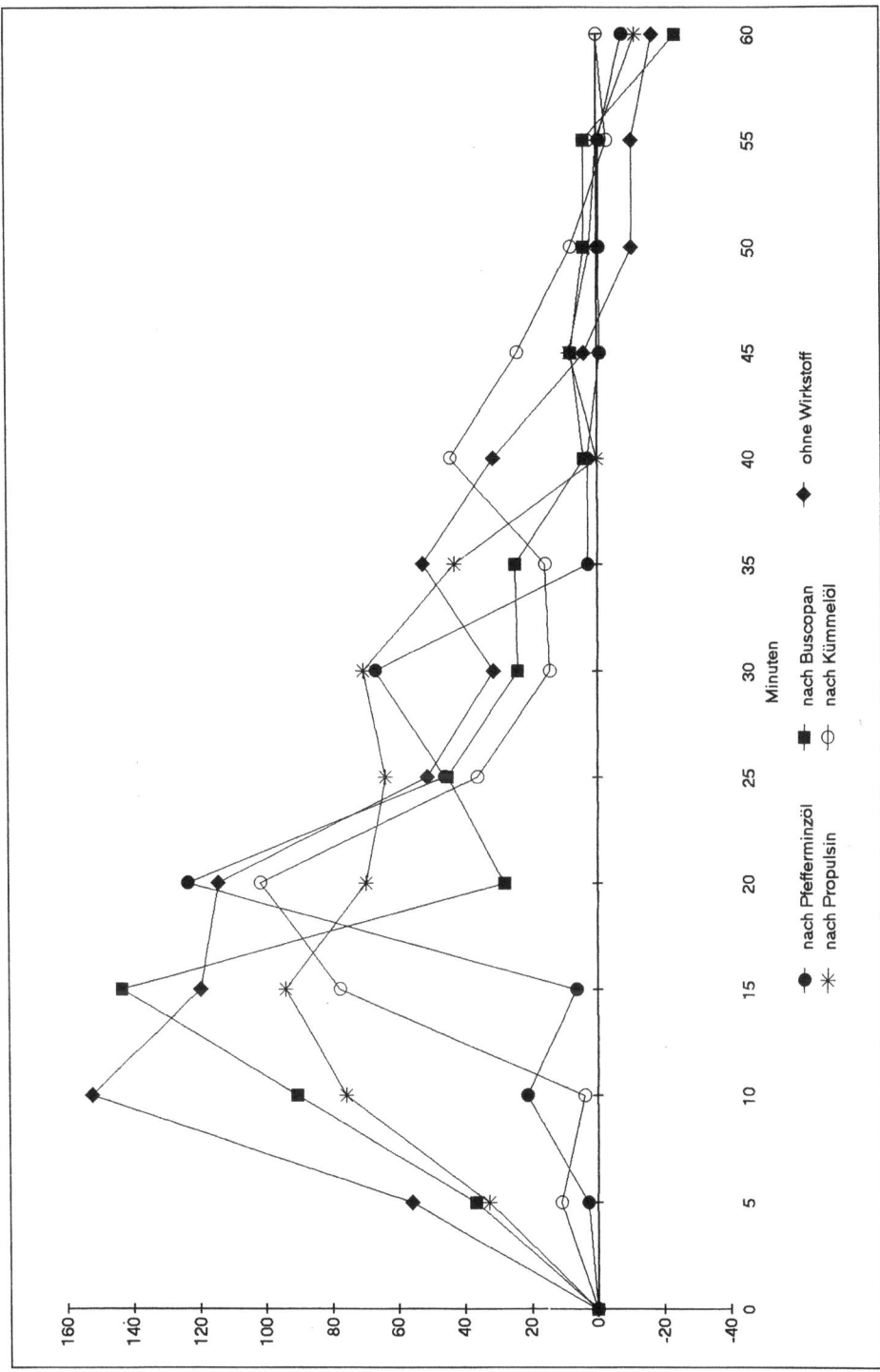

Abb. 3. Veränderungen des sonographisch gemessenen Antrumquerschnittes eines Probanden nach Einnahme des Testtrunks unter Kontrollbedingungen (◆) und nach Vorbehandlung mit Butylscopolamin (■), Cisaprid (✳), Pfefferminzöl (●) und Kümmelöl (○). Veränderungen sind in % angegeben.

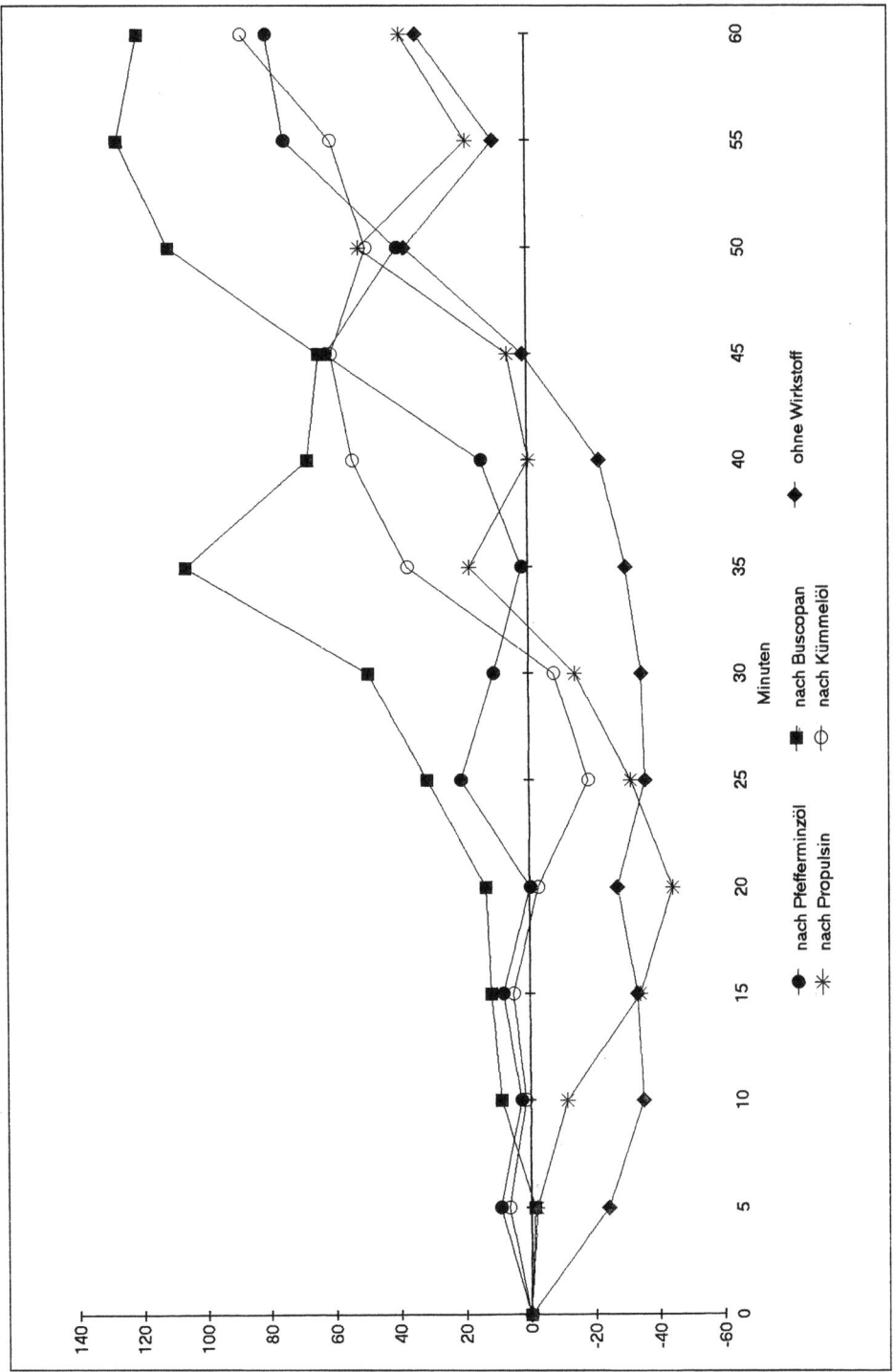

Abb. 4. Veränderungen des sonographisch bestimmten Gallenblasenvolumens nach Einnahme des Testtrunks unter Kontrollbedingungen (◆) und nach Vorbehandlung mit Butylscopolamin (■), Cisaprid (∗), Pfefferminzöl (●) und Kümmelöl (○). Veränderungen sind in % angegeben.

Bei der sonographischen Messung der Gallenblasenentleerung wurde bereits 5 min nach Trinken des Apfelsaftes eine Entleerung von 20 % gemessen. Nach 10 min hatte die Entleerung ihr Maximum von 40 % erreicht. Nach 35 min begann dann eine Wiederauffüllphase, die nach 1 h zu einer Volumenzunahme um ca. 40 % führte (Abb. 4). Sowohl Pfefferminzöl als auch Kümmelöl bewirkten bei dem Probanden, aber auch bei sämtlichen anderen Versuchspersonen eine Aufhebung der Gallenblasenkontraktion und führten zu einer weiteren Auffüllung des Gallenblasenvolumens. Dieser Effekt von Pfefferminzöl wie auch von Kümmelöl war ähnlich der Wirkung von Butylscopolamin, wenn auch nicht so ausgeprägt.

Bezüglich der Wirkung von Cisaprid läßt sich lediglich feststellen, daß die Gallenblasenkontraktion nicht aufgehoben wird. Ob sie verkürzt wird, bleibt der statischen Auswertung überlassen.

Bei der orozökalen Transitzeit verursachte Pfefferminzöl eine Verlängerung der Transitzeit um 40 %, bei Butylscopolamin war eine Verlängerung der Transitzeit um 80 % zu beobachten. Das Prokinetikum Cisaprid führte dagegen zu einer Verkürzung der Transitzeit um 20 %. Kümmelöl veränderte die Transitzeit des Probanden nicht (Abb. 5).

Diskussion

Die Untersuchung der Gallenblasenentleerung durch die Sonographie ist bereits klinische Routine geworden und hat die röntgenologische Cholezystographie und die Gallenblasenszintigraphie weitgehend verdrängt. Beide letzteren Methoden haben nicht nur den Nachteil der Strahlenbelastung und somit auch der ethischen Bedenklichkeit als wissenschaftliche Untersuchungsmethoden am Menschen, sondern sie sind zudem indirekte Verfahren und auf die Exkretion des Kontrastmittels bzw. des radioaktiven Isotops durch die Leber in die Gallenflüssigkeit angewiesen. Außerdem lassen sie lediglich Aussagen über die Entleerungsrate und

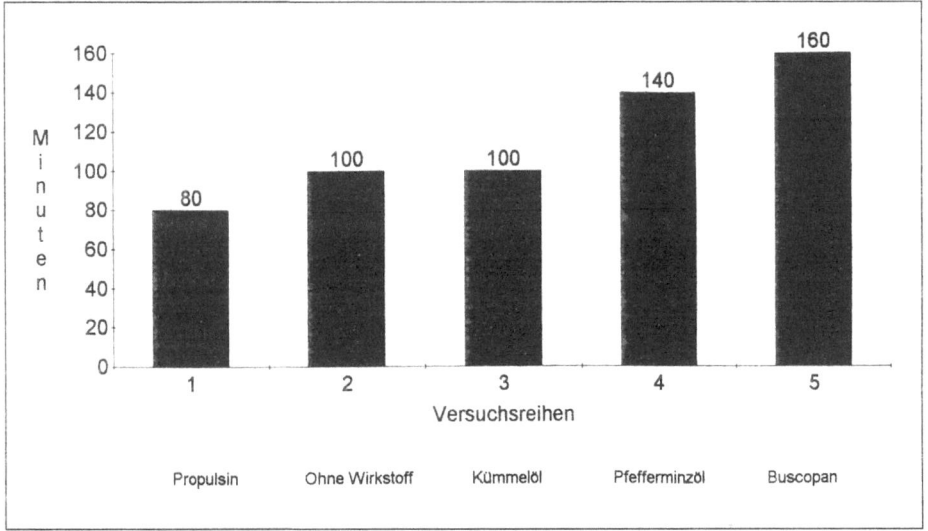

Abb. 5. Orozökale Transitzeit im H_2-Atemtest unter Kontrollbedingungen und nach Vorbehandlung mit Butylscopolamin, Cisaprid, Pfefferminzöl und Kümmelöl.

den Zeitverlauf der Gallenblasenentleerung zu. Durch die Aspiration der Gallenflüssigkeit über eine Duodenalsonde läßt sich mit Hilfe nicht resorbierbarer Volumenmarker und Indocyamingrün als Marker für den Gallenblaseninhalt die Entleerungsrate der Gallenblase ausrechnen. Diese Methode ist jedoch invasiv und schwierig zu tolerieren, so daß dadurch auch Untersuchungsergebnisse verfälscht werden können (Lit. in [5]).

Die „real-time"-Ultrasonographie ermöglicht jedoch die direkte, nicht invasive Darstellung der Gallenblase. Form und Größe der Gallenblase sind genau und leicht zu erfassen. Die Reproduzierbarkeit der Messungen der einzelnen Querschnitte durch denselben oder durch verschiedene Untersucher ist sehr gut. Im Vergleich zwischen der cholezystographischen und der sonographischen Volumenbestimmung wurden nahezu identische Werte gemessen [5]. Die Sonographische Volumenmessung wurde zunächst meist durch die Summe der Zylinder bestimmt [5]. Es zeigte sich jedoch, daß diese zeitaufwendige Methode durch eine einfache zeitsparende Methode ersetzt werden kann, bei der das Volumen über ein Drehellipsoid ausgerechnet wird. In dieser In-vitro-Studie war das sonographisch bestimmte Volumen isolierter Gallenblasen identisch mit den tatsächlich in die Gallenblasen eingefüllten Flüssikeitsmengen [4].

Die seit vielen Jahren etablierten Standardverfahren wie die röntgenologische Darstellung der Magenentleerung mit Kontrastmittel oder die Magenszintigraphie sind mit einer Strahlenbelastung verbunden, so daß sich auch hier ethische Probleme für die Durchführung von wissenschaftlichen Studien mit gesunden Probanden ergeben können, abgesehen von der eingeschränkten Indikationsfrequenz bei Patienten. Ins Duodenum oder in den Magen plazierte Sonden zur Erfassung der Magenmotilität stellen ein invasives Untersuchungsverfahren dar, bei dem Streß, Fremdkörpergefühl und evtl. Übelkeit ausgelöst werden können, so daß Untersuchungsergebnisse durch die dadurch ausgelöste Dysmotilität verfälscht werden können (Lit. in [1]). Auch hier wurde in den letzten Jahren mit der sonographischen Bestimmung der Magenentleerung ein alternatives Verfahren entwickelt. Zunächst versuchte man, durch multiple horizontale und sagittale sonographische Schnittbilder das Gesamtvolumen des Magens zum Teil auch durch kontinuierliche Videoaufzeichnungen zu erfassen [3, 13]. Dieses Verfahren ist jedoch ungeheuer aufwendig, und es hat sich in den letzten Jahren herausgestellt, daß die Beobachtung eines einzigen Schnittbildes des Antrums während einer Entleerungsphase des Magens eine durchaus verläßliche, einfache Methode darstellt, um als relatives Maß die Entleerungszeit des gesamten Magens zu erfassen [1, 14]. Diese Methode zeigte eine gute intraindividuelle Reproduzierbarkeit von Tag zu Tag und eine signifikante Korrelation mit der Magenszintigraphie und der röntgenologischen Darstellung.

Der H_2-Atemtest hat sich in den letzten Jahren zu einer Standardmethode zur Erfassung der Lactoseintoleranz, der bakteriellen Dünndarmbesiedlung und der orozökalen Transitzeit entwickelt [2]. Grundlage dieser Methode ist die Stoffwechseleigenschaft der Kolonbakterien, Kohlenhydrate bis zur Freisetzung von H_2 und CO_2 zu metabolisieren. Demgegenüber ist der menschliche Organismus nicht in der Lage, Wasserstoff zu produzieren. Die bakterielle Freisetzung von H_2 im Kolon aus Kohlenhydraten erfolgt sehr rasch innerhalb von 2 Minuten. Das Wasserstoffmolekül ist sehr gut diffusibel und wird auch sehr leicht bei der Alveolarpassage des Blutes in die Alveolarluft und somit auch in die Ausatmungslust abgegeben. Somit spiegelt die H_2-Konzentration der Exhalationsluft die H_2-Produktion im Kolon wider. Zur Bestimmung der orozökalen Transitzeit wird ein nicht resorbierbarer Zucker, Lactulose, oral verabreicht und dann die H_2-Konzentration in kurzen zeitlichen Intervallen gemessen. Sobald die Lactulose im Coecum erscheint, kommt es zu einem deutlich abgrenzbaren Anstieg der H_2-Konzentration in der Exspirationsluft. Im Gegensatz zu Sondenverfahren ist dieser Test nicht invasiv. Er gestattet den intraindividuellen Vergleich im Rahmen von Erkrankungen oder bei der Anwendung motilitätswirksamer Medikamente.

Bereits in einer früheren Studie wurden Magen- und Gallenblasenentleerung simultan mit der orozökalen Transitzeit gemessen, um die Koordination der Motilität des Gastrointestinaltraktes zu erfassen. Allerdings wurde die Magenentleerung durch die Magenszintigraphie dargestellt [11]. Übereinstimmend mit dieser Studie zeigte sich auch unter unseren Kontrollbedingungen, daß die Gallenblasenkontraktion sich aufhebt, sobald sich der Magen weitgehend entleert hat.

Die orozökale Transitzeit beinhaltet im wesentlichen die Zeit der Magenpassage der Testlösung und die Dünndarmpassagezeit. Bei der gleichzeitigen sonographischen Messung der Magenentleerung finden wir beim liegenden Probanden zunächst eine Anfüllung und Erweiterung des Antrums, die in etwa 10-15 min. einen Maximalwert erreicht hat, um dann bei der Entleerung wieder kontinuierlich bis zum Ausgangsdurchmesser vor der Flüssigkeitsaufnahme zurückzukehren. Nach 10-15 min.würden also unter unseren Versuchsbedingungen nennenswerte Mengen der Lactuloselösung ins Duodenum abgegeben. Dieser Zeitpunkt könnte als Beginn der intestinalen Transitzeit angenommen werden. Das heißt, daß mit unserer simultanen sonographischen Bestimmung der Magenentleerung durch den H_2-Atemtest mit Lactulose auch die nicht invasive Bestimmung der reinen Dünndarmpassagezeit möglich wäre. Dies müßte allerdings noch im direkten Vergleich mit Sondenverfahren bestätigt werden. Bei unserem demonstrierten Fallbeispiel können die beobachteten Veränderungen der orozökalen Transitzeit auf eine direkte Beeinflussung der Dünndarmmotilität zurückgeführt werden, da die Testsubstanzen keine relevanten Effekte auf die simultan gemessene Magenentleerung der flüssigen Testlösung zeigten. So läßt sich also die verlängerte orozökale Transitzeit unter Pfefferminzöl und unter Butylscopolamin auf eine direkte Hemmung der propulsiven Dünndarmmotilität zurückführen, während das Kümmelöl hier keinen Effekt zeigt. Diese motilitätshemmende Wirkung des Pfefferminzöls stimmt überein mit tierexperimentellen Befunden an der glatten Muskulatur des Gastrointestinaltraktes, wobei Pfefferminzöl die Kontraktionsantworten der glatten Muskulatur auf 5-Hydroxytryptamin und Substanz P wirkungsvoll nichtkompetitiv hemmte [8]. Dieser Befund einer antipropulsiven Wirkung auf die Dünndarmmuskulatur steht dann auch im Einklang mit der deutlichen kontraktionshemmenden und relaxierenden Wirkung an der Gallenblase, die auch für das Kümmelöl nachgewiesen werden kann. Dieser kontraktionshemmende und relaxierende Effekt konnte vergleichbar in sämtlichen der bisher getesteten 7 Versuchspersonen nachgewiesen werden. Die statistische Auswertung der Studie muß abgewartet werden, um weitergehende Aussagen treffen zu können.

Zusammenfassend aber läßt sich zum jetzigen Zeitpunkt bereits feststellen, daß die simultane Kombination der sonographischen Messung der Magen- und Gallenblasenentleerung mit der Messung der orozökalen Transitzeit durch den H_2-Atemtest eine praktikable, aussagekräftige, nicht invasive, beliebig wiederholbare und preiswerte Methode zur Erfassung der komplexen Zusammenhänge und Beeinflussungen der Motilität des oberen Verdauungstraktes darstellt.

Literatur

1. Bolondi L, Bortolotti M, Santi V, Caletti T, Gaiani S, Labò G (1985) Measurement of gastric emptying time by real-time ultrasonography. Gastroenterology 89: 752–759
2. Bond JH, Levitt MD, Prentiss R (1975) Investigation of small bowel transit time in man utilizing pulmonary hydrogen (H_2) measurements. J Lab Clin Med 85: 546–555
3. Desaga JF, Hixt U (1987) Sonographische Bestimmung der Magenentleerung. Ultraschall 8: 138–141
4. Dodds W, Groh W, Darweesh R, Kern M (1985) Sonographic measurement of gallbladder volume. Am J Radiol 145: 1009–1011
5. Everson GT, Bravermen DZ, Johnson ML, Kern F jr (1980) A critial evaluation of real time ultrasonography for the study of gallbladder volume and contraction. Gastroenterology 79: 40–46
6. Fried M, Mayer EA, Jansen J (1988) Temporal relationship of CCK release, pancreatobiliary secretion and gastric emptying of a mixed meal. Gastroenterology 95: 1344–1350

7. Glasbrenner B, Malfertheimer P, Pieramico O, Klatt S, Ditschuneit H (1991) Sonographische Untersuchung der Gallenblasenfunktion: Exogene oder endogene Stimulation. Ultraschall in Med 12: 172–175
8. Hills JM, Aaronson P (1991) The mechanism of action of peppermint oil on gastrointestinal smooth muscle. Gastroenterology 101: 55–65
9. Janowitz P, Swobodnik W, Wechsler JG, Hagel S, Ditschuneit H (1990) Sonographische Beurteilung der Gallenblasenfunktion mittels Planimetrie. Ultraschall in Med 11: 135–138
10. Konturek JW, Thor P, Domschke W (1995) Effect of nitric oxide on antral motility and gastric emptying in humans. Eur J gastroenterol hepatol 7: 97–102
11. Lawson M, Everson GT, Klingensmith W, Kern P jr (1983) Coordination of gastric and gallbladder emptying after ingestion of a regular meal. Gastroenterology 85: 866–870
12. Marzio LA, Giocobbe P, Connoscitore (1989) Evaluation of the use of ultrasonography in the study of liquid gastric emptying. Amer J Gastroenterol 84: 496–500
13. Tympner F, Feldmeier J, Rösch W (1986) Korrelationsstudie der sonographischen mit den szintigraphischen Meßergebnissen der Magenentleerung. Ultraschall 7: 264–267
14. Wedmann B, Schaffstein J, Wegener M, Schmidt G, Coenen C, Riecken D (1990) Sonographische Erfassung der Magenentleerung. Reliabilität und Validiät der Antrumflächenmethode für Flüssigkeiten. Gastroenterology 28: 448–452
15. Yamamura BYT, Takahashi T, Kusamoki M (1988) Gallbladder dynamics and plasma cholecystokinin responses after meals, oral water or sham feeding in healthy subjects. Amer J Med Sci 295: 102–107

Für die Verfasser:
Priv. Doz. Dr. K.J. Goerg
Medizinische Klinik mit Subdisziplin
Gastroenterologie
Krankenhaus St. Josef
42105 Wuppertal

Validierte Diagnoseverfahren im Rahmen von Arzneimittelprüfungen bei Beinvenenerkrankungen

M. Marshall, F. X. Breu
Tegernsee

Sozialmedizinische und sozioökonomische Bedeutung von Venenerkrankungen

Mehrere, von unabhängigen Arbeitsgruppen durchgeführte epidemiologische Studien haben übereinstimmend auf die große sozialmedizinische und sozioökonomische Bedeutung von Venenerkrankungen hingewiesen. Nach einem Vergleich von fünf Epidemiologiestudien beträgt die Prävalenzrate der Varikosis in der deutschen Wohnbevölkerung 31% bei Männern und 54% bei Frauen. Wenn man die gut übereinstimmenden Studien aus Tübingen und München zusammenfaßt, dann ist bei der Bevölkerung im Alter über 15 Jahren in 42% mit einer leichtgradigen, in 13% mit einer relevanten und in 15% mit einer krankhaften und behandlungsbedürftigen Venenerkrankung zu rechnen. Dies bedeutet, daß rund 8,5 Mio. Personen in Deutschland eine klinisch bedeutsame chronische Veneninsuffizienz (CVI) haben. Bei der in klinischen Studien vielfach geprüften Beschwerdesymptomatik der CVI, wie müde, schwere und geschwollene Beine, Spannungsgefühl und Schmerzen in den Beinen, handelt es sich demnach nicht um einfache Befindlichkeitsstörungen, sondern um frühe Symptome von Krankheitswert, die unbehandelt zu trophischen Hautveränderungen bis zum Ulcus cruris venosum führen können. Knapp 2% aller ambulanten und 7% der über 70jährigen Patienten suchen den Arzt wegen venöser Beschwerden auf. Für die Inanspruchnahme der ambulanten oder stationären Behandlung, für Kuren und wegen vorzeitiger Berentung entfallen enorme Kosten auf die Kranken- und Rentenversicherung.

Nutzen oder Unwirtschaftlichkeit von Venenpharmaka

Zweifelsohne ist die CVI per se keine lebensbedrohliche Erkrankung; dennoch muß sie als behandlungsbedürftig eingestuft werden, da aus der Chronifizierung und den Komplikationen irreversible Folgezustände mit physischer und psychischer Belastung für den Patienten und hohen Kosten für die Versichertengemeinschaft resultieren. Ohne adäquate Therapie schreitet die Erkrankung üblicherweise vom Stadium I zum Stadium II und in schwerwiegenden Fällen zum Stadium III fort. Die schwerwiegenden Folgen sind dann Stauungsödem, Stauungsdermatose und Ulcus cruris. Zur Therapie von Venenerkrankungen steht eine Fülle von Arzneimitteln zur Verfügung, von denen nur wenige den rationellen Gesichtspunkten der Pathogenese, der Pharmakodynamik, der Pharmakokinetik und der Unbedenklichkeit entsprechen. Nicht zu Unrecht werden sie deshalb von Arzneimittelkritikern als unwirksam abgestempelt und für unwirtschaftlich erklärt. In Anbetracht der hohen sozialmedizinischen Bedeutung der Venenerkrankungen muß es Aufgabe der forschenden Industrie und der praktizierenden Phlebologen sein, sich dieser Kritik zu stellen und nach Lösungen zu suchen.

Einteilung und differenzierte Stufendiagnostik der CVI

Die berechtigte Kritik an vielen Venenpharmaka beruht unter anderem auf unzureichender Diagnostik und einer hieraus abgeleiteten nicht optimalen Differentialtherapie. In diesem Zusammenhang muß gerechterweise darauf hingewiesen werden, daß erst in den letzten Jahren die modernen Untersuchungsverfahren eine genaue topographisch-anatomische und pathophysiologische Zuordnung der Venenerkrankungen ermöglichten und die qualifizierte Ausbildung die Diagnostik verbesserte.

Im Rahmen einer systematischen Einteilung der Venenerkrankungen (Tabelle 1) wäre die chronische Veneninsuffizienz (CVI) unter den chronischen Folgezuständen der eigentlichen Venenerkrankungen einzuordnen. Rein deskriptiv handelt es sich um die Folgen der chronischen venösen Rückstauung in der Haut des distalen Unterschenkels infolge eines anhaltenden erhöhten venösen Drucks unter Orthostase mit venöser Abschöpfungsstörung.

Die eigentlichen Venenerkrankungen umfassen die primären degenerativen, dilatierenden Erkrankungen des oberflächlichen Systems (primäre oder genuine Stammvarikose), der transfaszialen Venen (Perforansinsuffizienz), der subfaszialen Venen (Leitveneninsuffizienz), die retikuläre Varikose und Besenreiservarikose; weiterhin die entzündlich thrombosierenden Venenerkrankungen des oberflächlichen Systems (oberflächliche Thrombophlebitis) und des tiefen Systems (tiefe Thrombose). Seltene Ursachen einer venösen Insuffizienz sind venöse Abflußstörungen durch Klappenagenesie oder Angiodysplasien. Stauungs- oder Kollateralvarizen infolge einer tiefen Venenthrombose werden als sekundäre Varikosis bezeichnet.

Mit den modernen apparativen Untersuchungsverfahren ist eine differenzierte Beurteilung der chronischen Veneninsuffizienz möglich. Bevor die entsprechenden Geräte zum Einsatz kommen, hat die spezielle Anamnese und die Dokumentation des klinischen Befundes einschließlich der Stadienzuordnung zu erfolgen (Tabelle 2). Bei der differenzierten Stufendiagnostik der CVI empfiehlt es sich, zwischen ursächlich differenzierender und/oder quantifizierender Diagnostik (Tabelle 3) sowie klinisch apparativer oder wissenschaftlicher Diagnostik (Tabelle 4) zu unterscheiden.

Tabelle 1. Systematische Einteilung der Venenerkrankungen [1].

Degenerative, dilatierende Venenerkrankungen
- des oberflächlichen Systems (primäre Varizen)
- des transfaszialen Systems (Perforansinsuffizienz)
- des tiefen Systems („tiefe Varikosis", Leitveneninsuffizienz)

Entzündliche, thrombosierende Venenerkrankungen
- des oberflächlichen Systems (oberflächliche Thrombophlebitis)
- des tiefen Systems (tiefe Venenthrombose)

Anlageanomalien
- arteriovenöse Kurzschlüsse u. a.

Komplikationen und Folgeschäden der Venenerkrankungen

akut:	Lungenembolie
subakut:	Stauungs- und Kollateralvarizen (sekundäre Varikosis)
chronisch:	chronische Veneninsuffizienz (CVI), chronisch venöse Stauungsinsuffienz; postthrombotisches Syndrom (mit CVI)

Tabelle 2. Stadieneinteilung der chronischen Veneninsuffizienz [1].

Stadium I
a) Corona phlebectatica paraplantaris, „Stauungsflecken"
b) wie a) mit klinisch imponierendem Ödem

Stadium II
Siderosklerose + Ödem (unterschiedlicher Ausprägung); Sonderform: mit Atrophie blanche

Stadium III
a) abgeheiltes Ulcus cruris (Ulkusnarbe)
b) florides Ulcus cruris

Tabelle 3. Basisdiagnostik und ursächlich differenzierende und/oder quantifizierende Diagnostik der chronischen Veneninsuffizienz (CVI).

Methode	Parameter	Topographisch-anatomische/ pathophysiol. Zuordnung
	Basisdiagnostik	
Klinik	CVI ist klinisch-deskriptiv definiert	Stadienzuordnung
Ursächlich differenzierende und/oder quantifizierende Diagnostik		
Ultraschall-Doppler direktional	Blutstromgeschwindigkeit [cm/s] und -richtung [+/-]	Leitveneninsuffizienz, Stammveneninsuffizienz Perforansinsuffizienz (gefäßindividuell)
Photoplethys-mographie	Wiederauffüllzeit [s] (Reflexionsintensität)	global venöse Abschöpfungsstörung, besserbar/nicht besserbar
Phlebodynamo-metrie	venöse Druckabschöpfung [mm Hg] Wiederauffüllzeit [s]	venöse Abschöpfungsstörung quantitativ; besserbar/nicht besserbar
Venenverschluß-plethysmographie	venöse Kapazität [prozent./absol.] venöse Drainage [ml/min]	venöse Kapazität und Drainage global
(Farb-) Duplex-Sonographie	Gefäß- und Gewebemorphologien; Diameter [mm] Blutstromrichtung [+/-] und -geschwindigkeit [cm/s]	Leitvenen, Stamm-, Perforansvenen; Refluxe (gefäßindividuell)

Tabelle 4. Klinisch apparative oder wissenschaftliche Diagnostik der chronischen Veneninsuffizienz (CVI).

Methode	Parameter	Topographisch-anatomische/ pathophysiol. Zuordnung
Klinisch-apparative oder wissenschaftliche Diagnostik		
Phlebographie (nicht indiziert)	Passage, Refluxe, morphologische Teilaspekte, Diameter [mm]	Leitvenen, Stamm-, Perforansvenen, Refluxe (gefäßindividuell)
Computertomographie (CT) Kernspintomographie (MRT)	Gewebeeigenschaften -veränderungen	subkutane Gewebe
mikrozirkulatorische Untersuchungen	hämorheologische Parameter; Mikrozirkulation; Morphologie	Hämorheologie; Kapillaren, prä- und postkapilläre Gefäße, perikapilläres Gewebe
Volumetrie-Verfahren	Beinvolumen [ml], -änderungen [ml/min]	Ödemvolumen, -änderungen

Wichtige diagnostische Methoden

Ursächlich differenzierende und/oder quantifizierende Diagnostik

Doppler-Sonographie. Sie weist nichtinvasiv mittels Ultraschall anhand des Doppler-Effekts umschrieben in einem individuell anwählbaren Gefäß Blutströmung nach. In Form der direktionalen Doppler-Sonographie kann zusätzlich die Blutstromrichtung und – näherungsweise – quantitativ die Blutströmungsgeschwindigkeit bestimmt werden. Die Methode ist unverzichtbar in der modernen phlebologischen Diagnostik. Sie ist überlegen im Nachweis der Insuffizienz von Leit-, Stamm-, Ast- und Perforansvenen und hoch zuverlässig in der Diagnostik von Venenthrombosen. Bei der Testung von Venenpharmaka kann z.B. eine bedeutsame Tonisierung großer Venen mit entsprechender Beschleunigung der Blutströmung ausreichend genau bestimmt und zur arteriellen Einstromgeschwindigkeit in Relation gesetzt werden.

Photoplethysmographie (z.B. Lichtreflexionsrheographie, LRR). Hierbei wird an einer ganz umschriebenen und oberflächlichen Stelle die Füllungsänderung des kutanen Venenplexus unter einem definierten Bewegungsprogramm durch Registrierung der Intensität der Reflexion von eingestrahltem Licht nahe dem Infrarotbereich dargestellt. Gemessen wird speziell die „Wiederauffüllzeit" des Gefäßplexus nach dem Bewegungsprogramm; die Kurve, die formmäßig der Phlebodynamometriekurve gleicht, ist auf der Y-Achse nicht für einen physiologisch relevanten Parameter eichbar. Eine Verkürzung der Wiederauffüllzeit spiegelt global eine zunehmende venöse Abschöpfungsstörung wider. Dieser Befund erlaubt keine weitergehende diagnostische Differenzierung und Zuordnung! Die Methode ist störanfällig. Ein wertvoller Einsatz ist die Überprüfung des Effekts einer gezielten Ausschaltung wichtiger Insuffizienzpunkte durch entsprechende Pelottentests: „besserbare Veneninsuffizienz".

Wegen der globalen Bewertung ohne Differenzierungsmöglichkeit und der hohen Störanfälligkeit darf die LRR niemals als alleinige diagnostische Methode eingesetzt werden. Zur Beurteilung des Effekts von Venenpharmaka ist sie ungeeignet, abgesehen von der längerfristigen Verlaufsbeobachtung einer venösen Abschöpfungsstörung.

Phlebodynamometrie (PDM). Es wird die Druckänderung in einer Fußvene beim aufrecht stehenden Patienten während und nach einem standardisierten Bewegungsprogramm gemessen. Diese Untersuchung ist bezüglich der Druckänderung und des Zeitverlaufs exakt metrisch zum Nachweis einer venösen Abschöpfungsstörung. Hiermit ist die Überprüfung des Effekts der Ausschaltung von Insuffizienzpunkten bezüglich beider Meßparameter genau möglich. Die Methode ist sehr gut reproduzierbar. Ein Nachteil ist die Notwendigkeit der (schmerzhaften) Punktion einer Fußrückenvene unter sterilen Kautelen. Kurzfristige Änderungen der Meßparameter durch die Wirkung von Ödemprotektiva sind nach den physiologischen Gegebenheiten nicht zu erwarten. Verlaufsbeobachtungen der venösen Abschöpfungsstörung infolge der Insuffizienz bestimmter Venengebiete wären – gering invasiv – exakt möglich.

Venenverschlußplethysmographie (VVP). Bei der VVP wird unter venöser Manschettenstauung am Oberschenkel (Manschettendruck üblicherweise 80 mm Hg) bei erhaltenem arteriellen Einstrom die Umfangszunahme des Unterschenkels in bestimmter Höhe gemessen und daraus die Volumenzunahme absolut oder prozentual errechnet. Diese Volumenzunahme – vor allem der raschen initialen Phase – wird der venösen Kapazität der sub- und epifaszialen Venen global gleichgesetzt. Nach der Stauperiode (üblicherweise 3 Minuten) wird die Manschette schlagartig desuffliert und aus der Kinetik der Volumenabnahme auf die venöse Drainage (als Drainagegeschwindigkeit in ml/min oder als Drainagezeit, bis eine bestimmte Volumenreduktion erreicht ist) geschlossen. Nach der raschen initialen Volumenzunahme unter venöser Stauung (etwa während der ersten Minute), die die venöse Gesamtkapazität widerspiegelt, läßt sich mit präzisen Meßgeräten noch eine anhaltende geringfügige Volumenzunahme nachweisen, die im wesentlichen auf einer kapillären Filtration beruhen dürfte (Stauungsödem).

Die VVP ist zwar metrisch, aber von vielen Einflußfaktoren abhängig (Lagerung, Raumtemperatur u.a.), daher störanfällig und nur mäßig gut reproduzierbar. Dies schränkt ihren Einsatz bei wissenschaftlichen Fragestellungen ein. Allerdings ist die Möglichkeit, die kapilläre Stauungsfiltration zu bestimmen, speziell für die Wirksamkeitsprüfung von membranstabilisierenden bzw. von ödemprotektiven Substanzen von wesentlichem wissenschaftlichen Interesse. Auch könnte z.B. eine medikamentöse Ödemreduktion zu einer Zunahme der venösen Kapazität führen.

Duplex-Sonographie. Dabei handelt es sich um die ideale Kombination des hochauflösenden sonographischen B-Bildes mit der gezielten, idealerweise simultanen Doppler-Analyse der Hämodynamik. Neben der Verbesserung der Diagnostik der tiefen Venethrombose – in mancher Hinsicht über die Zuverlässigkeit und die Aussage der Phlebographie hinaus – wird dadurch das überaus wichtige Krankheitsbild der Leitveneninsuffizienz einer schnellen, sicheren, quantifizierbaren Erfassung zugänglich und die klinisch entscheidende Differenzierung der „proximalen Beinveneninsuffizienz" in Leitvenen-, Krossen-, Magna- und Muskelveneninsuffizienz sowie in kombinierte Insuffizienzformen erst möglich. Die farbkodierte Duplex-Sonographie („Triplex-Sonographie") erbringt zusätzliche Verbesserungen und Erleichterungen besonders in der Diagnostik der tiefen Venenthrombose, der nur stenosierenden Thromben und der Insuffizienz der Leit- und Stammvenen.

Die Duplex-Sonographie ist das entscheidende angiologische Diagnoseverfahren. Sie ist in der Beurteilung aller relevanten angiologischen Erkrankungen heute unverzichtbar. Für wissenschaftliche Fragestellungen erlaubt sie die exakte Bestimmung von Gefäßdiametern (z.B. medikamentöse Venentonisierung) und die Berechnung von gefäßindividuellen Stromzeitvolumina. Das hochauflösende B-Bild (7,5 MHz-Sonde) ermöglicht auch die Beurteilung sonographischer Gewebemorphologien, wodurch eine genaue Lokalisation und Vermessung von Ödemansammlungen und deren Verlaufsbeobachtung möglich werden könnte. Diesbezüglich müssen jedoch noch zusätzliche Erfahrungen gesammelt werden; hierfür könnten auch höherfrequente Ultraschallsonden (10-20 MHz) von speziellem Nutzen sein (vgl. auch Computer- und Kernspintomographie).

Klinisch apparative oder vorwiegend wissenschaftliche Diagnostik

Phlebographie. Sie erlaubt die gefäßindividuelle Darstellung von Passagestörungen, besonders in den tiefen Venen, von Refluxen, von morphologischen Teilaspekten bei Venenthrombosen und postthrombotischen Schäden und die Vermessung der Gefäßinnendiameter. Zur Diagnostik der chronischen Veneninsuffizienz ist sie nicht indiziert. Zum Nachweis insuffizienter Perforansvenen ist sie der direktionalen Dopplersonographie unterlegen. Wegen der Risiken und der Strahlenbelastung ist sie für wissenschaftliche Fragestellungen, z.B. im Rahmen von Arzneimittelprüfungen, ethisch heute nicht mehr vertretbar.

Computertomographie (CT) und Kernspintomographie (Magnetresonanztomographie, MRT). Mit diesen Verfahren können erhebliche – chronische – Veränderungen subkutaner, periartikulärer und artikulärer Gewebe im Fessel-Sprunggelenksbereich bei fortgeschrittener chronischer Veneninsuffizienz nachgewiesen werden. Mit der MRT sollten auch Ödemansammlungen beurteilt werden können. Ob die hohen Kosten dieser Untersuchung einen Einsatz z.B. im Rahmen von Arzneimittelstudien zulassen, erscheint fraglich.

Hämorheologische bzw. mikrozirkulatorische Untersuchungen. Humorale Untersuchungen hämorheologischer Parameter bei Venenerkrankungen haben sich bislang nicht etabliert, obwohl typische Veränderungen, z.B. bei der chronischen Veneninsuffizienz, nachzuweisen waren (hämorheologisches Defizit). Ob sich diese Veränderungen durch eine medikamentöse Therapie normalisieren lassen, bedarf weiterer Untersuchungen. Eine Kompressionstherapie scheint diesbezüglich günstige Effekte zu besitzen. Durch die Messung der Aktivität gefäßwandständiger Enzyme im Serum könnte beispielsweise ein membranstabilisierender Effekt verifiziert werden.

Direkte Untersuchungen der Mikrozirkulation durch Kapillarmikroskopie, Beobachtung der Exsudation von Fluoreszenzfarbstoffen (Fluorescein), durch Laser-Doppler-Verfahren oder mittels thermischer Clearance können zum Teil klinisch-wissenschaftliche Fragen klären (Kapillarperfusion, kapilläre Exsudationen, Veränderungen der Kapillardichte und -architektur, Lymphtransport); sie könnten auch medikamentöse Effekte in diesem Bereich nachweisen.

Thermographische Verfahren. Sie sind sehr wenig spezifisch, aber hoch sensitiv in der Erkennung von Venenthrombosen, insuffizienter Perforansvenen und arteriovenöser Fisteln. Sie sind wertvoll in der Beurteilung akraler Ischämiesyndrome. In Form der Bestimmung der thermischen Clearance von Hautarealen erlauben sie sogar die Beurteilung mikrozirkulatorischer Störungen, z.B. im Rahmen der chronischen Veneninsuffizienz. Wegen der hohen Störanfälligkeit und der aufwendigen Untersuchungsbedingungen (z.B. temperierbarer Raum) sind diese Verfahren für die klinische Routine und wissenschaftliche Untersuchungen nur mit erheblichem Vorbehalt geeignet.

Volumetrische Verfahren. Volumina von Extremitätenabschnitten können sehr einfach durch Umfangmessungen mittels Maßband – am besten mit standardisierter Spannung –, durch Gas- oder Flüssigkeitsplethysmographie – am günstigsten durch Wasserverdrängungsplethysmographie –, oder neuerdings sehr genau, rasch und kontaktfrei durch photoelektronische oder Meßverfahren bestimmt werden. Während diesen Verfahren, außer der einfachen Maßbandumfangmessung, in der diagnostischen Routine keine Bedeutung zukommt, sind sie natürlich die Methode der ersten Wahl zur Prüfung ödemausschwemmender oder -protektiver Pharmaka.

Nachweis der Wirksamkeit von Venenpharmaka

Mit den aufgezeigten Untersuchungsverfahren ist es heute möglich, morphologische und funktionelle Venenveränderungen zu erkennen und hieraus differentialtherapeutische Maßnahmen abzuleiten. Gezielte Diagnostik und verbesserte invasive Verfahren führen zu einer zunehmend teilkausalen Behandlung von Beinvenenerkrankungen und zum Verdrängen von medikamentösen Maßnahmen, die vorwiegend symptomatisch wirken. Andererseits ist die verbesserte phlebologische Diagnostik eine wichtige Voraussetzung zum Nachweis der Wirksamkeit von Venenpharmaka. Ungenaue Diagnostik war unter anderem ein Grund dafür, daß viele klinische Studien wegen unsicherer Einschlußkriterien und Zielgrößen nicht akzeptiert wurden. Mit den aufgezeigten diagnostischen Untersuchungsverfahren und bei Beachtung der Richtlinien zur Durchführung klinischer Studien ist der Nachweis von klinisch-pharmakologischen Wirkungen und klinischer Wirksamkeit möglich.

Da die derzeit zur Verfügung stehenden medikamentösen Maßnahmen nicht kausal, sondern symptomatisch wirken, ist dies bei der Planung und Durchführung von klinischen Studien zu beachten. Bei den apparativen Untersuchungsverfahren ist zu unterscheiden zwischen Methoden zur exakten Diagnosestellung, wie z.B. Doppler- und Duplex-Sonographie, Phlebodynamometrie und Venenverschlußplethysmographie, und Verfahren zum Nachweis von pharmakologischen Wirkungen, z.B. volumetrische Verfahren, Plethysmographie, hämorheologische sowie mikrozirkulatorische Untersuchungsverfahren u.a. Da Venenpharmaka pathologisch-anatomische Veränderungen nicht rückgängig machen, sondern speziell funktionelle

Gefäßwandveränderungen beeinflussen, sind zum Nachweis der klinischen Wirksamkeit Verfahren zur Bestimmung der Kapillarpermeabilität, also mikrozirkulatorische Untersuchungen, die Venenverschlußplethysmographie, sehr empfindliche volumetrische Verfahren u.a. erforderlich. Eine weitere Verbesserung der Meßgenauigkeit der Methoden würde eine Verkleinerung des zu untersuchenden Kollektivs ermöglichen und so den Wirksamkeitsnachweis vereinfachen.

Nicht zu vernachlässigen ist die Beeinflussung von subjektiven Beschwerden. Müde, schwere Beine, Spannungs- und Berstungsgefühl sowie Schmerzen sind keine Befindlichkeitsstörungen, sondern subjektive Beschwerden von Krankheitswert, aus denen unbehandelt Spätfolgen resultieren können. Gelingt mit den angeführten apparativen Verfahren der Nachweis der Wirksamkeit von Venenmitteln – wofür einige erste Hinweise vorliegen – , dann dürfte derartigen Substanzen bei richtiger Indikationsstellung eine hohe Bedeutung bei der Behandlung der inzwischen als Volkskrankheit bezeichneten Beinvenenleiden zukommen. Mit der wissenschaftlichen Akzeptanz der diagnostischen Verfahren würde sich auch die innovative Forschung nach neuen Therapieansätzen zur Behandlung der chronischen Veneninsuffizienz lohnen.

Literatur

1. Marshall M. (1987) Praktische Phlebologie. Springer, Berlin-Heidelberg-New York
2. Marshall M. (1996) Praktische Doppler-Sonographie, 2. Aufl. Springer, Berlin-Heidelberg-New York
3. Marshall M: (1993) Praktische Duplex-Sonographie. Springer, Berlin-Heidelberg-New York

Anschrift der Verfasser:
Prof. Dr. med. habil. Markward Marshall
Dr. med. Franz Xaver Breu
Spengerweg 8
83684 Tegernsee

II. Anwendung von Phytopharmaka

Stabilität und biopharmazeutische Qualität. Voraussetzung für Bioverfügbarkeit und Wirksamkeit von Harpagophytum procumbens

D. Loew*, O. Schuster**, J. Möllerfeld**
* Abteilung für Klinische Pharmakologie, Universitätsklinikum, Frankfurt/Main
** PAZ GmbH, Frankfurt/Main

Einleitung

Unter dem Begriff „rheumatische" Erkrankungen wird eine Vielzahl ätiopathogenetisch und klinisch-nosologisch unterschiedlicher Krankheitsbilder zusammengefaßt, die am Bewegungs- und Stützapparat mit mehr oder minder starken Schmerzen und Funktionsbeeinträchtigung einhergehen. Aufgrund der Fülle von Erkrankungen, die sich unter dem Begriff „Rheuma" verbergen, gibt es bisher keine kausale und gemeinsame Therapie. Das Behandlungsziel ist die Verbesserung der Lebensqualität des Patienten und Erleichterung der normalen Abläufe des täglichen Lebens durch:
♦ Befreiung oder Linderung von Schmerzen,
♦ Verbesserung der Funktion und Verhinderung bleibender Funktionsbeeinträchtigungen,
♦ Aufhalten der Progredienz der Erkrankung,
♦ Verbesserung der Lebensqualität.

Die Therapie hat sich nach der Art und Akuität der Erkrankung zu richten. Mit den symptomatisch wirkenden nichtsteroidalen Antiphlogistika (NSA), Glukokortikoiden und lang wirksamen Antirheumatika (sog. Basistherapeutika) und Immunsuppressiva stehen zwar effektive Substanzen zur Verfügung, sie sind jedoch häufig, insbesondere in der Langzeitanwendung, mit zum Teil schweren Nebenwirkungen belastet. Dies gilt insbesondere für die NSA, die nach wie vor Mittel der ersten Wahl sind, da sie vorrangig über eine Hemmung der Prostaglandinsynthese [1] analgetisch und antiphlogistisch wirken. Aus diesem Wirkungsmechanismus resultieren aber auch eine Reihe von Nebenwirkungen. Gerne wird deshalb als Alternative auf Arzneipflanzen [2, 3] zurückgegriffen. Aber auch für sie gelten, wenn höhere Indikationen beansprucht werden, daß neben der biopharmazeutischen Qualität Ergebnisse zum pharmakologischen Wirkprofil, nach Möglichkeit zur Pharmakokinetik und insbesondere zur klinischen Wirksamkeit vorgelegt werden.

Inhaltsstoffe von Harpagophytum procumbens

Nach papierchromatographischen Untersuchungen von Tunmann und Lux [4, 5, 6] enthält ein bitter schmeckender Ethanolextrakt von Harpagophytum procumbens DC mindestens 12 verschiedene Bestandteile. Durch fraktionierte Ausschüttelung in einer Chloroform-n-Butanol-Phase läßt sich eine einheitliche amorphe Substanz, das Harpagosid, isolieren. Durch alkalische Verseifung von Harpagosid erhält man neben Zimtsäure als weiteres Glykosid das Harpagid [6]. Lichti und Wartburg [7, 8] klärten mit Hilfe der Kernresonanzspektroskopie (NMR) die Struktur auf. Danach gehören die beiden Substanzen aufgrund ihrer Konstitution zur Gruppe der Iridoidglycoside. Harpagosid enthält eine β-glykosidisch an das Aglukon geknüpfte D-Glukose in Pyranoseform, die durch die Glykosidase Emulsin abspaltbar ist. Tunmann und Stierstorfer [9, 10, 11] isolierten ein weiteres Iridoidglukosid, das Procumbid, sowie verschiedene Zucker wie Raffinose (1 Mol Glukose, 1 Mol Fruktose, 1 Mol Galaktose) und Stachyose (1 Mol Fruktose, 1 Mol Glukose, 2 Mol Galaktose). Nach Bianco et al. [12] ist Procumbid kein Harpagid-Derivat, sondern besitzt einen Epoxid-Ring und stellt ein 6-Diasteromeres von Antirhinosid dar. An weiteren Inhaltsstoffen wurden Triterpene, Sterine und Steringlykoside, freie Säuren sowie Flavonoide und phenolische Glykoside isoliert [13, 14, 15].

Pharmakologie und Wirkungsmechanismus von Harpagophytum

Zur antiphlogistisch-analgetischen Wirkung eines wäßrigen Gesamtextrakts, des Harpagosids und des Harpagosid-Genins liegen von verschiedenen Arbeitsgruppen unterschiedliche bzw. widersprüchliche tierexperimentelle Ergebnisse vor (Tabelle 1).

Zorn [16] berichtete 1958 erstmals über eine antiphlogistische und antiarthritische Wirkung nach oraler und subkutaner Applikation einer Teeabkochung von Harpagophytum procumbens am Modell der Formaldehyd-Arthritis der Ratte. Schon nach der ersten subkutanen Injektion kam es zu einer erheblichen Abschwellung der arthritischen Gelenke. Unter der weiteren Behandlung war nach rund 5 Wochen nur noch eine Restschwellung von 22 % des ursprünglichen Wertes mit vollkommen freier Beweglichkeit vorhanden. Die p.o. Applikation führte zu ähnlichen Ergebnissen, die Teeabkochung wurde jedoch schlecht vertragen.

Tabelle 1. Pharmakologische Wirkung verschiedener Harpagophytum-Fraktionen (wäßriger Gesamtextrakt, Harpagosid-Glukosid und Harpagosid-Genin) an unterschiedlichen Tiermodellen [25]. p.o = oral, i.p. = intraperitoneal, i.v. intravenös. + Wirkung, -- keine Wirkung.

Modell / Applikationsweg	Wirkung							
	Gesamtextrakt			Harpagosid-Glukosid			Harpagosid-Genin	
	p.o.	i.p.	i.v.	p.o.	i.p.	i.v.	i.p.	i.v.
Analgesie								
Kaninchenohr			–			+		–
Writhing (Maus)	–	+		––	+	–		
Hot-plate (Maus)		––			––			
Brennstrahl (Maus)	+			+		+		
Rattenpfotenödem								
Ovalbumin							–	––
Formalin		––			––		–	
Carrageenan	––	+		––	–	+		
Arthritis (Ratte)								
Formaldehyd	+	+					+	
Adjuvant	––							
UV-Erythem (Meerschweinchen)	+			––		––		
Granulombeutel (Ratte)	+			–	+	+	+	

Diese Ergebnisse konnten von Eichler und Koch [17] nicht oder nur teilweise bestätigt werden. Die Autoren haben einen wäßrigen Gesamtextrakt, das Reinglykosid Harpagosid und das nach Emulsinspaltung gewonnene Genin an verschiedenen tierexperimentellen Modellen der Ratte auf antiphlogistische, analgetische und spasmolytische Wirkung untersucht. Das mit einer 2 %igen Ovalbumin-Lösung an der Hinterpfote der Ratte erzeugte Ödem wurde weder nach 2, 10 und 40 mg/kg KG i.v. Harpagosid direkt bzw. 3 h vor der Ödemprovokation noch nach 100 mg/kg KG i.v. Harpagosid, 16 h vor der Ödemprovokation verabreicht, signifikant gehemmt. Auch die dreitägige Vorbehandlung mit 20 mg/kg KG i.p. Harpagosid-Genin war wirkungslos, während mit Phenylbutazon, 5 min vor der Ödemprovokation verabreicht, eine signifikante Hemmung erzielt wurde. Ähnlich negativ waren die Versuche mit dem Gesamtextrakt und dem Harpagosid-Genin nach i.p.-Injektion von 10 bzw. 20 mg/kg KG eine Stunde vor Erzeugung eines Ödems sowie von 50 mg/kg KG an 5 aufeinanderfolgenden Tagen vor Erzeugung eines Ödems mit einer 2 %igen Formalinlösung in der Plantaraponeurose der Ratte. Demgegenüber wurde die Gelenkschwellung am Modell der Formaldehyd-Arthritis sowohl durch den wäßrigen Extrakt (20 mg/kg KG i.p. über 10 Tage) als auch durch das Harpagosid-Genin (10 mg/kg KG i.p. über 5 Tage) ähnlich signifikant vermindert wie nach 30 mg/kg KG i.p. Phenylbutazon. Am Granulombeutel der Ratte nach Selye wurde die antiexsudative-antiproliferative Wirkung nach 12tägiger i.p.-Verabreichung von 20 mg/kg KG Harpagosid bzw. Harpagosid-Genin und 40 mg/kg KG Phenylbutazon geprüft. Die drei geprüften Substanzen verminderten gegenüber der Kontrolle signifikant Granulomgewicht (29,9% / 24,5% / 38,6%), Exsudat (33,8% / 28,9% / 41,8%) und Granulationsgewebe (19,2% / 14,6% / 18%). Nach Reizung am Kaninchenohr hatten Gesamtextrakt und Harpagosid-Genin keine analgetische Wirkung, jedoch Harpagosid, wenn es 20 min bzw. 24 h vor der Injektion in Aqua dest. gelöst wurde.

Erdös et al. [18] haben ebenfalls die antiphlogistische und analgetische Wirkung verschiedener Extraktfraktionen von Harpagophytum procumbens an NMRI-Mäusen, Wistar-Ratten und Pirbright-white-Meerschweinchen untersucht. Am Carrageenan-Rattenpfotenödem hatte nach oraler Gabe von 20 mg/kg KG keine der geprüften Zubereitungen eine ödemhemmende Wirkung, Harpagosid (85%-Gehalt) hemmte jedoch die Schwellung nach i.v.-Injektion von 0,5 mg/kg KG um 12,9 % und nach 5 mg/kg KG i.v. um 23,4 %. Das UV-Erythem am Meerschweinchen wurde nach 200 mg/kg KG p.o. wäßrigem Gesamtextrakt um 23,6% und nach Harpagosid nur um 7,3% gehemmt. Im Granulombeuteltest der Ratte nach Selye wurden nach 200 mg/kg KG p.o. das Gewicht des Granulationsgewebes um 35,4% und das Volumen des Exsudates um 69% signifikant, nicht jedoch durch Harpagosid gegenüber der Kontrolle vermindert. Diese verringerte lediglich das Exsudatvolumen um 45,5% nach i.v. Applikation von 5 mg/kg KG. Im Brennstrahl-Test nach Gross betrug die analgetische Wirkung von 200 mg/kg KG p.o. für den wäßrigen Gesamtextrakt 12,1% und für Harpagosid 32,6% gegenüber dem Ausgangswert und unterschied sich signifikant zur Kontrolle. Im Writhing-Test waren orale und i.v.-Gabe unwirksam.

In den Versuchen von McLeod et al. [19] hatte ein wäßriger Extrakt von Harpagophytum (1 g/kg KG) am Carrageenan-Ödem der Rattenpfote keine antiödematöse Wirkung (6%) im Gegensatz zu Indometacin (5 mg/kg KG) mit 63%. In einem weiteren Versuch am Modell der Adjuvant-Arthritis hemmte Indometacin (3 mg/kg KG) signifikant die Primärreaktionen um 17% und die Spätreaktionen um 30%, während der wäßrige Harpagophytum-Extrakt lediglich auf die sekundären Reaktionen (16%) einen Einfluß hatte.

Zu ähnlichen Ergebnissen kamen Whitehouse et al. [20] mit Harpagophytum beim Carrageenan-Ödem in Dosen bis zu 6 g/kg KG p.o., während 200 mg/kg KG p.o. Acetylsalizylsäure das Ödem um 51,9% hemmten. Auch am Modell der Adjuvant-Arthritis der Ratte war Harpagophytum nach 2 g/kg KG p.o. über 7 Tage unwirksam. Dagegen war nach 3 mg/kg KG Indometacin das Ödem innerhalb von 4 Tagen abgeklungen. In vitro wurde die Prostaglandinsynthetase in Konzentrationen über 10 µg/ml Harpagophytum nicht beeinflußt, während 0,316 µg/ml Indometacin und 437 µg/ml Acetylsalizylsäure die Enzymaktivität um 50% hemmten.

Ein definierter Trockenextrakt hemmte nach i.p.-Dosen von 100, 200 und 400 mg/kg KG mit einem Maximum nach 2 bzw. 3 Stunden das Carrageenan-Ödem an der Ratte um 38%, 65% bzw. 73%, nicht jedoch Harpagosid nach 5 und 10 mg/kg KG i.p. (entsprechend 400 bzw. 800 mg Droge). Im Writhing-Test an der Maus wurde nach 100, 200 und 400 mg/kg KG i.p. Trockenextrakt die Zahl der Krümmungsreflexe signifikant um 47%, 53%, 78% und nach 10 mg/kg KG i.p. Harpagosid um 42% reduziert, während im Hot-plate-Test Trockenextrakt und Harpagosid unwirksam waren [21].

Hargapophytum-Pulver in der oralen Dosis von 37, 370 und 3700 mg/kg KG reduzierte das durch Adriamycin (0,5 mg) induzierte Rattenpfotenödem bereits nach einer Stunde um 48%, 24% bzw. 24% gegenüber dem Ausgangswert. Nach 5 Tagen war kein Effekt mehr nachweisbar [22].

Soulimani und Younos [23] untersuchten einen chromatographisch definierten wäßrigen Extrakt aus Harpagophytum am durch Carrageenan induzierten Rattenpfotenödem (1%ige Suspension) nach intraperitonealer (100, 200 und 400 mg/kg KG 3 h Vorbehandlung), oraler (200, 400, 800 und 1600 mg/kg KG 1 h Vorbehandlung) und intraduodenaler (200, 400, 800 und 1600 mg 1 h Vorbehandlung) Applikation (Tabelle 2). Die Ödemreduktion betrug nach 100 mg i.p. 36% und nach 400 mg 67%, trat nach 2 h auf mit einem Maximum in der 4. Stunde und hielt bis zur 6. Stunde an, während die orale Applikation selbst nach 1600 mg/kg KG keinen Effekt zeigte. Demgegenüber wurden nach intraduodenaler Applikation von 200 mg/kg KG mit einer Hemmung von 43% und von 400 mg/kg KG mit 60% eine annähernd gleiche Wirkung erzielt wie nach i.p. Applikation. Nach Auffassung der Autoren beruht die Unwirksamkeit nach p.o. Gabe auf der Instabilität des Extrakts und der Hydrolyse bei saurem pH-Wert im Magen.

Tabelle 2. Wirkung eines wäßrigen Harpagophytumextraktes auf das Carrageenan-Rattenpfotenödem im Dosisbereich von 100–1600 mg/kg KG [23].

Applikationsart	Wirkung
i.p.	+
p.o.	-
i.d.	+
i.p. (nach Säurebehandlung, pH = 1)	-

Die experimentell ermittelten Ergebnisse lassen sich wie folgt zusammenfassen:

- Eine analgetische Wirkung wurde im Brennstrahl-Test nach 200 mg/kg KG p.o. vom Gesamtextrakt sowie von Harpagosid-Glukosid p.o. bzw. i.v. [18] und im Writhing-Test ab 100 mg/kg KG i.p. vom Gesamtextrakt sowie nach 10 mg/kg KG i.p. von Harpagosid-Glukosid [20], nicht jedoch nach p.o. Gabe vom Gesamtextrakt und vom Harpagosid-Glukosid p.o. und i.v. nachgewiesen. Die Wirkung war schwächer als die von Acetylsalizylsäure. Im Hot-plate-Test waren nach i.p.-Applikation Gesamtextrakt, Harpagosid-Glukosid und Acetylsalizylsäure nicht wirksam, jedoch Morphin (4,6 mg/kg KG i.p.). Vom Harpagosid-Genin liegt zur Analgesie kein Erkenntnismaterial vor.

- Keine antiexsudative Wirkung wurde am durch Ovalbumin oder Formalin induzierten Rattenpfotenödem mit dem Gesamtextrakt, Harpagosid-Glukosid und Harpagosid-Genin nach i.p.- bzw. i.v.-Gabe erzielt [17]. Am durch Carrageenan ausgelösten Rattenpfotenödem war der untersuchte Gesamtextrakt nach oraler Gabe unwirksam [19,20], er hemmte jedoch in hohen Dosen i.p. die Ödembildung. Harpagosid-Glukosid war i.p. in äquivalenten Dosen unwirksam und nur i.v. wirksam [21]. Vom Harpagosid-Genin liegt kein Erkenntnismaterial vor.

- Eine schwach entzündungshemmende Wirkung im UV-Erythem-Test hatte nur der Gesamtextrakt nach hohen oralen Dosen, nicht jedoch das Harpagosid-Glukosid. Vom Harpagosid-Genin liegt kein Erkenntnismaterial vor.
- Am Modell der Formaldehyd-Arthritis waren wäßriger Gesamtextrakt und Harpagosid-Genin nach i.p.-Injektion wirksam, nicht jedoch Harpagosid-Glukosid [17]. Oral über 7 Tage verabreichtes Harpagophytum hatte auf die Adjuvant-Arthritis keinen Einfluß.
- Eine antiproliferative Wirkung wurde nach hohen oralen Dosen des Gesamtextraktes und nach i.v.- bzw. i.p.-Injektion von Harpagosid-Glukosid bzw. nach i.p.-Gabe von Harpagosid-Genin nachgewiesen [17, 18].

Aus der synoptischen Gegenüberstellung (Tabelle 1) geht hervor, daß neben einem wäßrigen Gesamtextrakt das Harpagosid-Glukosid und vereinzelt das Harpagosid-Genin geprüft wurde. Die Effekte waren für Gesamtextrakt, Harpagosid-Glukosid und Hapagosid-Genin vom gewählten pharmakologischen Modell und von der Applikationsart abhängig. Mitunter war der wäßrige Gesamtextrakt wirksamer als das Harpagosid-Glukosid. Am wenigsten ist die pharmakologische Wirkung des Harpagosid-Genins belegt. Die analgetische Wirkung war deutlich schwächer im Vergleich zu Acetylsalizylsäure. In vitro hatte Harpagophytum in einer Konzentration über 10^5 ng/ml keinen Einfluß auf die Cyclooxygenase, während 0,316 µg/ml Indometacin und 437 µg/ml Acetylsalizylsäure die Enzymaktivität um 50% hemmten [20].

Die antiexsudative Wirkung wurde an verschiedenen Modellen des Rattenpfotenödems untersucht. Danach läßt sich eine ödemhemmende Wirkung des Gesamtextrakts und des Harpagosid-Glukosids nicht immer und nur nach hohen Dosen sowie nach intraduodenaler, i.p. und i.v., nicht jedoch nach oraler Verabreichung nachweisen, die darüber hinaus deutlich schwächer wirkt als nach Phenylbutazon oder Flufenaminsäure. Wesentlich günstiger waren die experimentellen Ergebnisse für Harpagophytum radix bei den chronischen Entzündungsmodellen wie dem Granulombeutel nach Selye. Hier ließ sich nach hohen oralen Dosen des Gesamtextrakts bzw. Harpagosid-Glukosids sowie nach i.p. und i.v. Applikation von Harpagosid-Glukosid bzw. i.p. Harpagosid-Genin eine mittelstarke antiexsudative und antiphlogistische Wirkung nachweisen. Die formaldehydinduzierte Arthritis der Ratte wurde nach oraler und subkutaner Gabe eines wäßrigen Gesamtextraks bzw. des Harpagosid-Genins i.p. wirksam vermindert.

Stabilität und biopharmazeutische Qualität

Die unterschiedlichen pharmakologischen Effekte von Harpagophytum-Gesamtextrakt, Harpagosid sowie Harpagosid-Genin nach p.o.-, i.p.- und i.v.-Gabe ließen den Verdacht aufkommen [23], daß das physiologische Milieu des Gastrointestinaltraktes, speziell das saure Milieu des Magens, zu einer Inaktivierung wirksamer Bestandteile führt, so daß diese nicht mehr intakt resorbiert und systemisch verfügbar werden können. Zur näheren Aufklärung der postulierten Zusammenhänge wurde im In-vitro-Versuch die Stabilität von Harpagophytum-Gesamtextrakt (Firma Schwabe, Ch.: B 001) und Reinharpagosid (Firma Roth, Ch.: 34420125) in physiologischen Flüssigkeiten untersucht.

Künstlicher Magensaft

Künstlicher Magensaft wurde nach USP mit dem Enzym Pepsin angesetzt. 100 µl einer methanolischen Harpagosidstocklösung (8 mg/ml) wurden in 2 ml Magensaft gelöst und bei 37 °C im Wasserbad inkubiert. Nach Inkubationszeiten von 30, 60 und 90 min wurden je 500 µl Magensaft mit 500 µl Methanol verdünnt. Diese Lösung wurde am Reax-Mixer für 30 sec vermischt und 5 min bei 4000 U zentrifugiert. 50 µl des klaren Überstandes wurden in die HPLC-Anlage injiziert.

Zur Untersuchung der Stabilität des Harpagosids im Extrakt wurden 20 mg Trockenextrakt direkt in 20 µl Magensaft gelöst und bei 37 °C für 30, 60 und 120 min inkubiert. Je 500 µl Magensaft wurden mit 500 µl Methanol verdünnt. Diese Lösung wurde am Reax-Mixer für 30 s vermischt und 5 min zentrifugiert. 20 µl des klaren Überstandes wurden in die HPLC-Anlage injiziert.

Künstlicher Darmsaft

Künstlicher Darmsaft wurde nach USP mit dem Enzym Pankreatin angesetzt. 100 µl der methanolischen Harpagosidstocklösung (8 mg/ml) wurden in 2 ml Darmsaft gelöst und bei 37 °C im Wasserbad inkubiert. Nach Inkubationszeiten von 30, 60 und 90 min wurde je 500 µl Darmsaft mit 500 µl Methanol verdünnt. Diese Lösung wurde am Reax-Mixer für 30 sec vermischt und 5 min zentrifugiert. 50 µl des klaren Überstandes wurden in die HPLC-Anlage injiziert.

Zur Untersuchung der Stabilität des Harpagosids im Extrakt wurden 20 mg Trockenextrakt direkt in 20 µl Darmsaft gelöst und bei 37 °C für 30, 60 und 120 min inkubiert. Je 500 µl Darmsaft wurden mit 500 µl Methanol verdünnt. Diese Lösung wurde am Reax-Mixer für 30 sec vermischt und 5 min zentrifugiert. 20 µl des klaren Überstandes wurden in die HPLC-Anlage injiziert.

Stabilität des Harpagosids in Plasma

40 µg Harpagosid wurden in 2 ml frischem Humanplasma gelöst und bei 37 °C für 30, 60 und 105 min inkubiert. Zu den entsprechenden Zeiten wurden 100 µl Plasma entnommen und die Serumproteine durch Zugabe von 1000 µl Methanol gefällt. Nach Zentrifugation wurden 50 µl in die HPLC-Anlage injiziert.

HPLC-System

Mobile Phase: Wasser/Methanol 50/50.
HPLC-Säule: Merck LiChrospher RP 18-Kartusche 4,6 mm x 125 mm (Harpagosidextrakt);
               Fluß: 1,2 ml/min (Retentionszeit 6,7 min).
               Merck LiChrospher RP 18-Säule 3 mm x 125 mm (Harpagosid);
               Fluß: 0,8 ml/min (Retentionszeit 2,8 min).
Detektor: SP 8480 UV-Detektor; 260 nm; 0,002 AUFS.

Ergebnisse

In den Abbildungen 1 und 2 sind die Chromatogramme von Harpagosid und Harpagophytum-extrakt zu den geprüften Inkubationszeitpunkten dargestellt. Die Abbildungen 3 und 4 zeigen die entsprechenden Chromatogramme von Harpagosid und Harpagophytumextrakt in künstli-chem Darmsaft zu verschiedenen Inkubationszeitpunkten. Aus Tabelle 3 ist die quantitative Auswertung zur Stabilität von Harpagosid in verschiedenen Matrices zu ersehen. In Tabelle 4 sind die quantitativen Stabilitätsdaten von zwei Harpagophytumextrakten zusammengefaßt.

Im künstlichen Magensaft verändert sich der Harpagosidanteil nach 30, 60 und 90 Minuten Inkubationsdauer gegenüber dem Ausgangswert nicht (Abb. 1, Tabelle 3). Der Harpagosid-peak nach Inkubation von Harpagophytumextrakten mit 2% bzw. 7,3% Harpagosid verändert sich zwischen 0, 30, 60 und 120 Minuten Inkubationsdauer in künstlichem Magensaft nicht (Abb. 2, Tabelle 4).

Im künstlichen Darmsaft bleibt Harpagosid nach Inkubation von Reinharpagosid (Abb. 3, Tabelle 3) bzw. nach Inkubation von Harpagophytumextrakt (Abb. 4, Tabelle 4) über die Inku-bationsdauer von 90 bzw. 120 Minuten stabil. Bei der Inkubation von Harpagosid in frisch gewonnenem Humanplasma bis 105 Minuten war eine geringfügige Abnahme des Gehaltes feststellbar (Tabelle 3). Nach oraler Gabe von 600 mg Harpagophytumextrakt mit 7,3% Har-pagosid konnten im Vollblut eines Probanden bereits nach 15 Minuten Konzentrationen von 4 ng/ml Harpagosid gemessen werden. Das Blutspiegelmaximum lag nach 2 Stunden p.a. bei 15,4 ng/ml. Die Harpagosidkonzentrationen im Plasma erreichten im Mittel ca. die Hälfte der Konzentration im Blut.

Tabelle 3. Stabilität von Harpagosid nach Inkubation von Reinharpagosid (> 99%) bei 37 °C in künstlichem Magensaft nach USP 23, künstlichem Darmsaft nach USP 23 und in frisch gewonnenem Humanplasma.

	Detektorresponse				
			Inkubationsdauer		
Medium	0 min	30 min	60 min	90 min	105 min
Magensaft	26,1	26,9	26,7	25,9	—
Darmsaft	26,1	21,1	21,7	21,3	—
Plasma	3,53	3,12	3,05	—	3,01

Tabelle 4. Stabilität von Harpagosid nach Inkubation von Harpagophytumextrakten (2% Harpagosid bzw. 7,3 % Harpagosid) bei 37 °C in künstlichem Magensaft nach USP 23 und künstlichem Darmsaft nach USP 23.

		Detektorresponse			
			Inkubationsdauer		
Zubereitung	Medium	0 min	30 min	60 min	120 min
Extrakt mit	Magensaft	(2,13)*	2,42	2,31	2,37
ca. 2% Harpagosid	Darmsaft	2,44	2,48	2,50	2,36
Extrakt mit	Magensaft	201,5	—	201,7	196,2
7,3% Harpagosid	Darmsaft	222,7	—	220,6	216,5
* wurde aus wäßriger Phase bestimmt					

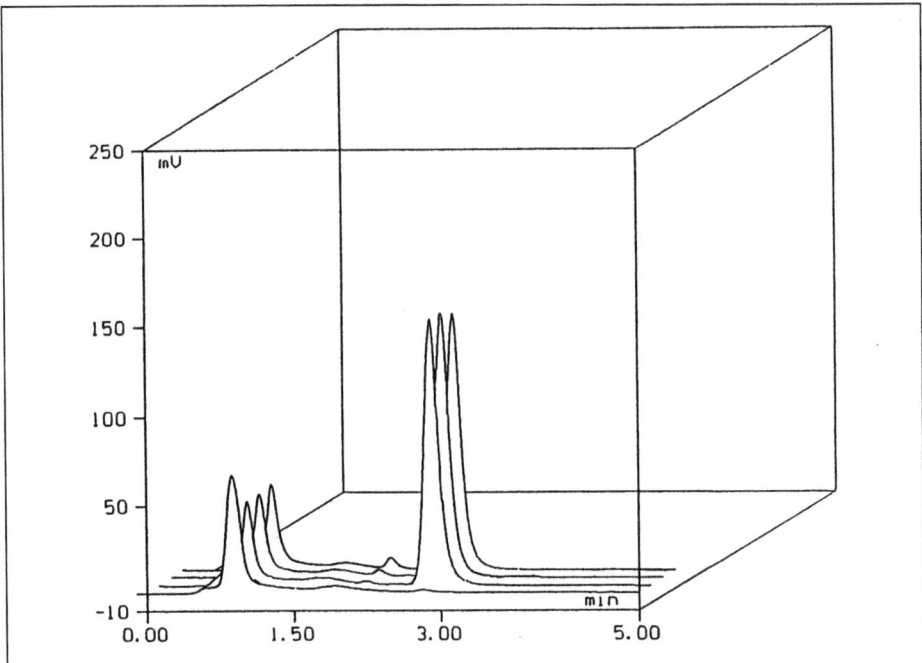

Abb. 1. Chromatogramme von *Harpagosid* (> 99%) in künstlichem Magensaft zu den Untersuchungszeitpunkten 0, 30 und 90 Minuten einschließlich eines Matrixleerwertes. Die Retentionszeit von Harpagosid liegt bei 2,8 Minuten.

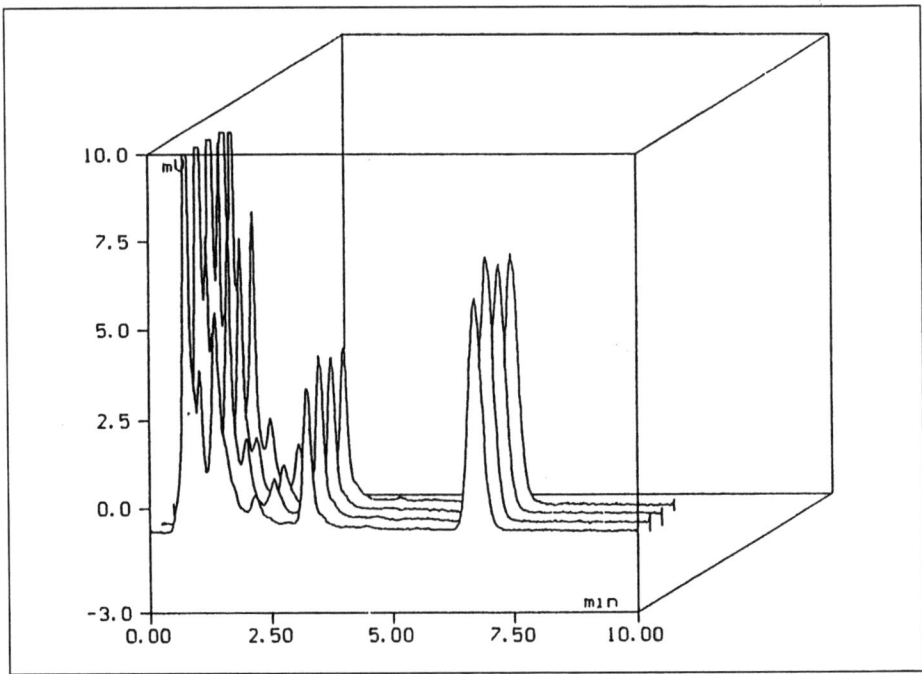

Abb. 2. Chromatogramme von *Harpagophytumextrakt* (ca. 2% Harpagosid) in künstlichem Magensaft zu den Untersuchungszeitpunkten 0, 30, 60 und 120 Minuten. Die Retentionszeit von Harpagosid liegt bei 6,7 Minuten.

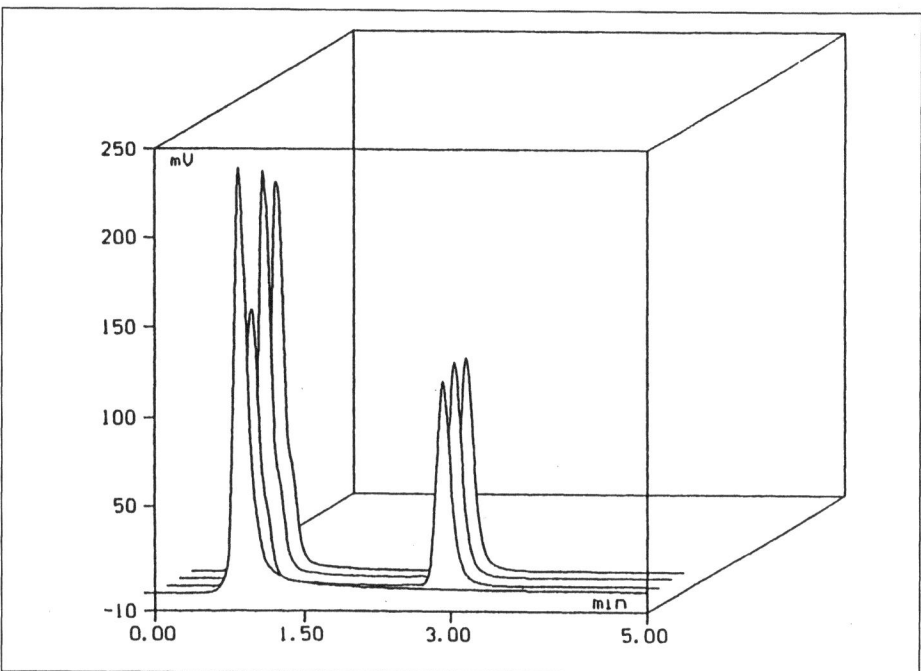

Abb. 3. Chromatogramme von *Harpagosid* (> 99%) in künstlichem Darmsaft zu den Untersuchungszeitpunkten 0, 30 und 90 Minuten einschließlich eines Matrixleerwertes. Die Retentionszeit von Harpagosid liegt bei 2,8 Minuten.

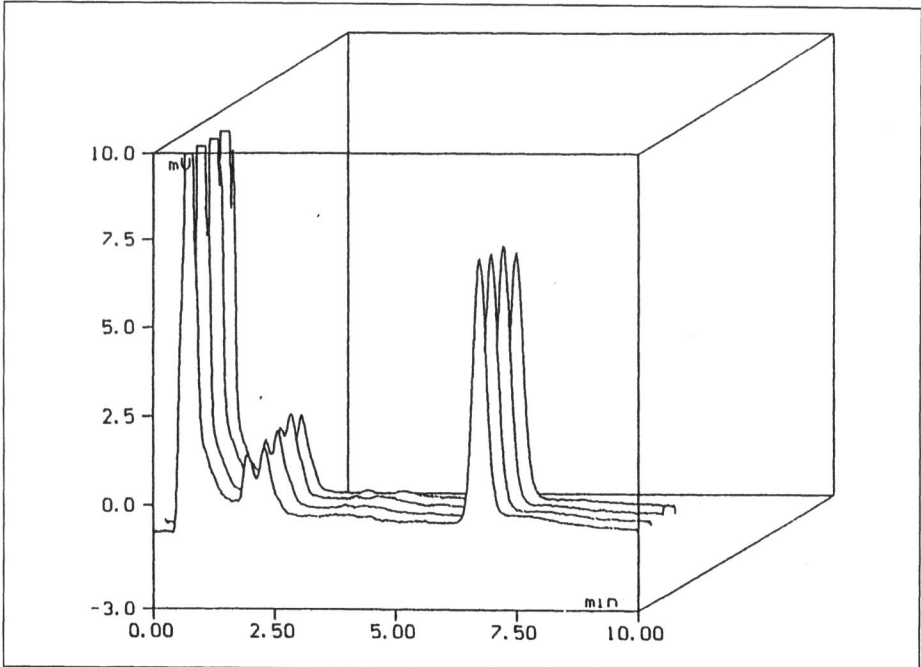

Abb. 4. Chromatogramme von *Harpagophytumextrakt* (ca. 2% Harpagosid) in künstlichem Darmsaft zu den Untersuchungszeitpunkten 0, 30, 60 und 120 Minuten. Die Retentionszeit von Harpagosid liegt bei 6,7 Minuten.

Diskussion

Nach vorliegenden experimentellen Ergebnissen ist das pharmakologische Wirkprofil von Harpagophytum vom gewählten Modell, vom eingesetzten Bestandteil der Droge und von der Applikationsart abhängig. Die analgetische Wirkung ist schwächer als der antiphlogistische Effekt, weshalb Harpagophytum weniger bei akuten als bei chronischen Entzündungsmodellen wirkte. Die untersuchten Einzelsubstanzen Harpagosid-Glykosid und Harpagosid-Genin waren in den verschiedenen Experimenten gegenüber dem geprüften Gesamtextrakt vielfach schwächer effektiv. Der wirksamkeitsbestimmende Inhaltsstoff im Gesamtextrakt und der Wirkungsmechanismus auf die 5-Lipoxyogenase und Cyclooxygenase ist nicht bekannt. Da der untersuchte Gesamtextrakt in den meisten Modellen wirksamer war als die Reinsubstanzen, müssen im Harpagophytumextrakt weitere wirksamkeitsbestimmende Faktoren mit Einfluß auf die Arachidonsäurekaskade vorliegen. Aus der chemischen Struktur der Iridoidglykoside abgeleitete Vermutungen, daß diese unter physiologischen Bedingungen des Magen-Darm-Traktes, speziell unter den sauren Bedingungen des Magens, instabil seien, haben sich in den vorliegenden Untersuchungen unter In-vitro-Bedingungen nicht bestätigt. Die untersuchten Harpagophytumextrakte mit 2% bzw. 7,3% Harpagosid waren im künstlichen Magen- und Darmsaft stabil. Unter Ex-vivo-Bedingungen war in frisch gewonnenem Humanplasma bis zur 105. min nur eine geringfügige Abnahme des Harpagosidgehaltes feststellbar. Hieraus kann abgeleitet werden, daß Harpagosid aus biopharmazeutischer Sicht als intakte Struktur resorbiert wird. Aus analytischer Sicht ist Harpagosid im menschlichen Plasma selektiv und empfindlich detektierbar. In einer Pilotstudie mit einer festen und einer flüssigen Darreichungsform von 600 mg eines 7,3%igen Extraktes konnten bereits nach 0,25 min Konzentrationen im Plasma und insbesondere im Vollblut und maximale Werte nach 2 Stunden gemessen werden.

Zur klinischen Wirksamkeit liegen fast ausschließlich ältere Erfahrungsberichte mit guten bis zufriedenstellenden Therapieergebnissen bei subakuten bis chronischen Krankheitsverläufen vor. Nach dem derzeitigen Erkenntnisstand werden Zubereitungen aus Harpagophytum radix als unterstützende Maßnahme bei degenerativen Erkrankungen des Bewegungsapparates eingesetzt. In diesem Sinn hat sich auch die Kommission E in der Monographie entschieden, wobei auf eine ausreichend hohe Dosierung von 3–6 g Droge bzw. entsprechendem Trockenextrakt verwiesen wird [24].

Zusammenfassung

Voraussetzung für eine rationelle Therapie entzündlich rheumatischer Erkrankungen sind genaue Diagnose und rationaler Einsatz von sogenannten Antirheumatika. Im Vordergrund der Praxisdiagnostik stehen gezielte Anamnesen und klinische Untersuchungen, gefolgt von entzündungsspezifischen Laborparametern. Die Therapie hat sich nach der Art und Akuität der Erkrankung zu richten. Mit den symptomatisch wirkenden nichtsteroidalen Antiphlogistika und Glukokortikoiden stehen zwar wirksame Substanzen zur Verfügung, sie sind jedoch häufig, insbesondere in der Langzeitbehandlung, Ursache von zum Teil schweren Nebenwirkungen. Gerne wird deshalb als Alternative auf Arzneipflanzen zurückgegriffen. Aus experimentellen Ergebnissen zum pharmakologischen Wirkprofil und klinischen Erfahrungsberichten werden Empfehlungen zum therapeutischen Einsatz von Harpagophytum als Monotherapeutikum und als unterstützende Maßnahme bei degenerativen Erkrankungen des Bewegungsapparates abgeleitet.

Literatur

1. Vane JR (1971) Inhibition of prostaglandin synthesis as a mechanism of action for aspirin-like drugs. Nature New Bio 231: 232–235
2. Hänsel R, Keller K, Rimpler H, Schneider G, (Hrsg) (1993) Hagers Handbuch der Pharmazeutischen Praxis Bd. 5. Springer, Heidelberg, S 384–390
3. Volk OH (1994) Zur Kenntnis von Harpagophytum procumbens DC. Dtsch Apoth Ztg, 104: 573–576
4. Lux R (1960) Über ein Glucosid der Wurzel von Harpagophytum procumbens. Diss Julius-Maximilian-Universität Würzburg
5. Tunmann P, Lux R (1961) Zur chemischen Konstitution des Harpagosids. Pharm Ztg 106: 1357
6. Tunmann P, Lux R (1962) Zur Kenntnis der Inhaltsstoffe aus der Wurzel von Harpagophytum procumbens DC. Dtsch Apoth Ztg 102: 1274–1275
7. Lichti H, von Wartburg A: Die Struktur des Harpagosids. 2. Mitteilung über Iridoide. Helv Chim Acta 1966, 49: 1552 - 1580
8. Lichti H, Wartburg A von (1964) Zur Konstitution von Harpagosid. Tetrahedron Lett No 15: 835–843
9. Stierstorfer NJ (1961) Ein Beitrag zur Kenntnis der Inhaltsstoffe von Harpagophytum procumbens DC. Diss Julius-Maximilian-Universität Würzburg
10. Tunmann P, Stierstorfer NJ (1964) Zur Kenntnis der Inhaltsstoffe aus der Wurzel von Harpagophytum procumbens DC. 3. Mitteilung: Über ein weiteres Glukosid. Tetrahedron Lett No 25: 1697–1699
11. Tunmann P, Stierstorfer NJ (1963) Zur Kenntnis der Inhaltsstoffe aus der Wurzel von Harpagophytum procumbens DC. 2. Mitteilung: Über das Vorkommen von Stachyose und über ein weiteres Glykosid. Dtsch Apoth Ztg Nr 14, 103: 395
12. Bianco A, Esposito P, Guiso M, Scarpati ML (1971) Iridoidi X.-Sul procumbide, diastereoisomero dellíantirrinoside. Gazz Chim Ital 101: 764–773
13. Tunmann P, Bauersfeld HJ (1975) Über weitere Inhaltsstoffe der Wurzel von Harpagophytum procumbens DC. Arch Pharm 308: 655–657
14. Bauersfeld HJ (1974) Über weitere Inhaltsstoffe aus der Wurzel von Harpagophytum procumbens DC. Diss Julius-Maximilian-Universität Würzburg
15. Burger JFW, Brandt EV, Ferreira D (1987) Iridoid and phenolic glycosides from harpagophytum procumbens. Phytochemistry 26: 1453–1457
16. Zorn B (1958) Über die antiarthritische Wirkung der Harpagophytum-Wurzel. Dtsch Rheumaforsch 17: 134–138
17. Eichler O, Koch C (1970) Über die antiphlogistische, analgetische und spasmolytische Wirksamkeit von Harpagosid, einem Glykosid aus der Wurzel von Harpagophytum procumbens DC. Arzneim-Forsch 20: 107–109
18. Erdös A, Fontaine R, Friehe H, Durand R, Pöppinghaus T (1978) Beitrag zur Pharmakologie und Toxikologie verschiedener Extrakte, sowie des Harpagosids aus Harpagophytum procumbens DC. Planta Med 34: 97–108
19. McLeod DW, Revell R, Robinson BV (1979) Investigations of Harpagophytum procumbens (Devil's Claw) in the treatment of experimental inflammation and arthritis in the rat. Br J Pharmacol 66: 140–141
20. Whitehouse LW, Znamirowska M, Paul CJ (1983) Devil's Claw (Harpagophytum procumbens): no evidence for anti-inflammatory activity in the treatment of arthritic disease. Can Med Assoc J 129: 249–251
21. Lanhers MC, Fleurentin J, Mortier F, Vinche A, Younos C (1992) Anti-inflammatory and analgesic effects of an aqueous extract of Harpagophytum procumbens. Planta Med 58: 117–123
22. Jadot G, Leconte A (1992) Acitivité anti-inflammatoire d'Harpagophytum procumbens DC. Lyon Méditerranée Médical Médicine du Sud-Est 28: 833–835
23. Soulimani R, Younos C, Mortier F, Derrieu C (1994) The role of stomachal digestion on the pharmacological activity of plant extracts, using as an example extracts of Harpagophytum procumbens. Can J Physiol Pharmacol 72: 1532–1536
24. Monographie Harpagophyti radix. Bundesanzeiger Nr. 43 vom 2.3.1989
25. Loew D (1995) Harpagophytum procumbens DG. Erfahrungsheilkunde 44: 74-79

Für die Verfasser:
Prof. Dr. D. Loew
Abteilung für klinische Pharmakologie
Johann Wolfgang Goethe-Universität
Theodor-Stern-Kai 7
60590 Frankfurt

Harpagophytum procumbens:
Wirkung von Extrakten auf die Eicosanoidbiosynthese in Ionophor A23187-stimuliertem menschlichem Vollblut

B. Tippler, T. Syrovets, D. Loew*, Th. Simmet
Abteilung für Pharmakologie & Toxikologie, Ruhr-Universität, Bochum
*Abteilung für Klinische Pharmakologie des Universitätsklinikums, Frankfurt

Einleitung

Die Analgetika/Antirheumatika repräsentieren seit vielen Jahren die Indikationsgruppe mit der höchsten Verordnungshäufigkeit in der Bundesrepublik [1]. Obgleich diese Indikationsgruppe durch eine enorme Vielzahl von Arzneimittelspezialitäten und auch Wirkstoffen gekennzeichnet ist, besitzen die peripheren Analgetika oder die nichtsteroidalen Antiphlogistika doch in aller Regel einen gemeinsamen Wirkmechanismus, welcher in einer Hemmung der Zyklooxygenase und somit der Prostanoidbiosynthese besteht. Der grundlegende Mechanismus dieser Pharmakonklasse wurde erstmals von Smith und Willis [2] sowie von Vane [3] für das Aspirin beschrieben und später auch für verschiedene andere nichtsteroidale Antiphlogistika verifiziert [4]. Während die Bedeutung dieses Effektes für die pharmakotherapeutische Entzündungshemmung außer Frage steht, wurde doch mit der Entdeckung des 5-Lipoxygenase-Stoffwechselweges klar, daß auch andere Metaboliten des Arachidonsäure-Stoffwechselweges, wie beispielsweise das chemotaktisch wirksame Leukotrien (LT) B_4 oder die vasokonstriktorischen und ödeminduzierenden Cysteinyl-LT, als wichtige proinflammatorische Mediatoren angesehen werden müssen. Um die Biosynthese von LT zu hemmen, sind in den letzten Jahren mit großem Aufwand verschiedene 5-Lipoxygenasehemmer – bislang allerdings mit relativ bescheidenem Erfolg – entwickelt worden [5].

Unter den pflanzlichen Präparaten, denen bei rheumatischen Erkrankungen eine pharmakotherapeutische Bedeutung zukommen könnte, sind Extrakte der sekundären Speicherwurzeln von *Harpagophytum procumbens DC* von besonderem Interesse. Abkochungen aus den getrockneten Speicherwurzeln wurden als Tee bei Magen-Darm-Leiden und bei Erkrankungen des rheumatischen Formenkreises empfohlen [6, 7]. Obwohl auch in tierexperimentellen Untersuchungen analgetische, antiödematöse und antiphlogistische Wirkungen von Harpagophytum-procumbens-Gesamtextrakten oder gereinigten Fraktionen beschrieben worden sind [7], ist der potentielle Wirkmechanismus dieser Extrakte bislang unbekannt. In der vorliegenden Untersuchung haben wir uns deshalb der Frage angenommen, ob Extrakte von *Harpagophytum procumbens DC* die Eicosanoid-Biosynthese in Ionophor A23187-stimuliertem menschlichem Vollblut zu hemmen vermag. Als Referenzsubstanz haben wir Harpagosid und als Vergleichssubstanz einen synthetischen 5-Lipoxygenasehemmer aus der Gruppe der Quinoline, BAY X1005 [8], verwendet.

Methoden

Die Untersuchungen wurden in vitro mit Vollblut gesunder männlicher Probanden (Alter 20–25 Jahre) in Anlehnung an frühere Studien [9, 10, 11] durchgeführt. Jeder Extrakt bzw. jede Substanz wurde im Blut von jeweils vier verschiedenen Probanden getestet.

Zwei ml Vollblut wurden mit Heparin 10 U/ml (Endkonzentration) antikoaguliert und mit der jeweiligen Testsubstanz für 15 min bei 37 °C in Polystyrolröhrchen vorinkubiert. Nach diesem Zeitraum wurde Ionophor A23187 10 µM (Endkonzentration) zugesetzt und die Inkubation bei 37 °C für weitere 60 min fortgeführt. Nach Zentrifugation wurde das Plasma abgenommen, ein Aliquot asserviert und eine Proteinfällung mit vorgekühltem Aceton vorgenommen (-20 °C, 30 min). Die Proben wurden sodann unter Unterdruck am Rotavapor eingeengt und in 10 mM Trispuffer, pH 7,4, resuspendiert. Dieses Material wurde zur radioimmunologischen Analyse der Cysteinyl-LT verwendet [10, 11]. Die Anti-Cysteinyl-LT-Antikörper erkennen hauptsächlich LTC_4, weisen aber je 70 % Kreuzreaktion mit LTD_4 und LTE_4 auf. Die Standardkurven wurden mit LTC_4 erstellt. Thromboxan (TX) B_2 wurde in Aliquots der Plasmaproben direkt radioimmunologisch bestimmt.

Zwei im Harpagosidgehalt unterschiedliche Extrakte von *Harpagophytum procumbers* DC wurden getestet. Der eine Extrakt enthielt 7,3 % und der andere 2,07 % Harpagosid. Diese Extrakte sowie Harpagosid-Reinsubstanz der Firma Roth (Karlsruhe) wurden in NaCl 0,9 % gelöst und den Blutproben zugesetzt. BAY X1005 wurde in DMSO gelöst (Endkonzentration 0,5 %). Alle Kontrollen erhielten das entsprechende Lösungsmittel.

Die Auswertung der Daten erfolgte mit dem Computerprogramm PharmPCS von Tallarida und Murray [12].

Ergebnisse

BAY X1005. In einem Konzentrationsbereich von 1–100 µM führte die Referenzsubstanz BAY X1005 zu einer konzentrationsabhängigen Hemmung der Cysteinyl-LT-Biosynthese, die als Testparameter für die Aktivität des 5-Lipoxygenase-Stoffwechselweges herangezogen wurde. Es wurde eine IC_{50} von ca. 6,5 µM ermittelt (n=4).

Die Synthese von TXB_2, welches unter den gewählten Bedingungen den Hauptmetaboliten des Zyklooxygenase-Stoffwechselweges darstellt, wurde in Gegenwart von BAY X1005 bis zu 100 µM nur unwesentlich und nicht signifikant gehemmt (n=4, Daten nicht dargestellt).

Harpagosid. Abbildung 1 zeigt, daß Harpagosid, ähnlich wie BAY X1005, in Konzentrationen von 1–100 µM die Cysteinyl-LT-Biosynthese und damit den 5-Lipoxygenase-Stoffwechselweg konzentrationsabhängig hemmt (n=4). Die IC_{50} beträgt etwa 39,0 µM. Im Gegensatz zur Referenzsubstanz BAY X1005 kam es unter den gewählten Bedingungen in Gegenwart von Harpagosid zu einer praktisch identischen Hemmung der TXB_2-Biosynthese (Abb. 1). Die IC_{50} beträgt etwa 48,6 µM, und die Hemmkurve ist derjenigen für Cysteinyl-LT praktisch superimponierbar (Abb. 1).

Harpagophytum-Extrakt, 7,3 % Harpagosidgehalt. Die dargestellten Konzentrationen beziehen sich auf den relativen Harpagosidgehalt. Vorbehandlung der Blutproben mit diesem Extrakt führte ebenfalls zu einer konzentrationsabhängigen Hemmung der 5-Lipoxygenase im Sinne einer Reduktion der Cysteinyl-LT-Biosynthese (n=4) (Abb. 2). Die IC_{50} beträgt rechnerisch ca. 9,2 µM. Behandlung der Blutproben mit dem Extrakt resultierte auch in einer kon-

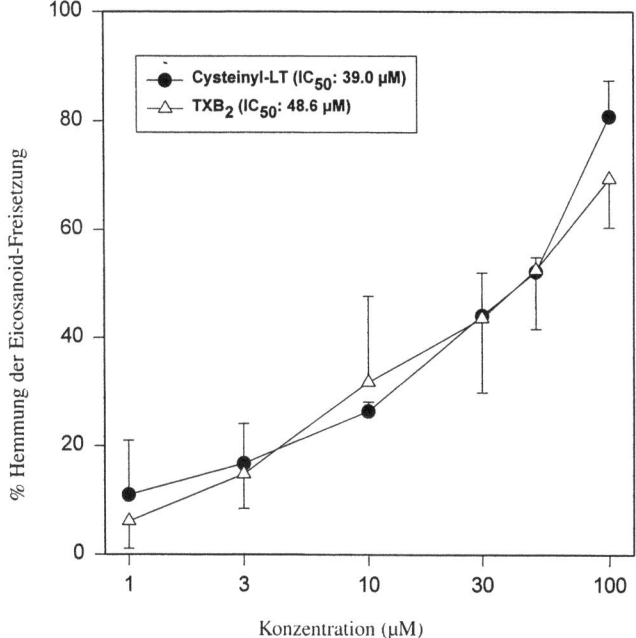

Abb. 1. Wirkung von Harpagosid auf die Biosynthese von Cysteinyl-Leukotrienen und Thromboxan B_2 in Ionophor-A23187-stimuliertem menschlichem Vollblut (n=4 Experimente).

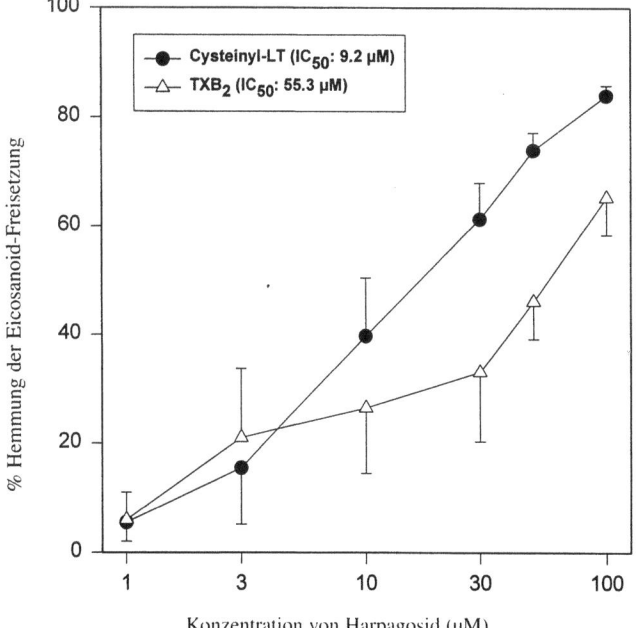

Abb. 2. Wirkung eines Extraktes von *Harpagophytum procumbens DC* mit einem Gehalt von 7,30 % Harpagosid auf die Biosynthese von Cysteinyl-Leukotrienen und Thromboxan B_2 in Ionophor-A23187-stimuliertem menschlichem Vollblut (n=4 Experimente). Die Konzentrationsangabe bezieht sich auf den Harpagosidgehalt.

zentrationsabhängigen Hemmung der TXB_2-Biosynthese, die jedoch mit einer IC_{50} von 55,3 µM deutlich schwächer gehemmt wurde (Abb. 2).

Harpagophytum-Extrakt, 2,07 % Harpagosidgehalt. Auch die Konzentrationen dieses Extraktes wurden auf den relativen Harpagosidgehalt von 2,07 % bezogen. Von den beiden getesteten Extrakten zeigte derjenige mit 2,07 % Harpagosid die geringste Hemmwirkung auf die Cysteinyl-LT-Biosynthese mit einer IC_{50} von ca. 61,7 µM (n=4) (Abb. 3). Wie aus Abbildung 3 ersichtlich, liegt die IC_{50} für die Hemmung der TXB_2-Biosynthese deutlich höher als 100 µM. Auf die Kalkulation des fiktiven IC_{50}-Wertes wurde deshalb verzichtet.

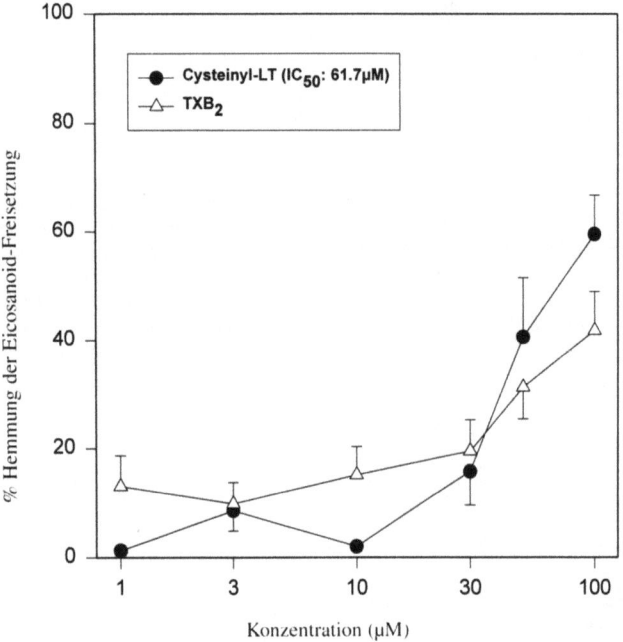

Abb. 3. Wirkung eines Extraktes von *Harpagophytum procumbens DC* mit einem Gehalt von 2,07 % Harpagosid auf die Biosynthese von Cysteinyl-Leukotrienen und Thromboxan B_2 in Ionophor-A23187-stimuliertem menschlichem Vollblut (n=4 Experimente). Die Konzentrationsangabe bezieht sich auf den Harpagosidgehalt.

Diskussion

Für die Untersuchung von Hemmstoffen des Arachidonsäure-Stoffwechsels steht mit der radioimmunologischen Analyse von Eicosanoiden im spontan gerinnenden oder durch Ionophor A23187-stimulierten Vollblut ein relativ unkompliziertes und physiologisch relevantes Testsystem zur Verfügung [10, 13, 14, 15]. Dieses System enthält alle relevanten Entzündungszellen. Darüber hinaus kann mit der Analyse von TXB_2 leicht der pharmakotherapeutisch wichtige und gleichzeitig empfindliche Zyklooxygenase-Stoffwechselweg der Thrombozyten erfaßt werden [10, 13]. Ionophor-A23187-Stimulation von menschlichem Vollblut aktiviert primär in den neutrophilen Leukozyten den 5-Lipoxygenase-Stoffwechselweg und damit die LT-Biosynthese [10, 14, 15]. Somit können Zyklooxygenase-Hemmstoffe, wie die klassischen nichtsteroidalen Antiphlogistika, aber auch 5-Lipoxygenase-Hemmstoffe in ihrer Wirkung leicht erfaßt werden. Als Meßparameter dieser beiden Stoffwechselwege haben wir

TXB$_2$ und Cysteinyl-LT mit sensitiven und hochspezifischen Assays radioimmunologisch quantifiziert. Wegen der geringeren Störanfälligkeit der Assays bevorzugen wir für die Analyse von Produkten des 5-Lipoxygenase-Stoffwechselweges die Cysteinyl-LT gegenüber LTB$_4$. Die verwendeten Assays wurden früher bereits in mehreren Studien mittels Reverse-phase Hochdruckflüssigkeitschromatographie validiert [9, 10, 11]. Zudem zeigt die Referenzsubstanz BAY X1005 im verwendeten Testsystem die erwartete Wirkung mit der entsprechenden Spezifität und einer IC$_{50}$, die im wesentlichen den Literaturdaten entspricht [8]. Es kann deshalb davon ausgegangen werden, daß das Testsystem valide Resultate liefert.

Harpagosid hemmt konzentrationsabhängig sowohl die Cysteinyl-LT- als auch die TXB$_2$-Biosynthese. Beide Hemmeffekte werden mit vergleichbaren IC$_{50}$-Werten erzielt. Die Hemmung der beiden verschiedenen Enzyme Zyklooxygenase und 5-Lipoxygenase mit vergleichbaren IC$_{50}$-Werten muß jedoch als relativ unwahrscheinlich angesehen werden. Es ist deshalb möglich, daß indirekte Mechanismen eine Rolle spielen. So ist es denkbar, daß vorgeschaltete Schritte, etwa auf der Ebene der Substratfreisetzung, durch Harpagosid beeinflußt werden.

Es ist bemerkenswert, daß der Extrakt von *Harpagophytum procumbens DC* mit einem Harpagosidgehalt von 7,3 % die Cysteinyl-LT-Biosynthese mit einer IC$_{50}$ von ca. 9,2 µM deutlich effektiver zu hemmen vermag als Harpagosid mit einer IC$_{50}$ von 39,0 µM. Andererseits ist die Hemmwirkung auf die TXB$_2$-Biosynthese mit einer IC$_{50}$ von ca. 55,3 µM durchaus vergleichbar derjenigen, die mit Harpagosid beobachtet worden war (ca. 48,6 µM). Eine mögliche Ursache für diese offensichtliche Zunahme an Wirkpotenz hinsichtlich der Cysteinyl-LT-Synthesehemmung könnte darin liegen, daß der Extrakt als Multistoffgemisch möglicherweise zusätzliche Substanzen enthält, die direkt oder indirekt den 5-Lipoxygenase-Stoffwechselweg und damit die LT-Biosynthese hemmen.

Enttäuschend war die Wirkung des Extraktes mit einem Harpagosidgehalt von 2,03 %. Dieser Extrakt hemmte die Cysteinyl-LT-Biosynthese mit einer IC$_{50}$ von ca. 61,7 µM. Somit ist dieser Extrakt bei einer gleichen Harpagosidkonzentration ca. 6fach schwächer wirksam als der stärkere Extrakt mit 7,3 % Harpagosid. Da dieser Extrakt auch hinter der zu erwartenden Wirksamkeit des reinen Harpagosids zurückbleibt, ist es denkbar, daß dieser Extrakt zusätzliche Inhaltsstoffe enthält, welche möglicherweise strukturell eng verwandt sind, aber dennoch den Hemmeffekt von Harpagosid direkt oder indirekt antagonisieren. Als Beispiel für eine derartige Wirkung kann der Effekt von Acetyl-11-Keto-ß-Boswelliasäure angeführt werden. Dieses pentazyklische Triterpen ist ein spezifischer 5-Lipoxygenasehemmer aus *Boswellia serrata* [16, 17]. Es konnte gezeigt werden, daß andere pentazyklische Triterpene, denen die 11-Keto-oder Karboxyl-Gruppe am A-Ring fehlt, nicht nur keinen Hemmeffekt auf die 5-Lipoxygenase haben, sondern im Gegenteil die Hemmwirkung von Acetyl-11-Keto-ß-Boswelliasäure konzentrationsabhängig antagonisieren [17].

Zusammenfassend zeigen die vorgelegten Untersuchungen, daß Harpagosid wie auch Extrakte aus *Harpagophytum procumbens DC* unter den gewählten Bedingungen die Cysteinyl-LT- und TXB$_2$-Biosynthese in Ionophor-A23187-stimuliertem menschlichem Blut zu hemmen vermögen. Um Extrakte mit einer entsprechenden Wirksamkeit herzustellen, ist die Extraktionsmethode offensichtlich von kritischer Bedeutung, da, wie gezeigt, einerseits sehr wirksame und andererseits nahezu unwirksame Extraktionsprodukte resultieren können. Der molekulare Wirkmechanismus, der zu den beobachteten Effekten auf den Eicosanoidstoffwechsel führt, ist bislang noch ungeklärt und bedarf weiterer eingehender Untersuchungen.

Literatur

1. Schwabe U (1995) Überblick über die Arzneiverordnungen im Jahre 1994. In: Schwabe U, Pfaffrath D (Hrsg) Arzneiverordnungsreport '95. Gustav Fischer, Stuttgart, S 1–17
2. Smith JB, Willis AL (1971) Aspirin selectively inhibits prostaglandin production in human platelets. Nature New Biol 231: 235–237
3. Vane JR (1971) Inhibition of prostaglandin synthesis as a mechanism of action for aspirinlike drugs. Nature New Biol 231: 232–235
4. Vane JR, Botting RM (1995) A better understanding of anti-inflammatory drugs based on isoforms of cyclooxygenase (Cox-1 and Cox-2). Adv Prostaglandin Thromboxane Leukotriene Res 23: 41–48
5. Ford-Hutchinson AW (1995) Leukotriene antagonists and inhibitors: Clinical applications. Adv Prostaglandin Thromboxane Leukotriene Res 23: 69–74
6. Weiß RF (1985) Harpagophytum procumbens, Teufelskralle. In: Weiß RF (Hrsg) Lehrbuch der Phytotherapie. Hippokrates, Stuttgart, S 329–331
7. Loew D (1995) Harpagophytum procumbens DC. Eine Übersicht zur Pharmakologie und Wirksamkeit. Erfahrungsheilkunde 2: 74–79
8. Fruchtmann R, Mohrs K-H, Hatzelmann A, Raddatz S, Fugmann B, Junge B, Horstmann H, Müller-Peddinghaus R (1993) In vitro pharmacology of BAY X1005, a new inhibitor of leukotriene synthesis. Agents Actions 38: 188–195
9. Simmet T, Weide I (1991) Thromboxane and cysteinyl-leukotriene formation are differentially activated in spontaneously clotting whole human blood in vitro. Thromb Res 62: 249–261
10. Weide I, Tschorn K, Simmet T (1992) Effects of cyclooxygenase inhibitors on ex vivo cysteinyl-leukotriene production by whole human blood allowed to clot spontaneously. Comparison to stimulated blood. Thromb Res 67: 123–134
11. Weide I, Römisch J, Simmet T (1994) Contact activation triggers stimulation of the monocyte 5-lipoxygenase pathway via plasmin. Blood 83: 1941–1951
12. Tallarida RJ, Murray RB (1987) Manual of pharmacologic calculations with computer programs. Springer, Heidelberg
13. Patrono C, Ciabattoni G, Pinca E, Pugliese F, Castrucci G, Salvo A de, Satta MA, Peskar BA (1980) Low dose aspirin and inhibition of thromboxane B_2 production in healthy subjects. Thromb Res 17: 317–327
14. Gresele P, Arnout J, Coene MC, Deckmyn H, Vermylen J (1986) Leukotriene B_4 production by stimulated whole blood: comparative studies with isolated polymorphonuclear cells. Biochem Biophys Res Commun 137: 334–342
15. Sweeney FJ, Eskra JD, Carty TJ (1987) Development of a system for evaluating 5-lipoxygenase inhititors using human whole blood. Prostaglandins Leukotrienes Med 28: 73–93
16. Safayhi H, Mack T, Sabieraj J, Anazodo MI, Subramanian LR, Ammon HPT (1992) Boswellic acids: novel, specific, nonredox inhibitors of 5-lipoxygenase. J Pharmacol Exp Ther 261: 1143–1146
17. Safayhi H, Sailer E-R, Ammon HPT (1995) Mechanism of 5-lipoxygenase inhibition by acetyl-11-keto-ß-boswellic acid. Mol Pharmacol 47: 1212–1216

Für die Verfasser:
Prof. Dr. med. Thomas Simmet
Ruhr-Universität Bochum
Abteilung für Pharmakologie & Toxikologie
44780 Bochum

Wirkstoffgehalt in Arzneimitteln aus Harpagophytum Procumbens und Klinische Wirksamkeit von Harpagophytum-Trockenextrakt

S. Chrubasik, R. Ziegler
Abteilung Innere Medizin I der Medizinischen Klinik und Poliklinik, Universität Heidelberg

Einleitung

Droge der südafrikanischen Teufelskralle (Harpagophytum procumbens) sind die getrockneten sekundären Speicherwurzeln. Nach dem Deutschen Arzneibuch 10, 2. Ntr. enthält die offizielle Droge einen Harpagosidgehalt > 1 %. Abhängig von der Ausgangsdroge ist der Gehalt an Wirkstoffen in wäßrigen Extrakten recht unterschiedlich, wie anhand der Flächenintegrale der Signale der Chromatogramme (HPLC) bei 280 nm UV-Absorption zu erkennen ist (Tabelle 1). Der Harpagosidgehalt der Ausgangsdrogen schwankte zwischen 1,1 und 3,6 % [5]. Bei monographiegerechter Zubereitung eines Tees aus 4,5 g Droge zur Behandlung degenerativer Beschwerden des Bewegungsapparates enthält der wäßrige Extrakt etwa 90 mg Harpagosid (5). Medikamente zur oralen Applikation aus Harpagophytumextrakt enthalten eine geringere Menge an Extraktkomponenten inklusive der von Harpagosid (Tabelle 2). Die tägliche Harpagosidzufuhr variiert bei oraler Medikation zwischen 0,2 und 50 mg pro Tag [6]. Dies beruht zum Teil darauf, daß die zur Herstellung der Medikamente verwendeten Harpagophytum-Trockenextrakte je nach Ausgangsdroge und der zur Extraktion verwendeten Lösung im Wirkstoffgehalt differieren [7] und auch auf der unterschiedlichen Beimengung von Hilfsstoffen bei der Herstellung der Medikamente, die im deklarierten Droge-Extrakt-Verhältnis mitberücksichtigt sein können [6]. Bei den meisten Präparaten zur oralen Medikation ist daher für den behandelnden Arzt nicht ersichtlich, wieviel Trockenextrakt mit der Tagesdosis tatsächlich zugeführt wird.

Tierexperimentelle Untersuchungen weisen darauf hin, daß der Extrakt aus der Teufelskrallenwurzel eine antiphlogistische und analgetische Wirkung besitzt [3]. Über die klinische

Tabelle 1. Quantitative Zusammensetzung der analysierten Teezubereitungen (Chargenbezeichnung) aus 1 g Droge: Angegeben sind die gemittelten Flächenintegrale der detektierten Extraktkomponenten 1 bis 10 (UV-Absorption 280 nm); Substanz 8 = Harpagosid, Substanz 9 = Zimtsäure.

Substanzen	1	2	3	4	5	6	7	8	9	10
Retentionszeiten	5,55	7,59	11,96	12,59	13,49	14,31	14,41	15,3	16,5	17,05
A03966	86	196	668	2868	364	97	262	6942	223	50
311298	117	185	895	2554	1623	104	400	4915	126	107
940341	121	213	594	187	397	322	321	6199	221	52
40104	57	135	547	1720	187	439	206	5229	143	34
084	47	120	422	1861	220	109	82	6194	170	20
01677	109	240	559	2582	987	55	287	6120	126	76
940301	105	191	462	1952	491	321	200	5632	210	57
J00982	84	186	407	2324	382	95	158	6583	129	46
50220	143	203	494	1258	1874	44	585	3817	118	72
41226	161	176	167	891	69	372	424	4755	106	133

Wirksamkeit des Extrakts lagen jedoch nur unzureichend dokumentierte Daten vor [1, 20, 25, 29, 33], obwohl der Extrakt aus der Teufelskrallenwurzel seit Jahrzehnten in der Volksheilkunde als Adjuvans zur Therapie bei degenerativen Erkrankungen des Bewegungsapparates eingesetzt wird. Da unter der Einnahme von Harpagophytumextrakt bisher keine Nebenwirkungen beobachtet wurden, war es Ziel dieser Untersuchung, in einer randomisierten plazebokontrollierten Doppelblinduntersuchung die analgetische Wirksamkeit und die Verträglichkeit von Harpagophytum procumbens zu ermitteln [8]. Zur klinischen Untersuchung wurde das Präparat mit der höchsten Harpagosidzufuhr gewählt, obwohl das Ausmaß der Beteiligung der Leitsubstanz Harpagosid an der klinischen Wirksamkeit noch nicht bekannt ist.

Tabelle 2. Quantitative Zusammensetzung der analysierten Arzneimitteleinheit (Hartgelatine-, Weichgelatinekapsel, Preßling); angegeben sind die gemittelten Flächenintegrale der detektierten Extraktkomponenten 1 bis 10 (UV-Absorption 280 nm); Substanz 8 = Harpagosid, Substanz 9 = Zimtsäure; uN = unter Nachweisgrenze.

Substanzen	1	2	3	4	5	6	7	8	9	10
Retentionszeiten	5,55	7,59	11,96	12,59	13,49	14,31	14,41	15,3	16,5	17,05
orale Präparate (Chargen-B.)										
330032	68	122	269	988	964	208	56	2856	73	30
0946F11	31	64	157	467	78	68	97	1893	40	uN
40193	95	143	198	711	675	103	257	2534	394	26
11390	34	62	220	579	672	45	184	1710	84	24
331651	68	119	235	897	1009	59	191	2664	168	35
307055	41	14	232	696	572	135	41	1565	15	26
004	62	89	345	1135	394	127	192	3189	135	17
007	uN	47	225	697	255	97	115	1717	94	uN
306002	9	16	51	206	117	24	46	506	21	uN
312001	33	44	84	382	200	44	109	1187	uN	uN
408097	uN	uN	29	83	73	uN	34	396	32	uN
907824	21	11	68	126	uN	74	uN	173	402	uN
232050502	12	16	115	225	246	31	71	709	28	uN
19879	uN	uN	117	448	67	50	54	997	43	uN
9879	14	28	110	395	58	42	63	956	33	uN
3876	23	45	94	477	87	23	72	1565	22	uN
65486	17	25	31	83	uN	31	38	384	49	uN
20786	14	23	20	374	103	39	68	1125	49	40
4053	uN	uN	uN	uN	uN	uN	uN	453	89	uN

Patienten und Methode

118 Patienten mit Rückenschmerzen wurden in die Studie aufgenommen. Als Einschlußkriterien galten: Alter 18-75 Jahre, keine Indikation zu einer kausalen Therapie, Bedarf einer 4wöchigen analgetischen Behandlung, Patienten mit akuten Lumbalgien oder Lumboischialgien in Ruhe und bei Belastung bei einem chronischen Rückenschmerzleiden von mindestens 6monatiger Dauer, schriftliches Einverständnis. Ausschlußkriterien umfaßten: die Teilnahme an einer klinischen Prüfung innerhalb der letzten 30 Tage, die gleichzeitige Teilnahme an einer anderen klinischen Prüfung, Sprachschwierigkeiten oder ungenügende Kooperation, Schwangerschaft oder Stillzeit, Frauen im gebärfähigen Alter ohne ausreichenden Konzeptionsschutz, Patienten der Risikoklasse ASA IV, bekannte Unverträglichkeit/Überempfindlichkeit gegen

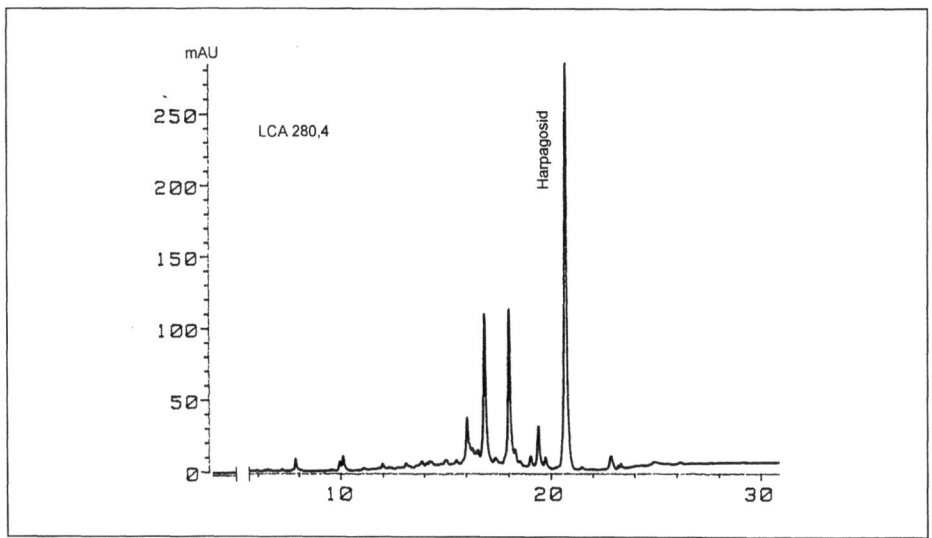

Solvent A: Wasser (+3g Phosphorsäure 85 %/1000 g)
Solvent B: Acetonitril, ROTISOLV, Roth, Karlsruhe

Gradientensystem

Minuten	Solvent A %	Solvent B %
0	0	100
1	0	100
20	40	60
22	100	0
27	100	0
35	0	100
40	0	100

Flow 1,3 ml/min, Injektionsvolumen 20 μl

Abb. 1. HPLC – Fingerprint des angewendeten Harpagophytum-Extrakts Säulentyp: liChroCART 250-4, Merck, Darmstadt, RP 18,5 μm, endcapped.

Harpagophytum bzw. Tramadol, Alkoholiker, Medikamenten- oder Drogenabhängige, ein Hämoglobin unter 9 g/100 ml, anamnestisch zerebrale Krampfanfälle, Darmerkrankungen, Organstörungen, Magen-Darm-Ulzera, eine induzierbare Porphyrie, der Verdacht auf einen Bandscheibenvorfall, eine' schmerzhafte Hüftarthrose, eine Spondyloptose, eine Osteomalazie, Patienten mit akuten Entzündungen der Gelenke, Patienten mit Depressionen, schwerwiegenden Begleiterkrankungen des Herzen, der Leber, der Niere oder eine unverzichtbare Begleittherapie mit Tranquillanzien, Barbituraten und anderen zentral wirksamen Substanzen oder mit Nichtopioiden.

Nach anamnestischer Datenerfassung wurden die Kreislaufparameter gemessen und der Arhuser Rückenschmerzindex [23] ermittelt. Nach Blutentnahme zur Bestimmung organspezifischer Laborparameter erhielten die Patienten die in der Klinikapotheke nach einem Randomcode verblindete Prüfmedikation. Die Prüfmedikation wurde freundlicherweise von der Firma Ardeypharm, Herdecke zur Verfügung gestellt. Weder den Prüfärzten noch dem Patienten war bekannt, welche Medikation der Patient erhielt: Harpagophytum Trockenextrakt (Abb. 1) mit täglicher Harpagosidzufuhr von 50 mg [6] oder Placebo.

In den folgenden Wochen wurde der Patient täglich angerufen, um den Schmerzscore (Skala 0-4, 0 keine, 1 leichte, 2 mittelstarke, 3 starke und 4 sehr starke Schmerzen), den Tramadolverbrauch und das Auftreten von Nebenwirkungen zu registrieren. Vier Wochen nach Behandlungsbeginn stellte sich der Patient zur Abschlußuntersuchung vor. Nach Prüfung der Kreislaufparameter wurde der Arhuser-Rückenschmerzindex ermittelt und Blut zur Bestimmung der organspezifischen Laborparameter entnommen.

Hauptzielkriterium der Studie war zunächst der Verbrauch der Rescuemedikation Tramadol. Der Arhuser-Rückenschmerzindex sowie die Kreislauf- und Laborparameter waren Nebenzielkriterien. Es sollte geprüft werden, ob sich die Behandlungseffekte der Medikation mit Harpagophytum (H) und Placebo (P) hinsichtlich der Menge zusätzlich benötigter analgetischer Therapie unterscheiden (Nullhypothese: H_0: $\mu H = \mu P$, Alternativhypothese: H_0: $\mu H \neq \mu P$). Es wurde erwartet, daß Patienten unter einer Placebomedikation in den Wochen 2-4 der Studie im Mittel 40 ml Tramadol einnahmen. Für einen klinisch relevanten Effekt sollte diese Menge unter einer Therapie mit Harpagophytum auf mindestens die Hälfte (im Mittel 20 ml) verringert sein. Es wurde angenommen, daß die Standardabweichung der eingenommenen Analgetikamenge in beiden Gruppen $\sigma = 30$ ml beträgt. Unter diesen Vorgaben wurden zum Erreichen einer Power (1-ß) von 90 % ca. 100 (2 x 50) Patienten eingeplant. Da bereits kurz nach Beginn der Studie anhand der täglich durchgeführten Befragungen ersichtlich wurde, daß Patienten trotz Schmerzen auf die Einnahme von Tramadol verzichteten, wurde ohne Entblindung die relative Veränderung des Arhuser-Rückenschmerzindex ($DI_{rel} = (I_{Beginn} - I_{ende})/I_{Beginn}$ x 100) als neues Hauptzielkriterium definiert. Die Nullhypothese lautete nun: Die Verteilung von DI_{rel} ist in beiden Therapiegruppen gleich ($F_H(x) = F_P(x)$), die Alternativhypothese lautete $F_H(x) \neq F_P(x)$. Zur Prüfung der Nullhypothese sollte der zweiseitige Test nach Mann-Whitney-Wilcoxon verwendet werden. Als Signifikanzniveau wurde $\alpha = 0.05$ vorgegeben.

Die statistische Berechnung der Studie erfolgte mit Hilfe der Statistical Analysis System Software (SAS Institute, Inc., Cary NC). Verteilungen von nominal skalierten Daten wurden mit Hilfe von Kontingenztafeln, jene von ordinal- oder intervallskalierten Daten mit Hilfe von Mittelwert, Standardabweichung und/oder Quantilen dargestellt. Die angegebenen p-Werte prüfen jeweils die Nullhypothese, daß sich die Verteilung des Merkmals in den beiden Therapiegruppen nicht unterscheidet. Hierzu kamen bei nominal skalierten Daten der χ^2-Test und Fisher's Exakter Test, bei ordinal skalierten Daten der Test nach Mann-Whitney-Wilcoxon zur Anwendung. Zur (nichtvergleichenden) Beurteilung des Effektes einer Therapie (Harpagophytum bzw. Placebo) wurden p-Werte basierend auf dem Mann-Whitney-Wilcoxon-Test für abhängige Stichproben angegeben, welche die Nullhypothese prüfen (daß sich die Verteilung des Markmales nach Abschluß der Therapie nicht von jener bei Therapiebeginn unterscheidet). Ferner wurden als Maß für die Stärke des Zusammenhangs zwischen Größen auch Korrelationskoeffizienten nach Spearman berechnet.

Die Arhuser-Rückenschmerz-Indexskala

Schmerzmessung (bis 60 Punkte). Zur Schmerzmessung wird die visuelle Analogskala (VAS 0-10, 0: kein Schmerz, 10: unerträglicher Schmerz) nach Huskisson (1974) verwendet. Für Rückenschmerzen und Beinschmerzen werden getrennt jeweils der subjektive Schmerz zum Untersuchungszeitpunkt (0-10 Punkte), der schlimmste Schmerz innerhalb der vergangenen 2 Wochen (0-10 Punkte) und der durchschnittliche Schmerz innerhalb der vergangenen 2 Wochen (0-10 Punkte) registriert. Die Dimension der gewonnenen Punktzahl liegt zwischen 0 und 60.

Invalidität (bis 30 Punkte). Die Fragen zur Bewertung der Invalidität sind in Tabelle 3 zusammengefaßt. Für jede Frage wird folgende Punktzahl vergeben: nein - 0 Punkte; zeitweise problematisch - 1 Punkt; ja - 2 Punkte. Die Dimension der gewonnenen Punktzahl liegt zwischen 0 und 30.

Tabelle 3. Fragen zur Bewertung der Invalidität.

1. Wird der Nachtschlaf durch Rückenschmerzen gestört?

2. Wird die tägliche Arbeit durch Rückenschmerzen behindert?

3. Ist leichte Hausarbeit, z.B. Blumengießen, Eßtisch säubern, durch Rückenschmerzen beeinträchtigt?

4. Ist das Anziehen von Schuhen und Strümpfen beeinträchtigt?

5. Ist das Tragen von 2 vollen Einkaufstaschen (insgesamt etwa 10 kg) beeinträchtigt?

6. Ist das Aufstehen von einem niedrigen Sessel ohne Mühe beeinträchtigt?

7. Ist das Zähneputzen über dem Waschtisch in gebeugter Haltung beeinträchtigt?

8. Wird das Hinaufsteigen einer Treppe zur nächsthöheren Etage so beeinträchtigt, daß Sie wegen Rückenschmerzen anhalten müssen?

9. Müssen Sie beim Gehen einer Strecke von 400 Meter aufgrund von Rückenschmerzen anhalten?

10. Müssen Sie beim Rennen von 100 Meter aufgrund von Rückenschmerzen anhalten?

11. Leiden Sie beim Auto- oder Fahrradfahren an Rückenschmerzen?

12. Beeinflussen die Rückenschmerzen Ihre emotionale Beziehung zu Familienangehörigen?

13. Mußten Sie während der vergangenen 2 Wochen aufgrund der Rückenschmerzen Kontakte zu anderen Menschen abbrechen?

14. Rein theoretisch, gibt es bestimmte Berufe, die Sie aufgrund Ihrer Rückenschmerzen nicht ausführen könnten?

15. Glauben Sie, daß die Rückenschmerzen zukünftig Ihr Leben beeinflussen werden?

Bewegungseinschränkung (bis 40 Punkte). Zur Prüfung der Funktionsfähigkeit der Rückenmuskeln eignet sich z.B. folgender einfach durchzuführender Test: Der Patient wird in Bauchlage so plaziert, daß die Beine an der Liege fixiert sind und der Oberkörper ab dem Beckenkamm frei getragen wird. Es wird die Zeit gemessen, die der Patient in horizontaler Lage verbringen kann. Zur Beurteilung wird eine Skala 0-10 (Intervall 30 Sekunden) herangezogen, bei der die Zeitspanne 0-29 Sekunden mit 90 Punkten bewertet wird, 270 Sekunden und mehr mit 10 Punkten.

Die Rückenmobilität kann mit folgendem Test erfaßt werden: Der Patient wird in Rückenlage auf eine 80 cm hohe Liege plaziert. Auf Kommando begibt er sich so schnell wie möglich zum Fußende der Liege, wo er eine tiefe Kniebeuge absolviert, um dann wieder in die Ausgangsposition auf der Liege zurückzukehren. Ein Ablauf dieses Vorgangs innerhalb von 10 Sekunden wird mit 0 Punkten, innerhalb von 10 bis 19 Sekunden mit 2 Punkten, innerhalb von 20 bis 29 Sekunden mit 4 Punkten, innerhalb von 30-39 Sekunden mit 6 Punkten, innerhalb von 40 bis 49 Sekunden mit 8 Punkten und in mehr als 49 Sekunden mit 10 Punkten bewertet.

Zur Durchführung des modifizierten Schober-Test wird im Normalstand ein Punkt 10 cm oberhalb des ersten Sakral-Dornfortsatzes markiert. Die Entfaltung der Dornfortsatzreihe bei Vorneigung wird als Meßstreckenänderung wie folgt angegeben: 59 mm: 0 Pkt., 50-59 mm: 2 Pkt., 40-49 mm: 4 Pkt., 30-39 mm: 6 Pkt., 20-29 mm: 8 Pkt., 0-19 mm 10 Pkt. Die Einnahme von Analgetika haben wir nicht berücksichtigt, da äquianalgetische Potenzen für Analgetika bei Rückenschmerzen noch nicht definiert sind und die Patienten als Rescuemedikation nur das stark wirksame Cyclohexanderivat Tramadol einnehmen sollten. Die gewonnene Punktzahl liegt daher zwischen 0 und 30.

Ergebnisse

Die Gruppen waren vor Therapiebeginn hinsichtlich der biometrischen, anamnestischen und laborchemischen Daten, der Kreislaufparameter und des Arhuser Rückenschmerzindex vergleichbar (Tabelle 4). Unter beiden Therapien kam es zu einer relativen Verbesserung des Arhuser Rückenschmerzindex (im Median bei Gruppe Harpagophytum um 20 %, bei Gruppe Plazebo um 8 %). Nach 4wöchiger Therapie mit Harpagophytum-Trockenextrakt war jedoch

Tabelle 4. Biometrische und anamnestische Daten (MW ± SD); der Arhuser Rückenschmerzindex (Einzelindizes und Gesamtindex), die Kreislaufparameter und die laborchemischen Daten der Patienten, die die Therapie mit Harpagophytum-Trockenextrakt (Gruppe H) und Plazebo (Gruppe P) beendeten, zum Zeitpunkt des Therapiebeginns.

	Gruppe H	Gruppe P	p
Biometrische Daten			
Anzahl	n=54	n=55	
Alter	55,7 ±11,7	53,0 ± 11,4	0,23
Größe	167 ± 8	166 ± 9	0,59
Gewicht	66 ± 19	72 ± 12	0,06
Geschlecht m : w	18:36	16:39	0,63
Anamnestische Daten			
Dauer der Rückenschmerzen (Jahre)	15,3 ± 12,1	13,3 ± 13,2	0,21
Dauer der jetzigen Beschwerden			0,28
weniger als eine Woche	n= 4	n= 2	
länger als eine Woche	n= 8	n= 4	
länger als drei Monate	n=42	n=49	
sonstige Schmerzen			0,33
keine	n= 9	n=14	
an 1-2 Stellen	n=34	n=27	
an mehr als 2 Stellen	n=11	n=14	
Schmerzcharakter			0,50
nur bei Belastung	n= 1	n= 0	
auch in Ruhe	n=17	n=16	
bei Belastung verstärkt	n=36	n=39	
Schmerzursache			0,76
spezifisch	n= 9	n= 8	
unspezifisch	n=45	n=47	
Ursachen des Rückenschmerzes aus der Sicht des Arztes (Mehrfachnennungen möglich)			
Bandscheiben	n= 6	n= 8	0,59
Osteophyten	n= 5	n= 5	0,98
Arthrose	n=22	n=17	0,28
Spondylose	n=10	n= 5	0,15
Skoliose	n=10	n=15	0,28
Scheuermann	n= 0	n= 3	0,24
spinale Stenose	n= 1	n= 0	0,50
sakroiliakal	n= 2	n= 3	0,66
Spondylitis	n= 2	n= 0	0,24
Infektion	n= 0	n= 0	—
Ischias	n=24	n=26	0,77
Verlauf des Schmerzmaximums (Mehrfachnennungen möglich)			
morgens	n=10	n=17	0,13
vormittags	n=10	n= 5	0,15
mittags	n= 1	n= 2	0,57
nachmittags	n= 7	n= 5	0,52
abends	n=11	n=15	0,40
nachts	n= 4	n= 8	0,23

Tabelle 4. Fortsetzung

	Gruppe H	Gruppe P	p
Schmerzausstrahlung			
(Mehrfachnennungen möglich)			
Schulter	n=13	n=12	0,78
Gesäß	n=11	n=16	0,29
Bein	n=31	n=27	0,38
Arm	n= 8	n= 5	0,36
Leiste	n= 5	n= 7	0,56
Zusätzlich zu LWS-Beschwerden			
(Mehrfachnennungen möglich)			
HWS-Beschwerden	n=18	n=14	0,37
Beschwerden im BWS-Bereich	n=21	n=29	0,15
Vorbehandlung			0,99
keine	n= 1	n= 1	
regelmäßig	n=32	n=32	
unregelmäßig	n=21	n=22	
Vorbehandlungszeit (Jahre)	8,4 ± 10,2	7,2 ± 11,8	0,16
Art der Vorbehandlung			
Nichtopioide			
nicht angewendet	n=20	n=19	
erfolgreich angewendet	n=23	n=25	
erfolglos angewendet	n=11	n=11	
Opioide			
nicht angewendet	n=49	n=49	
erfolgreich angewendet	n= 5	n= 2	
erfolglos angewendet	n= 0	n= 4	
Muskelrelaxanzien			
nicht angewendet	n=39	n=42	
erfolgreich angewendet	n= 7	n= 9	
erfolglos angewendet	n= 8	n= 4	
Antidepressiva			
nicht angewendet	n=51	n=52	
erfolgreich angewendet	n= 1	n= 0	
erfolglos angewendet	n= 2	n= 3	
Krankengymnastik			
nicht angewendet	n= 5	n=11	
erfolgreich angewendet	n=30	n=23	
erfolglos angewendet	n=19	n=21	
Physikalische Therapie			
nicht angewendet	n= 3	n= 4	
erfolgreich angewendet	n=29	n=26	
erfolglos angewendet	n=22	n=25	
transkutane Nervenstimulation			
nicht angewendet	n=47	n=50	
erfolgreich angewendet	n= 5	n= 1	
erfolglos angewendet	n= 2	n= 4	
Akupunktur			
nicht angewendet	n=36	n=39	
erfolgreich angewendet	n= 8	n= 4	
erfolglos angewendet	n=10	n=12	
therapeutische Lokalanästhesie			
nicht angewendet	n=27	n=40	
erfolgreich angewendet	n=11	n= 8	
erfolglos angewendet	n=16	n= 7	
reversible Nervenblockaden			
nicht angewendet	n=51	n=54	
erfolgreich angewendet	n= 1	n= 0	
erfolglos angewendet	n= 2	n= 1	
Berufstätigkeit	n=26	n=31	0,39
tägliche Arbeitszeit (Stunden)	7,6 ± 2,9	7,5 ± 2,5	0,72

Tabelle 4. Fortsetzung

	Gruppe H	Gruppe P	p
Hängen die Beschwerden mit der Arbeit zusammen			0,84
nein	n=21	n=22	
ja	n=26	n=24	
unklar	n= 7	n= 9	
Leistungseinschränkung in den letzten 6 Monaten			0,36
an < 14 Tagen	n= 8	n= 5	
an > 14 Tagen	n=46	n=50	
Arbeitsunfähigkeit			0,42
nein	n=43	n=47	
ja	n=11	n= 8	
sportliche Betätigung	n=24	n=17	0,14
Nikotinabusus	n=10	n=16	0,19
Alkoholabusus	n= 5	n= 4	0,71
andere Erkrankungen			
Herz-Kreislauf	n=10	n=15	0,28
Lunge	n= 2	n= 4	0,41
Magen-Darm	n= 9	n=11	0,65
Bewegungsapparat	n=27	n=30	0,63
Karzinom	n= 2	n= 1	0,55
Blasenstörung	n= 7	n= 8	0,81
Darmstörung	n= 6	n= 5	0,73
Diabetes	n= 0	n= 2	0,16
Allergie	n=16	n=22	0,26
Depressionen	n= 0	n= 0	—
andere	n=17	n=15	0,63
Begleitmedikation			0,63
ja	n=37	n=40	
nein	n=17	n=15	

Arhuser-Rückenschmerzindex	Median (25%Q; 75%Q)	Median (25%Q; 75%Q)	
subjektiver Rückenschmerz	4 (2 ; 5)	4 (2 ; 5)	0,68
schlimmster Rückenschmerz	8 (7 ; 9)	8 (7 ; 9)	0,76
durchschnittlicher Rückenschmerz	4 (3 ; 6)	5 (3 ; 6)	0,65
Schmerzindex (nur Patienten ohne Ausstrahlung in die Beine)	18 (13 ; 21)	16 (13 ; 20)	0,62
Schmerzindex (nur Patienten mit Ausstrahlung in die Beine)	27 (20 ; 34)	28 (19 ; 35)	0,63
1 Schmerzindex	21 (16 ; 30)	20 (15 ; 31)	0,78
2 Invaliditätsindex	15 (11 ; 17)	16 (12 ; 19)	0,41
3 Bewegungseinschränkungsindex	16 (12 ; 18)	15 (12 ; 18)	0,98
Arhuser Rückenschmerzindex 1+2+3	54 (42 ; 62)	51 (40 ; 64)	0,89

Kreislaufparameter	Median (25%Q ; 75%Q)	Median (25%Q ; 75%Q)	
Systolischer Blutdruck (mmHg)	140 (102 ; 150)	137 (124 ; 152)	0,93
Diastolischer Blutdruck (mmHg)	84 (76 ; 91)	88 (81 ; 97)	0,17
Herzfrequenz (Schläge/Min)	75 (69 ; 85)	78 (70 ; 89)	0,44
Atemfrequenz (Atemzüge/Min)	16 (15 ; 18)	17 (16 ; 18)	0,18

Laborparameter	Median (25%Q ; 75%Q)	Median (25%Q ; 75%Q)	
Hämoglobin (g/dl)	14 (13 ; 15)	14 (13 ; 15)	0,27
Hämatokrit (%)	42 (39 ; 44)	41 (39 ; 44)	0,48
Erythrozyten (Mio/mm^3)	4,5 (4,3 ; 4,9)	4,6 (4,2 ; 4,9)	0,88
Leukozyten (/mm^3)	6900 (6200 ; 8700)	7900 (6500 ; 9700)	0,11
Thrombozyten (/mm^3)	254000 (214000 ; 299000)	258000 (213000 ; 315000)	0,87
Retikulozyten (%)	7 (5 ; 10)	8 (5 ; 10)	0,72
Neutrophile* (%)	60 (53 ; 65)	62 (58 ; 66)	0,16
Eosinophile (%)	3 (1 ; 3,5)	3 (1 ; 3,5)	0,92
Basophile (%)	1 (1 ; 1)	1 (1 ; 1)	0,56
Lymphozyten* (%)	34 (25 ; 38)	30 (25 ; 36)	0,14

Tabelle 4. Fortsetzung

	Gruppe H	Gruppe P	p
Monozyten (%)	6 (5 ; 6)	6 (5 ; 6)	0,09
BSG 1. Std. (mm H$_2$0)	10 (4 ; 15)	12 (7 ; 19)	0,25
BSG 2. Std. (mmH$_2$0)	24 (14 ; 37)	28 (21 ; 40)	0,13
Natrium* (mmol/1)	142 (140 ; 144)	142 (141 ; 144)	0,85
Kalium (mmol/1)	4,1 (3,9 ; 4,4)	4,0 (3,8 ; 4,4)	0,33
GPT (U/1)	9 (7 ; 13)	9 (7 ; 14)	0,99
GOT (U/1)	10 (8 ; 12)	9 (8 ; 12)	0,72
Glukose* (mg/dl)	95 (88 ; 104)	89 (80 ; 102)	0,1
Quick (%)	108 (98 ; 116)	102 (93 ; 113)	0,15
Cholesterin (mg/dl)	247 (213 ; 285)	221 (201 ; 266)	0,08
Triglyceride (mg/dl)	151 (102 ; 209)	154 (94 ; 228)	0,92
Kreatinin (mg/dl)	1 (1 ; 1)	1 (1 ; 1)	0,16

*Der statistische Unterschied ist nicht von klinischer Relevanz.

gegenüber der Placebotherapie ein deutlicher Besserungstrend gemessen am Arhuser-Rücken-schmerzindex erkennbar (Tabelle 5). Dieser beruhte auf einer signifikanten Besserung des Schmerzindex (p = 0,016) (im Median bei Gruppe Harpagophytum um 34 %, p = 0,0001; bei Gruppe Placebo um 6 %, p = 0,0115). Die Anzahl der schmerzfreien Patienten nahm unter der Harpagophytumtherapie kontinuierlich zu (1. Woche n = 0 vs.n = 0; 2. Woche n = 2 vs. n = 1; 3. Woche n = 4 vs. n = 1; 4. Woche n = 9 vs. n = 1 (p=0,008, Fisher's Exakter Test)). Bei nicht in die Beine ausstrahlenden Schmerzen war unter der Harpagophytumtherapie ein besserer Effekt gegenüber Placebo erkennbar (p = 0,0074). Hingegen war kein quantitativer Unterschied zwischen dem Effekt der Therapie mit Harpagophytum-Trockenextrakt und dem Effekt der Therapie mit Placebo auf in ein Bein oder beide Beine ausstrahlende Schmerzen vorhanden (p=0,46).

Tabelle 5. Gruppe H: Patienten unter Therapie mit Harpagophytum-Trockenextrakt, Gruppe P: Patienten unter Placebotherapie. Arhuser Rückenschmerzindex (ARI$_{Beginn}$ - ARI$_{Ende}$)ARI$_{Beginn}$) x 100; Kreislaufparameter (K$_{Ende}$ - K$_{Beginn}$)/K$_{Beginn}$ x 100, Laborparameter (L$_{Ende}$ - L$_{Beginn}$).

	Gruppe H	Gruppe P	p
Arhuser-Rückenschmerzindex	Median (25%Q ; 75%Q)	Median (25%Q ; 75%Q)	
subjektiver Rückenschmerz	33 (0 ; 83)	0 (33 ; 50)	0,011
schlimmster Rückenschmerz	16 (0 ; 50)	14 (0 ; 30)	0,325
durchschnittlicher Rückenschmerz	17 (0 ; 50)	20 (0 ; 40)	0,541
Schmerzindex (nur Patienten ohne Ausstrahlung in die Beine)	25 (9 ; 47)	0 (-20 ; 27)	0,007
Schmerzindex (nur Patienten mit Ausstrahlung in die Beine)	40 (0 ; 64)	22 (0 ; 56)	0,464
1 Schmerzindex	34 (0 ; 52)	6 (-10 ; 39)	0,016
2 Invalilditätsindex	16 (0 ; 44)	8 (0 ; 25)	0,312
3 Bewegungseinschränkungsindex	7 (0 ; 18)	0 (-8 ; 13)	0,335
Arhuser Rückenschmerzindex 1+2+3	20 (0 ; 35)	8 (-2 ; 23)	0,059
Kreislaufparameter	Median (25%Q ; 75%Q)	Median (25%Q ; 75%Q)	
systolischer Blutdruck (mmHg)	-4 (-10 ; 5)	-1 (-8 ; 4)	0,260
diastolischer Blutdruck (mmHg)	-3 (-9 ; 12)	-3 (-7 ; 5)	0,790
Herzfrequenz (Schläge/min)	3 (-8 ; 20)	-2 (-9 ; 6)	0,069
Atemfrequenz (Atemzüge/min)	0 (0; 0)	0 (0 ; 0)	0,351

Tabelle 5. Fortsetzung

	Gruppe H	Gruppe P	p
Laborparameter	Median (25%Q ; 75%Q)	Median (25%Q ; 75%Q)	
Hämoglobin (g/dl)	0 (-1 ; 0)	0 (0 ; 1)	0,051
Hämatokrit (%)	-0,5 (-2 ; 1)	0 (-1 ; 2)	0,173
Erythrozyten (Mio/mm^3)	-0,1 (-0,2 ; 0,2)	0 (-0,1 ; 0,1)	0,290
Leukozyten (/mm^3)	-250 (-1100 ; 800)	-300 (-1200 ; 1000)	0,623
Thrombozyten (/mm^3)	-9000 (-40000 ; 15000)	-8000 (-30000 ; 19000)	0,348
Retikulozyten (%)	1 (-1 ; 2)	1 (-2 ; 3)	0,936
Neutrophile (%)	0 (-4 ; 3)	1 (-2 ; 6)	0,164
Eosinophile* (%)	0 (0 ; 1)	-1 (-1 ; -0,5)	0,025
Basophile (%)	0 (0 ; 0)	0 (0 ; 0)	0,736
Lymphozyten (%)	0 (-3 ; 4)	-2 (-5 ; 1)	0,194
Monozyten (%)	0 (-1 ; 1)	-1 (-1 ; 1)	0,058
BSG 1. Std. (mmH$_2$0)	-1 (-5 ; 1)	-1 (-5 ; 1)	0,708
BSG 2. Std. (mmH$_2$0)	-3 (-8 ;1)	-3 (-8 ; 2)	0,699
Natrium (mmol/l)	0 (-3 ; 1)	-2 (-0,5 ; 2)	0,535
Kalium (mmol/l)	0,1 (-0,3 ; 0,2)	0 (0,2 ; 0,3)	0,174
GPT (U/l)	0 (-2 ; 1)	-1 (-2 ; 1)	0,606
GOT (U/l)	-1 (-2 ; 0)	- (-2 ; 0)	0,987
Glukose (mg/dl)	-0,5 (-11 ; 15)	1 (-10 ; 14)	0,779
Quick (%)	0 (-7 ; 7)	0,5 (-3 ; 12)	0,177
Cholesterin (mg/dl)	-4 (-22 ; 14)	-6 (-28 ; 11)	0,524
Triglyceride (mg/dl)	0 (-47 ; 32)	14 (-18 ; 59)	0,220
Kreatinin (mg/dl)	0 (0 ; 0)	0 (0 ; 0)	0,299

*Dieser statistische Unterschied ist nicht von klinischer Relevanz

Der täglich nach der „Verbal Rating Scale" abgefragte Schmerzscore der letzten 14 Tage der Behandlung korrelierte mit der retrospektiven Schmerzangabe an der visuellen Analogskala (r = 0,62, p < 0,0001). Zwischen den Behandlungsgruppen (Gruppe Harpagophytum r=0,62, Gruppe Plazebo r=0,60) fand sich diesbezüglich kein Unterschied. Zur Kreuztabellierung wurden die VAS-Werte zusammengefaßt (Tabelle 6).

Insgesamt nahmen 34 Patienten unter der Harpagophytumtherapie und 31 Patienten unter der Plazebotherapie Tramadol ein, in den 3 Wochen vor Therapieende n=26 (Gruppe Haropagophytum) und n=28 (Gruppe P). In diesen 3 Wochen klagten 26 der Patienten mindestens einmal über sehr starke Schmerzen (VRS 4), 103 Patienten mindestens einmal über mittelstarke bis starke Schmerzen (VRS 2-3). 19 der 26 Patienten mit VRS 4 nahmen an 39 Tagen zur Linderung ihrer sehr starken Schmerzen im Median 20 mg Tramadol pro Tag ein (Tabelle 6). 7 Patienten nahmen trotz sehr starker Schmerzen an 20 Tagen kein Tramadol ein. Ein Patient litt dabei 11 Tage unter sehr starken Schmerzen. 49 Patienten mit VRS 2-3 nahmen an 321 Tagen im Median 20 mg Tramadol ein, 54 Patienten konsumierten an 875 Tagen trotz der Schmerzen kein Tramadol. 17 Patienten nahmen an Tagen ohne Schmerzen (VRS 0, n=7) oder geringen Schmerzen (VRS 1, n=55) im Median 20 mg Tramadol (Tabelle 7) ein. Der Tramadolverbrauch in den 3 Wochen vor Abschluß der Therapie betrug in Gruppe H 99 +/- 208 mg, in Gruppe P 102 +/- 250 mg (p=0,44). Insgesamt war der Tramadolverbrauch äußerst gering und korrelierte nicht gut mit den subjektiven Schmerzangaben (r = 0,38), so daß er nicht als Hauptzielkriterium zum Nachweis der Überlegenheit der pflanzlichen Therapie geeignet war. Blutdruck, Herz- und Atemfrequenz blieben bei beiden Therapien im Normbereich. Die laborchemischen Parameter ergaben keinen Hinweis auf einen organschädigenden Effekt. Die unerwünschten Arzneimittelwirkungen sind in Tabelle 8 zusammengefaßt. Bei einem Patienten kam es unter der Harpagophytumtherapie nach Klimawechsel zu einer Tachykardie, so daß der Patient die Behandlung abbrach, er ist bei der Auflistung der Nebenwirkungen und bei der

Beurteilung der Therapie mitberücksichtigt. Der Patient nimmt seit seiner Rückkehr nach Deutschland Harpagophytum-Trockenextrakt ein, der problemlos vertragen wird.

Tabelle 6. Kreuztabellierung zur Erfassung der retrospektiven Schmerzangaben (VAS 0-10) und der über 14 Tage abgefragten Schmerzangaben (VRS 0-4) von allen Patienten sowie von den Patienten unter Harpagophytum- (n=54) und Placebotherapie (n=55).

		VRS 0	VRS 1	VRS 2	VRS 3	VRS 4
0	n=109	5	5	2	0	0
	n= 54	4	3	1	0	0
VAS 0-1	n= 55	1	2	1	0	0
1	n=109	5	22	16	0	0
	n= 54	4	12	7	0	0
VAS 2-3	n= 55	1	10	9	0	0
2	n=109	1	12	17	4	0
	n= 54	1	2	9	2	0
VAS 4-5	n= 55	0	10	8	2	0
3	n=109	0	1	12	4	1
	n= 54	0	1	5	2	0
VAS 6-7	n= 55	0	0	7	2	1
4	n=109	0	0	1	1	0
	n= 54	0	0	0	1	0
VAS 8-10	n= 55	0	0	1	0	0

Tabelle 7. Anzahl der Patiententage, an denen über Schmerzen geklagt wurde, Schmerzstärke, Anzahl der Patiententage, an denen bei Schmerzen Tramadol eingenommen wurde, Tramadolverbrauch und Anzahl der Patiententage, an denen trotz Schmerzen kein Tramadol eingenommen wurde.

Patiententage	VRS (0-4)	Patiententage mit Tramadol	Tramadolverbrauch (mg, Median) (Minimum - Maximum)	Patiententage ohne Tramadol
1143	0-1	62	20 (3- 70)	1081
196	2-3	321	20 (5-100)	875
59	4	39	20 (5-100)	20

Tabelle 8. Nebenwirkungen unter der Prüfmedikation.

	Gruppe H	Gruppe P
Sodbrennen (einmalig)		1
Übelkeit (mehrfach)		2
Übelkeit/Erbrechen auf Tramadol	2	
Übelkeit/Schwindel auf Tramadol		1
Müdigkeit (ständig), Schwindel (einmalig)		1
Schwindel (einmalig)		1
Herzrasen	1	
Hustenreiz (mehrfach)	1	
Diurese/Normalisierung der Obstipation		1
Obstipation (ständig)		1
Diurese (ständig)		1
Einschlafstörung (ständig)		1

Diskussion

Zur Quantifizierung der Rückenschmerzen vor Beginn oder im Verlauf einer Behandlung ist eine zuverlässig, reproduzierbare Beurteilung der Beschwerden erforderlich. Denn oft bestehen bei Rückenschmerzen keine meßbaren körperlichen Abnormalitäten. Parameter, wie die Einschränkung der Wirbelsäulenmobilität, ein positiver „Straight Leg Raising"-Test oder Sensibilitätsstörungen bzw. motorische Paresen im Unterschenkelbereich, eignen sich nicht zur Verlaufsbeobachtung, da sie nicht zuverlässig sind [30]. Wird allein „die Arbeitsfähigkeit" zur Objektivierung der Wirksamkeit einer Behandlung herangezogen, kann das soziale Umfeld das Ergebnis wesentlich beeinflussen [27]. Auch besteht keine Korrelation zwischen Arbeitsfähigkeit und Schmerzausmaß oder Arbeitsfähigkeit und Invalidisierungsscores [16]. Die subjektive Gesamteinschätzung des Patienten zu seinen Beschwerden schwankt je nach Fragebogendesign um 30 bis 40 % [17]. Zur Einschätzung der Rückenschmerzen wurden Fragebögen entwickelt, die bis zu 15 subjektive und objektive Parameter enthalten [10, 12, 13, 19, 21, 24, 27, 28, 32]. Da Schmerzen, Invalidität und Bewegungseinschränkung in unterschiedlichem Ausmaß von Ätiologie/Pathologie, psychischen Faktoren, dem sozialen Umfeld und von Berufstätigkeit beeinflußt werden [31], sollten Rückenschmerz-Fragebögen auf alle drei Komponenten eingehen. Die in der Universitätsklinik Arhus erarbeitete Indexskala zur Beurteilung des Rückenschmerzleidens (gesund bis hoffnungslos invalid) scheint vor allem deshalb zur Beurteilung geeignet, da sie reproduzierbar ist. Es fand sich eine hohe (98%ige) Übereinstimmung der Indexscores verschiedener Untersucher bei demselben Patienten [23]. Ein weiterer Vorteil für seine Benutzung ist der kurze Zeitaufwand von nur etwa 15 Minuten.

Die Mehrzahl aller Rückenbeschwerden wird durch degenerative Wirbelsäulenveränderungen verursacht, ohne daß röntgenologisch sichtbare Veränderungen in direktem Zusammenhang mit den Beschwerden stehen [9]. Nur selten liegen den Rückenschmerzen spezifische Krankheitsprozesse zugrunde, und bei bis zu 80 % der Patienten mit akuten Rückenschmerzen bleibt die Ursache der Beschwerden unklar [11, 14]. Grundsätzlich muß zwischen radikulärer (bandscheibenbedingter) Schmerzsymptomatik und Schmerzen aufgrund von nicht schwerwiegenden radiologischen Veränderungen der Wirbelsäule oder Funktionsstörungen der Ileosakralgelenke, der Facettengelenke und des Bandapparates differenziert werden. Die von den Bewegungssegmenten ausgehenden „nichtradikulären" Schmerzen sind dumpf und tiefsitzend und können auch in benachbarte Regionen ausstrahlen. Oft findet sich eine Zunahme der Beschwerden bei Belastung [9]. In die Studie haben wir nur Patienten mit nichtradikulären Schmerzen aufgenommen. Die Akzeptanz von seiten der Bevölkerung zur Teilnahme an der Studie war ungewöhnlich groß, so daß die Studie in 5 Monaten abgeschlossen werden konnte.

Zur Einschätzung der subjektiven Schmerzen haben wir die visuelle Analogskala (VAS) und die verbale Einschätzungsskala (VRS) benutzt. Verbale Skalen sind einfach in der Anwendung, bequem in der Durchführung und für den Routinebetrieb hervorragend geeignet [22]. VAS-Skalen sind weniger komfortabel, obwohl der Anschein besteht, daß eine genauere Schmerzquantifizierung damit erzielt werden kann. Wir haben jedoch in einer anderen Untersuchung bereits gezeigt, daß mittels einer VAS-Skala die subjektive Schmerzangabe nicht genauer diskriminiert werden kann [18]. Dies wird in unserer jetzigen Studie bestätigt.

Das ursprüngliche Hauptzielkriterium, der Verbrauch der Rescuemedikation Tramadol, konnte nicht zur Beurteilung herangezogen werden, da die Schmerzangaben und der Tramadolverbrauch nicht hinreichend korrelierten und überdies nur wenig Tramadol eingenommen wurde. So wurde nur an 27 % der Tage mit mittelstarken und starken Schmerzen Tramadol eingenommen und an 66 % der Tage mit sehr starken Schmerzen. Die Tramadoleinnahme war bei sehr starken Schmerzen nicht höher als bei mittelstarken bis starken Schmerzen und entsprach der Tramadolmenge, die auch an 5 % der Tage ohne oder mit geringen Schmerzen eingenommen wurde. Dies belegt, daß Patienten der Einnahme stark wirksamer Medikamente äußerst skeptisch gegenüberstehen, obwohl die Verordnung von Opioiden bei akuten Rückenschmerzen im Rahmen eines chronischen Rückenschmerzleidens propagiert wird [26, 34]. Obwohl Tramadol auch über die Opioidrezeptoren analgetisch wirkt, gehört es als Cyclohexanderivat nicht zur Substanzklasse der Opioide [2], provoziert nicht wie Opioide bei längerfristiger regelmäßiger Einnahme eine Abhängigkeit und fällt daher nicht unter das BTM-Gesetz. Zur Tramadolverordnung bedarf es daher keiner speziellen Rezepte. Unter einer Tramadolmedikation können jedoch opioidtypische Nebenwirkungen (Übelkeit, Erbrechen, Schwindel, Schwitzen, Müdigkeit, Mundtrockenheit, orthostatische Dysregulationen) auftreten. Auffallend ist, daß die Patienten, die unter sehr starken Schmerzen litten, im Median nicht mehr Tramadol eingenommen haben als die Patienten, die unter mittelstarken bis starken Schmerzen litten. Wir vermuten daher, daß Patienten eher Schmerzen aushalten, als ein Medikament mit bekannten Nebenwirkungen einzunehmen. Die Einnahme von Harpagophytum-Trockenextrakt wurde ausgezeichnet vertragen.

Das Ergebnis der Untersuchung weist darauf hin, daß die Einnahme von Harpagophytum-Trockenextrakt eine signifikante Wirkung auf das Symptom Rückenschmerzen besitzt. Zwar fand sich auch in der Plazebogruppe eine mediane relative Verbesserung im Schmerzindex, doch war die Wirkung der Harpagophytum-Trockenextrakttherapie der Plazebotherapie signifikant überlegen (s. Tabelle 4). Die Invalidität und die Bewegungseinschränkung wurden bei der 4wöchigen Therapie nicht wesentlich beeinflußt. Patienten mit Rückenschmerzen sind wegen der engen Verknüpfung mit psychosozialen Faktoren immer eine schwierig behandelbare Patientengruppe [15]. Insofern überzeugt das Ergebnis unserer Untersuchung, daß der Einsatz von Harpagophytum-Trockenextrakt sinnvoll ist und im Stufenschema vor der Therapie mit Nichtopioiden zur Anwendung kommen sollte. Dies vor allem deshalb, da die Verträglichkeit der Behandlung besser ist als die Verträglichkeit einer längerfristigen Behandlung mit Nichtopioiden [4]. Da der analgetische Effekt der Therapie aber erst allmählich eintrat, stellt sich die Frage, ob nicht mit einer höheren initialen Dosierung ein schnellerer Wirkungseintritt der Analgesie erzielt werden kann, insbesondere, da mittels Tees mehr Wirkstoff zugeführt wird [5].

Danksagung Wir danken der FA Ardeypharm/Herdecke für die Bereitstellung der Prüfmedikation

Literatur

1. Belaiche P, (1982) Etude clinique de 360 cas d'arthrose traités par le nébulisat aqueux d'Harpagophytum procumbens. Phytotherapie 1:22–28
2. Chrubasik S, Chrubasik J (1995) Die Behandlung postoperativer Schmerzen mit peridural verabreichten Opioiden. Anaesthesiol Reanimat 20:16–25
3. Chrubasik S, Wink M (1995) Zur pharmakologischen Wirkung der Teufelskralle (Harpagophytum procumbens). Forschende Komplementärmedizin 2:323–325
4. Chrubasik S, Ziegler R (1996) Rückenschmerzen. Therapiestrategie. Zschr Allgem Med, im Druck
5. Chrubasik S, Sporer F, (1996) Zum Wirkstoffgehalt in Teezubereitungen aus Harpagophytum procumbens. Forschende Komplementärmedizin 3: 116-119
6. Chrubasik S, Sporer F, Wink F (1996) Zum Wirkstoffgehalt in Arzneimitteln aus Harpagophytum procumbens. Forschende Komplementärmedizin 3: 57-63
7. Chrubasik S, Sporer F, Wink F (1996) Zum Harpagosidgehalt verschiedener Trockenextraktpulver aus Harpagophytum procumbens. Forschende Komplementärmedizin 3: 6-11
8. Chrubasik S, Zimpfer C, Schütt U, Ziegler R (1996) Effectiveness of Harpagophytum procumbens in treatment of acute low back pain. Phytomedicine 3: 1-10

9. Debrunner A M (1985) Orthopädie. Huber, Bern Stuttgart Toronto

10. Fairbank J C T, Couper J, Davies J B, O'Brian J (1980) The Oswestry Low Back Pain. Disability Questionnaire. Physiotherapy 66:271–273

11. Frymoyer J W (1988) Back pain and Sciatica. New Engl J Med 318:291–300

12. Greenough C G, Fraser R D (1992) Assessment of outcome in patients with low-back pain. Spine, 17:36–41

13. Harper A C, Harper D A, Lambert L J, DeKlerk N H, Andrews H B, Ross F M, Straker L J, Lo S K (1995) Development and validation of the Curtin Back Screening Questionnaire (CBSQ): a discriminative disability measure. Pain, 60:73–81

14. Hildebrandt J (1993) Schmerzen am Bewegungsapparat, Rückenschmerzen. In: Zenz M, Jurna I (Hrsg) Lehrbuch der Schmerztherapie. Wissenschaftliche Verlagsgesellschaft Stuttgart

15. Hildebrandt J, Pfingsten M, Ensink F B (1993) Die Problematik der Therapie von Rückenschmerzen. Anästhesiol Intensivmed Notfallmed 28:148–155

16. Holmström E, Moritz U (1991) Low-back pain correspondance between questionnaire, interview and clinical examination. Scand J Rehab Med 23: 119–125

17. Howe J, Frymoyer J W (1985) The effects of questionnaire design on the determination of end results in lumbar spinal surgery. Spine 10:804–805

18. Kunst J, Chrubasik S, Black A M S, Chrubasik J, Schulte-Mönting J, Alexander J I (1996) Patient-controlled epidural analgesia with diamorphine for the management of postoperative pain. Eur J Anesthesiol, in press

19. Lawlis G F, Cuencas R, Selby D, McCoy C E (1989) The development of the Dallas Pain Questionnaire. Spine 14:511–516

20. Lecomte A, Costa J P (1992) Harpagophytum dans l'arthrose. 37 Le Magazine N° 15

21. Lehmann T R, Brand R A, Gorman T W O (1983) A low-back Rating Scale. Spine, 9:308–316

22. Lowson S M, Alexander J I, Black A M S, Bambridge A D (1994) Epidural diamorphine infusions with and without 0.167% bupivacaine for postoperative analgesia. Eur J Anaesthesiol 11:345–352

23. Manniche C, Asmussen K, Lauritsen B, Vinterberg H, Kreiner S, Jordan A (1994) Low Back Rating Scale: validation of a tool for assessment of low back pain. Pain 57:317–326

24. Million R, Hall W, Nilsen K H, Baker R D, Jayson M I V (1982) Assessment of the progress of the back-pain patient. Spine 7:4–12

25. Pinget M, Lecomte A (1990) Etude des effets de l'harpagophytum en rhumatologie dégénérative. 37 Le magazine N 10

26. Portenoy R K, Foley K M (1986) Chronic use of opioid analgesics in non-malignant pain: report of 38 cases. Pain 26:171–186

27. Roland M Morris R (1983) A study of the natural history of low-back pain. Spine 8:145–150

28. Spratt K F, Lehmann T R, Weinstein J N, Sayre H A (1990) A new approach to the low-back physical examination. Spine 15:96–102

29. Stübler M (1987) Die Behandlung chronischer Gelenkerkrankungen mit Harpagophytum. Allg homöopath Zeitung 232:60–62

30. Vällfors B (1985) Acute, subacute and chronic low back pain: clinical symptoms, absenteeism and working environment. Scand J Rehab Med, Suppl 1:1–98

31. Waddell G (1984) Clinical assessment and lumbal impairment. Clin Orthop Rel Res 221:209–213

32. Waddell G, Main C J (1984) Assessment of severity in low-back disorders. Spine, 9:209–213

33. Zimmermann W (1977) Erfahrungen mit Harpagophytum. Phys Med Reh 18:317–319

34. Zimmermann M (1990) Opioide für nicht tumorbedingte chronische Schmerzen? Schmerz 4:121–122

Anschrift der Verfasser:
Dr. Sigrun Chrubasik
Prof. Dr. R. Ziegler
Abteilung Innere Medizin I
der Medizin. Klinik und Poliklinik
Universität Heidelberg
Bergheimerstr. 58
69115 Heidelberg

harmakologische Grundlagen pflanzlicher Antirheumatika

Jorken, S. N. Okpanyi
eigerwald Arzneimittelwerk GmbH, Darmstadt

nleitung

efinitionsgemäß versteht man unter Erkrankungen des rheumatischen Formenkreises :hmerzen und Funktionseinschränkungen im Bereich des Bindegewebes und des Stützappa- tes. Ätiologisch werden entzündliche, degenerative und extraartikuläre rheumatische Erkran- ıngen unterschieden. In der Bundesrepublik sind ca. 25 Mio. Bürger von schmerzhaften ·krankungen des Bewegungssystems betroffen. Der Anteil entzündlich-rheumatischer ·krankungen liegt bei 5-10 %, der der degenerativen Erkrankungen zwischen 40 und 45 % ıd die Beschwerden von seiten des extraartikulären Rheumatismus bei ca. 50 % [5].

Hauptziel der Behandlung sind Linderung und Befreiung von Schmerzen, Beheben von ınktionsbeeinträchtigungen, Aufhalten bzw. Verlangsamung der Progression der Erkrankung ıd damit eine Verbesserung der Lebensqualität. Zur Therapie stehen u. a. Analgetika, nicht- eroidale Antirheumatika (NSAR), Glukokorticoide, die langsam wirkenden Antirheumatika ogenannte Basistherapeutika) und Immunsuppressiva zur Verfügung. Wegen deren uner- ünschter und z.T. schwerwiegender Nebenwirkungen werden als Alternative bei leichteren eschwerden erfolgreich pflanzliche Arzneimittel eingesetzt. Wenn aber Phytopharmaka die eichen Indikationen wie chemisch-synthetische Präparate beanspruchen, dann gelten für sie e gleichen wissenschaftlichen Anforderungen bezüglich des Nachweises der Wirksamkeit, nbedenklichkeit und Qualität.

Wenn auch aus Sicht des puristischen Pharmakologen Monopräparate grundsätzlich vorzu- ehen sind, so können dennoch fixe Kombinationen sinnvoll sein, wenn § 22 (3a) des AMG ·füllt ist: „Enthält das Arzneimittel mehr als einen arzneilich wirksamen Bestandteil, so ist zu :gründen, daß jeder arzneilich wirksame Bestandteil einen Beitrag zur positiven Beurteilung :s Arzneimittels leistet." Fixe Kombinationen können somit positiv beurteilt werden, wenn

additive synergistische Wirkungen der Kombinationspartner mit gleichen oder verschiede- nen Angriffspunkten vorliegen und/oder

es zu einer überadditiven Wirkung der fixen Kombination gegenüber den einzelnen Kom- binationspartnern kommt und/oder

unerwünschte Wirkungen einzelner Kombinationspartner verringert oder aufgehoben wer- den (z.B. bei gleichsinnig wirkenden Kombinationspartnern durch Dosisreduktion) und/oder

die Kombination eine Therapievereinfachung oder eine Verbesserung der Therapiesicher- heit mit sich bringt. Dies kann der Fall sein, wenn

– eine Verbesserung der Compliance (z.B. durch eine Verringerung der Einnahmefrequenz und/oder eine Vereinfachung des Dosierungsschemas) und/oder

– eine Verbesserung der Resorption und/oder

– eine Vermeidung galenischer Inkompatibilitäten erreicht wird und/oder

einer der arzneilich wirksamen Bestandteile eine oder mehrere der unerwünschten Wirkun- gen eines anderen Bestandteiles relevant mindert oder aufhebt, wenn die unerwünschte Wir- kung üblicherweise auftritt.

Eine fixe Kombination gilt als bedenklich, wenn

- wesentliche pharmakokinetische und/oder pharmakodynamische Interaktionen vorliegen, die das Nutzen-Risiko-Verhältnis nicht verbessern oder sogar verschlechtern,
- die Halbwertszeiten und/oder die Dauer der Wirkung der arzneilich wirksamen Bestandteile signifikant voneinander abweichen. Dies muß jedoch nicht unbedingt zutreffen, sofern nachgewiesen werden kann, daß die Kombination trotz diesbezüglicher Unterschiede klinisch vorteilhaft ist,
- die Kombination einen Bestandteil enthält, der zur Vorbeugung gegen Mißbrauch unangenehme Wirkungen hervorrufen soll [15, 4].

Zur Behandlung rheumatischer Erkrankungen mit pflanzlichen Arzneimitteln stehen, von Capsicum zur topischen Anwendung und wenigen oralen Monopräparaten, die Weidenrinde, Harpagophytum oder Brennesselkraut und -blätter enthalten, abgesehen, vorrangig fixe Kombinationen zur Verfügung, wie z.B. eine fixe Kombination, welche Frischpflanzenextrakte aus Populus tremula L., Solidago virgaurea L. und Fraxinus excelsior L. im Verhältnis 3 : 1 : 1 enthält. Nachfolgend wird das pharmakologische Wirkprofil dieser Drogen dargestellt und geprüft, inwieweit diese fixe Kombination sinnvoll ist und die geforderten Bedingungen erfüllt.

Vorkommen und Inhaltsstoffe von Populus tremula L., Solidago virgaurea L., Fraxinus excelsior L.

Populus tremula L. Bei Populus tremula L. (Salicaceae) handelt es sich um einen 10-30 m hoch werdenden Laubbaum. Für die Herstellung des Nativextraktes werden Rinde und Blätter im Verhältnis 1:1 verwendet. Die maßgebenden wirksamkeitsbestimmenden Inhaltsstoffe sind neben ätherischen Ölen und Biflavonoiden die Phenylglykoside Salicin, Salicortin, Salireposid, Populin, Salicylpopulin, Salicyltremuloidin und andere, die analytisch als Salicin und Salicylalkohol bestimmt werden.

Solidago virgaurea L. Solidago virgaurea L. (Asteraceae), mit dem Zusatz „Echte" Goldrute, wird von zwei anderen Arten, der kanadischen Goldrute und der Riesengoldrute, abgegrenzt. Es handelt sich um eine krautige Pflanze, die 20 cm bis 1 m hoch wird und kleine gelbe Blüten trägt. Verwendet wird das Goldrutenkraut. Wirkungsbestimmende Inhaltsstoffe sind Flavonoide (Rutin, Quercetin, Kämpferol) neben Salicylsäurederivaten (Leiocarposid, Virgaureosid), Triterpensaponinen (Polygalasäure), Gerbstoffen und ätherischen Ölen.

Fraxinus excelsior L. Bei Fraxinus excelsior L. (Oleaceae), der Gemeinen Esche, handelt es sich um einen bis zu 40 m hohen Laubbaum. Verwendet wird die Eschenrinde. Die maßgebenden Inhaltsstoffe sind Cumaringlykoside (Isofraxidin), daneben ätherische Öle und Gerbstoffe (Tannine).

Zur Pharmakologie

Zur Sinnhaftigkeit der fixen Kombination

In Abbildung 1 sind die wirksamkeitsbestimmenden Substanzen von Populus tremula L., Solidago virgaurea L. und Fraxinus excelsior L. dargestellt. Hierbei handelt es sich bei Populus tremula L. um Phenole, Phenolsäuren und Flavonoide, bei Solidago virgaurea L. ebenfalls um Phenole und Phenolsäuren, Flavonoide und Triterpensaponine und bei Fraxinus excelsior L. um Cumarinderivate. Hieraus kann geschlossen werden, daß die einzelnen Pflanzen aufgrund ihrer Inhaltsstoffe einen Beitrag zum pharmakologischen Wirkprofil leisten und sich das analgetisch und antiphlogistische Wirkprinzip additiv ergänzen. Damit ist die Anforderung an eine fixe Kombination, daß die Einzelbestandteile synergistisch zur Gesamtwirkung beitragen, erfüllt.

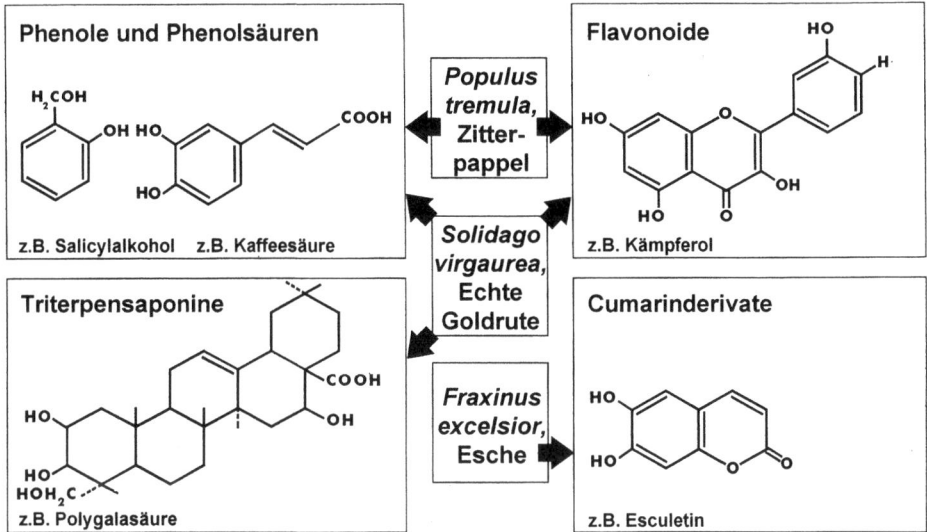

Abb. 1: Inhaltsstoffe einer fixen Kombination aus Populus tremula L., Solidago virgaurea L. und Fraxinus excelsior L.

Zur analgetischen Wirkung

Die analgetische Wirkung der Einzelpflanzenextrakte der fixen Kombination wurde im Phenylchinon-Writhing-Test untersucht. Die Ergebnisse sind in Tabelle 1 zusammengefaßt.

Männliche NMRI-Mäuse erhielten die alkoholarme fixe Kombination (8 %-) in Konzentrationen von 1,0 und 5,0 ml/kg KG sowie alkoholarme Extrakte aus Populus tremula 3,17 ml/kg KG, Solidago virgaurea 1,0 ml/kg KG und Fraxinus excelsior 1,02 ml/kg KG. Die Dosierungen von Salicylalkohol und Indometacin lagen bei 3,04 und 1,0 mg/kg KG. Die Prüfsubstanzen sowie die Solvenzien für die Kontrollgruppen (8 %-Ethanol bzw. 0,1 M NaHCO$_3$-Lösung) wurden in einem konstanten Volumen von 10,0 ml/kg KG oral 30 min vor der i.p.-Injektion von 10,0 ml (0,02 %-) Phenylchinon pro kg KG verabreicht. Die Latenzzeit bis zum ersten vollendeten „Writhing" (Streckung eines oder beider Beine) wurde für jedes Tier mit einer Stoppuhr registriert, während die Zahl der „Writhes" in der Beobachtungszeit mit dem Cellodiff-II-Mikrocomputer festgehalten wurde. Der Einfluß der Behandlung auf die Latenzzeit bis zum Auftreten der „Writhes" sowie die prozentuale Verminderung der Zahl der „Writhes" (entspricht prozentualer analgetischer Wirkung) im Vergleich zu der jeweiligen Kontrolle wurden berechnet. Der Prozentsatz der behandelten Tiere, die weniger als 50 % der „Writhes" der unbehandelten Kontrolle zeigten, wurde als Ausdruck einer positiven Analgesie ermittelt [6].

Während die fixe Kombination in einer Konzentration von 1,0 ml/kg KG eine nicht signifikante analgetische Wirkung von 20 % bewirkte, wurde mit der Dosierung von 5,0 ml/kg KG eine statistisch signifikante Wirkung von 36 % gegenüber der Kontrolle erzielt. Der gleiche Effekt wurde mit den einzelnen Pflanzenextrakten sowie mit Salicylalkohol erreicht. Die Latenzzeit wurde durch Populus tremula, Salicylalkohol und Indometacin signifikant verlängert [3].

Die analgetische Wirkung der Trockensubstanz der fixen Kombination sowie der Trockensubstanzen der Einzelpflanzenextrakte wurde ebenfalls im Phenylchinon-Writhing-Test verifiziert. Die Trockensubstanzen der fixen Kombination sowie die der Einzelkomponenten Populus tremula, Solidago virgaurea und Fraxinus excelsior wirkten deutlich analgetisch. Die Verabreichung der fixen Kombination in Konzentrationen von 59,2/296/592 mg/kg KG verminderte die Anzahl der „Writhes" in allen Fällen signifikant. Für die analgetische Wirkung bestand eine Dosisabhängigkeit [9].

Tabelle 1. Analgetische Wirkung der Einzelpflanzenextrakte und der fixen Kombination (alkoholische Extrakte), Ergebnisse in %.

	analgetische Wirkung	positive Analgesie	Einfluß auf Latenzzeit
fixe Kombination 1,0 ml/kg KG	20	38	-4
5,0 ml/kg KG	36[1]	38	24
Populus tremula 3,17 ml/kg KG	49[4]	56	67[4]
Solidago virgaurea 1,0 ml/kg KG	38[2]	44	11
Fraxinus excelsior 1,02 ml/kg KG	35[2]	34	22
Salicylalkohol 3,04 mg/kg KG	40[2]	34	47[1]
Indometacin 1,0 mg/kg KG	71[5]	81	45[3]

[1]) $P \leq 0,05$, [2]) $P \leq 0,02$, [3]) $P \leq 0,025$, [4]) $P \leq 0,005$, [5]) $P \leq 0,001$

Zur antipyretischen Wirkung

Die antipyretische Wirkung der Einzelpflanzenextrakte und der fixen Kombination wurde im Bierhefe-Fieber-Test untersucht.

Nach s.c.-Injektion von 10 ml einer 20 %igen Bierhefe-Suspension pro kg KG in den Nacken entwickelten Sprague-Dawley-Ratten ein Fieber, das nach 17 Stunden ein Plateau erreichte. Zu diesem Zeitpunkt wurden die Tiere, bei denen der Temperaturanstieg zum Pyrexiewert 0,8-2,4 °C betrug, randomisiert 7 Gruppen zu je 7 Ratten zugeteilt. Eine Stunde später wurden sie per Schlundsonde mit Lösungsmittel (42 %iges Ethanol, Kontrolle, Gruppe 1), 1 bzw. 5 ml der fixen Kombination pro kg KG (Gruppe 2 bzw. Gruppe 3), 3 ml Populus pro kg KG (Gruppe 4), 1 ml Fraxinus bzw. Solidago pro kg KG (Gruppe 5 bzw. Gruppe 6) oder 4 mg Indometacin pro kg KG (Referenzgruppe, Gruppe 7) behandelt. Die Körpertemperatur wurde 1, 2, 3, 4, 5, 6 und 24 Stunden nach der Behandlung rektal gemessen.

Ausgehend von einem mittleren Vorwert von 37,1 °C stieg die Körpertemperatur nach Bierhefe-Injektion auf durchschnittlich 38,2 °C an (Pyrexiewert). Nach Verabreichung der Testsubstanzen sank die Körpertemperatur in den Gruppen 2-7, in der Kontrollgruppe jedoch nur geringfügig, zu einem erneuten Plateau bis 6 Stunden nach der Bierhefe-Injektion. Die fiebersenkende Wirkung der Pflanzenextrakte war somit bis 6 Stunden nach Behandlung nachweisbar. Die fixe Kombination war den Einzelpflanzenextrakten in der Wirkung überlegen und zeigte tendenziell in der höheren Dosis (5 ml/kg KG) eine stärkere Wirkung als in der geringeren Dosis (1 ml/kg KG) [11].

Die antipyretische Wirkung des Trockenextraktes der fixen Kombination wurde ebenfalls im Bierhefe-Fieber-Test untersucht. Die fixe Kombination wurde als Trockensubstanz in Konzentrationen von 41 mg und 205 mg/kg KG verabreicht. Sowohl die Kombination als auch die Einzelpflanzenextrakte zeigten eine fiebersenkende Wirkung. Dabei war die fixe Kombination den Einzelpflanzen in der Zeit von 3-6 Stunden nach Applikation geringfügig überlegen [12].

Zur antiphlogistischen Wirkung

Die antiphlogistische Wirkung der Einzelpflanzenextrakte sowie der fixen Kombination wurde in mehreren Tests untersucht.

Dextran-Ödem-Test

16 Stunden vor Versuchsbeginn wurde den Ratten das Futter entzogen. Die Prüfung erfolgte an drei aufeinanderfolgenden Tagen. 30 min vor Ödeminduktion wurden die Prüfsubstanzen p. o. mittels Schlundsonde verabreicht. Indometacin (4 mg/kg KG), ein bekanntes Antirheumatikum, wurde als Vergleichssubstanz eingesetzt. Die Prüfsubstanzen wurden in folgenden Dosierungen eine halbe Stunde vor der intraplantaren Ödeminduktion den Versuchstieren (männliche Sprague-Dawley-Ratten) oral verabreicht: fixe Kombination: 1,0 und 5,0 ml/kg KG, Populus-Extrakt 3,15 mg/kg KG, Solidago-Extrakt 1,0 ml/kg KG, Fraxinus-Extrakt 1,02 ml/kg KG. Reiner Salicylalkohol 3,04 mg/kg KG wurde ebenfalls mitgeprüft. Die Prüfsubstanzen wurden durch schonende Vakuumverdampfung alkoholarm (8 % v/v) gestaltet. Alle Tiere erhielten 10 ml/kg KG der entsprechend verdünnten Prüfsubstanzen bzw. Kontrollsubstanzen (8 %-Ethanol, $NaHCO_3$-Lösung).

Die Messung der Pfotenvolumina erfolgte mit dem Volumenmeßgerät von Kemper & Ameln vor und 1, 2, 4, 6 und 24 Stunden nach der Ödeminduktion. Der zeitliche Verlauf der Ödemhemmung bzw. die mittlere Ödemhemmung (1.-6. Stunde) wurden im Vergleich zur entsprechenden Kontrolle ermittelt und statistisch überprüft. In Abbildung 2 ist die mittlere Ödemhemmung im Dextran-Ödem-Test der Einzelextrakte, der fixen Kombination, des Salicylalkohols und des Indometacins dargestellt. Mit 1,0 ml/kg KG der fixen Kombination wurde eine statistisch signifikante Ödemhemmung von 28 %, 28 % und 30 % in der 1., 2. und 6. Stunde ($p \leq 0,05$) verzeichnet. Die mittlere Hemmung (1.-6. Stunde) betrug 27 % ($p \leq 0,01$). In der Konzentration von 5,0 ml/kg KG erzielte die fixe Kombination eine signifikante Hemmung um 25 % bzw. 33 % ($p \leq 0,05$) in der 1. bzw. 2. Stunde sowie eine mittlere Ödemhemmung von 24 % ($p \leq 0,05$). Die mittlere Hemmung des Dextran-Ödems durch die Einzelpflanzenextrakte war nicht signifikant. Salicylalkohol und Indometacin bewirkten eine mittlere Ödemhemmung von 24 % ($p \leq 0,05$) bzw. von 11 % (n. s.) [13].

Eine vergleichbare Untersuchung wurde mit der Trockensubstanz der fixen Kombination sowie mit den Trockensubstanzen der Einzelpflanzenextrakte durchgeführt. Die fixe Kombination sowie die Trockensubstanzen der Einzelextrakte hemmten das dextraninduzierte Pfotenödem bei Ratten. Für die fixe Kombination bestand eine Dosisabhängigkeit, wobei die Wirkung der höchsten Dosis sich der von 4 mg Indometacin pro kg KG näherte. Die untersuchten Einzelpflanzenextrakte trugen zur antiphlogistischen Wirkung bei und zeigten in der Kombination eine stärkere Wirkung [10].

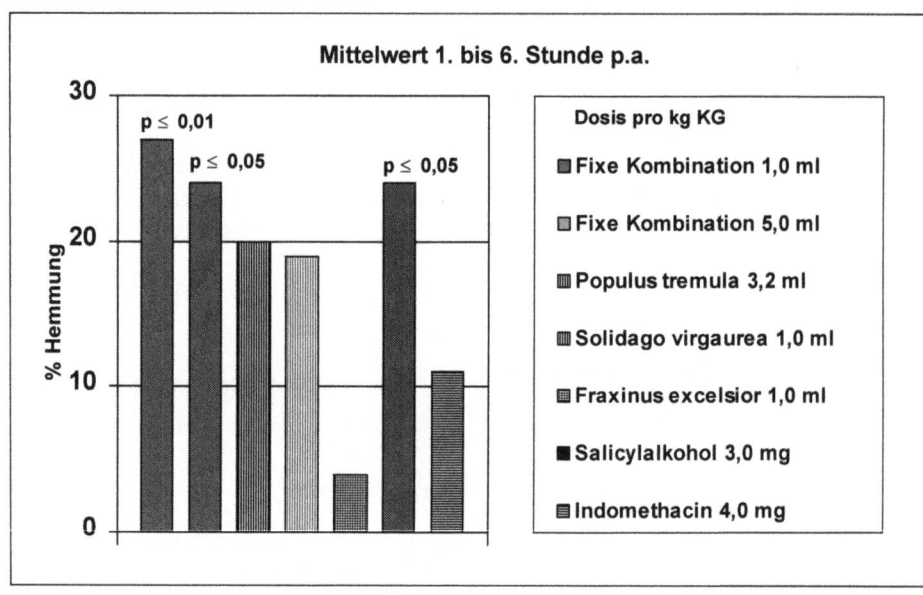

Abb. 2: Mittlere Ödemhemmung im Dextran-Ödem-Test (1.-6. Stunde)

Carrageenan-Ödem-Test

Die Ödeme wurden durch Injektion von 0,1 ml einer 1 %-Carrageenan-Suspension intraplantar in die rechte Hinterpfote jeder Ratte erzeugt. Anschließend wurde den Tieren das Wasser entzogen. Die Messungen der Pfotenvolumina in Millilitern (Wasserverdrängung) erfolgten mit dem Plethysmometer (Fa. Ugo Basile) eine Stunde vor und 1, 2, 3, 4, 6, 24 und 30 Stunden nach der Ödeminduktion. Geprüft wurde die fixe Kombination in den Konzentrationen 1,0/5,0/10,0 ml/kg KG sowie Populus-Extrakt 6,0 ml/kg KG, Solidago-Extrakt 2,0 ml/kg KG, Fraxinus-Extrakt 2,0 ml/kg KG, Salicylalkohol 6,78 mg/kg KG und Indometacin 4,0 mg/kg KG. Die Tiere der Kontrollgruppe erhielten 44,6 Vol.-% Ethanol 10 ml/kg KG. Die antiphlogistische Wirkung wurde durch den Vergleich der Schwellung der Pfoten bei behandelten Tieren mit der Schwellung bei nicht behandelten Tieren zu jedem Meßzeitpunkt ermittelt.

Folgende Ergebnisse wurden in der 6. Stunde für die maximale Ödemhemmung erhalten:

Fixe Kombination	1,0	ml/kg KG	14 % (n.s.)
	5,0	ml/kg KG	21 % (n.s.)
	10,0	ml/kg KG	49 % ($p \leq 0{,}05$)
Populus-Extrakt	6,0	ml/kg KG	44 % ($p \leq 0{,}01$)
Solidago-Extrakt	2,0	ml/kg KG	44 % ($p \leq 0{,}01$)
Fraxinus-Extrakt	2,0	ml/kg KG	45 % ($p \leq 0{,}05$)
Salicylalkohol	6,78	ml/kg KG	59 % ($p \leq 0{,}001$)
Indometacin	4,0	ml/kg KG	66 % ($p \leq 0{,}001$)

Die fixe Kombination hemmte dosisabhängig und ab 10,0 ml/kg KG signifikant das Carrageenan-Rattenpfoten-Ödem. Alle drei Pflanzenextrakte hatten ebenfalls signifikante Wirkungen [13].

Im gleichen Modell wurden auch die Trockensubstanz der fixen Kombination sowie die Trockensubstanzen der Einzelpflanzenextrakte getestet. Die Ergebnisse sind in Abbildung 3 graphisch dargestellt. Die fixe Kombination sowie die Trockensubstanzen der Einzelextrakte wirkten antiphlogistisch und antiexsudativ. Es konnte eine Dosisabhängigkeit der Hemmwirkung des Kombinationspräparates gezeigt werden, die Einzelpflanzenextrakte erreichten nicht die Wirkstärke der Kombination [2].

Somit besitzen Trockensubstanzen der fixen Kombination bzw. der Einzelextrakte und wäßrig-alkoholische Extrakte der fixen Kombination bzw. der Einzelpflanzen einen entzündungshemmenden Effekt.

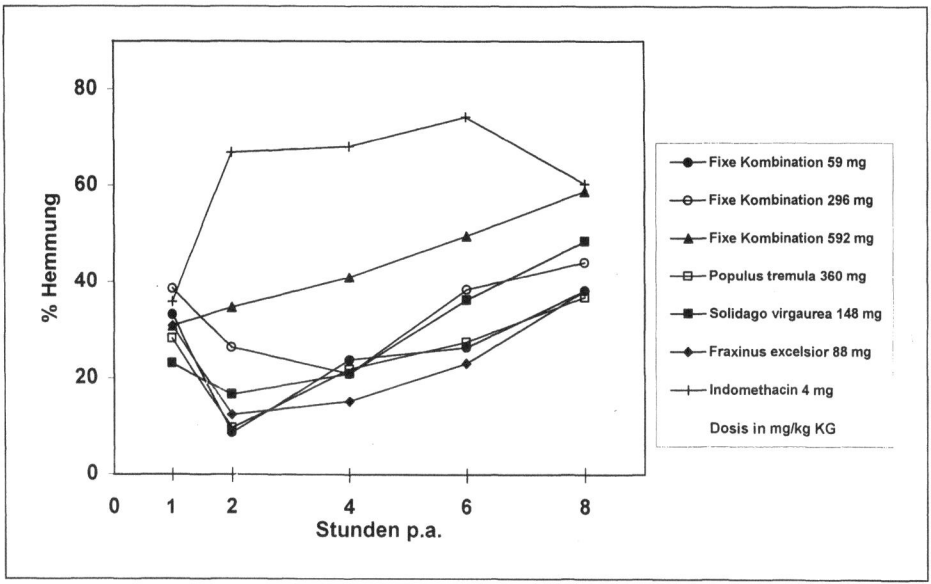

Abb. 3: Zur antiphlogistischen Wirkung der fixen Kombination (Trockensubstanz) sowie der Trockensubstanzen der Einzelpflanzenextrakte im Carrageenan-Rattenpfotenödem-Test

Cotton-Pellet-Test

Im Cotton-Pellet-Test wurde der Einfluß der Einzelextrakte, der fixen Kombination sowie des Salicylalkohols und des Indometacins auf die Bildung von fremdkörperinduziertem Granulationsgewebe untersucht.

Männlichen Sprague-Dawley-Ratten (um 135 g KG) wurde unter aseptischen Bedingungen in leichter Ethernarkose je ein vorher gewogenes Cotton-Pellet in die Flanke s.c. implantiert, die Wunde wurde mit Michel-Wundklammern verschlossen. Die Versuchstiere erhielten die Prüfsubstanzen (s.u.) täglich oral über 7 Tage in einem konstanten Volumen von 10 ml/kg KG in 44,6 %-Ethanollösung. Die Kontrolltiere erhielten das Lösungsmittel. Das Körpergewicht der Tiere wurde täglich bestimmt. Nach der Tötung der Tiere am 8. Versuchstag wurden die Pellets samt Granulationsgewebe herauspräpariert, gewogen (Pellet-Granulom-Feuchtgewicht), getrocknet (15 h bei 120 °C) und wieder gewogen (Pellet-Granulom-Trockengewicht).

Unter Berücksichtigung des Granulom-Trockengewichtes wurde die Hemmung der Granulationsgewebebildung durch die Prüfsubstanzen im Vergleich zur Kontrolle berechnet.

Prüfsubstanzen waren die fixe Kombination in Konzentrationen von 0,5 ml/1,0 ml/5,0 ml/10,0 ml/kg KG, Populus-Extrakt 3,0 ml/kg KG, Solidago-Extrakt 1,0 ml/kg KG, Fraxinus-Extrakt 1,0 ml/kg KG, Salicylalkohol 3,39 mg/kg KG und Indometacin 2,5 mg/kg KG. Folgende Ergebnisse wurden hierbei ermittelt (Dosis pro kg KG):

Fixe Kombination	0,5	ml:	15 %	(n. s.)
	1,0	ml:	18 %	(n. s.)
	5,0	ml:	18 %	(n. s.)
	10,0	ml:	33 %	($p \leq 0,01$)
Populus-Extrakt	3,0	ml:	22 %	(n. s.)
Solidago-Extrakt	1,0	ml:	22 %	(n. s.)
Fraxinus-Extrakt	1,0	ml:	28 %	($p \leq 0,05$)
Salicylalkohol	3,39	mg:	26 %	
Indometacin	2,5	mg:	28 %	($p \leq 0,05$)

Tabelle 2. Prozentuale Senkung der Pfotenvolumina im Adjuvans-Arthritis-Test.

Versuch A 5 Gruppen mit je 8 Tieren erhielten folgende Testsubstanzen oral verabreicht:			Prozentuale Senkung der Pfotenvolumina am 21. Tag nach Injektion der Adjuvans-Lösung bzw. nach 7tägiger Verabreichung der Prüf- und Referenzsubstanzen:
Gruppe 1	Solidago-Extrakt	5,0 ml/kg KG	38,83 %
Gruppe 2	Fraxinus-Extrakt	5,0 ml/kg KG	40,53 %
Gruppe 3	Populus-Extrakt	5,0 ml/kg KG	22,18 %
Gruppe 4	Populus/Solidago/Fraxinus (3:1:1)	2,5 ml/kg KG	11,95 %
Gruppe 5	8 %-Ethanollösung		
Versuch B 8 Gruppen mit je 6 Tieren erhielten folgende Testsubstanzen oral verabreicht:			Prozentuale Senkung der Pfotenvolumina am 21. Tag nach Injektion der Adjuvans-Lösung bzw. nach 7tägiger Verabreichung der Prüf- und Referenzsubstanzen:
Gruppe 1	Populus/Solidago/Fraxinus (1:1:1)	5,0 ml/kg KG	50,71 %
Gruppe 2	Populus/Solidago/Fraxinus (3:1:1)	5,0 ml/kg KG	42,76 %
Gruppe 3	Solidago/Fraxinus (1:1)	2,0 ml/kg KG	59,06 %
Gruppe 4	Fixe Kombination	5,0 ml/kg KG	43,97 %
Gruppe 5	Fixe Kombination	10,0 ml/kg KG	42,0 %
Gruppe 6	Diclofenac	0,3 mg/kg KG	66,0 %
Gruppe 7/8	8 %-Ethanollösung	5,0 ml/kg KG	

Die fixe Kombination hemmte die fremdkörperinduzierte Bildung von Granulationsgewebe ab der Dosis von 10 ml/kg KG statistisch signifikant. Von den drei Einzelextrakten hatte nur Fraxinus einen signifikanten Effekt auf die Granulombildung. Die Wirkung von 10,0 ml/kg KG der fixen Kombination war der von Indometacin (2,5 mg/kg KG) überlegen [13].

Adjuvans-Arthritis-Test

Neben den genannten Entzündungsmodellen zählt der Adjuvans-Arthritis-Test mit zu den klassischen experimentellen Untersuchungen zum Nachweis der antiphlogistischen Wirkung. Insbesondere unter dem Gesichtspunkt des späteren Einsatzes eines Arzneimittels bei Patienten mit entzündlichen rheumatischen Erkrankungen ist dieses Modell von besonderer Bedeutung.

In die rechte Hinterpfote von männlichen Wistar-Ratten wurden einmalig 0,1 ml von Freunds komplettem Adjuvans (Behringwerke AG, Marburg/Lahn) s.c. injiziert. Die Volumina der Pfoten wurden direkt nach der Injektion sowie anschließend jeden vierten Tag über einen Zeitraum von insgesamt 3 Wochen bestimmt. Jeder Extrakt (fixe Kombination, Einzelpflanzen) sowie die Vergleichs- und Kontrollsubstanzen wurden den Versuchstieren täglich mit Beginn der 2. Woche nach Injektion des Adjuvans für insgesamt 1 Woche verabreicht.

In Tabelle 2 sind die Dosierungen der verwendeten Einzelextrakte, der fixen Kombination sowie der verwendeten Referenzsubstanzen und die Ergebnisse zusammengefaßt. Die Behandlung mit den verschiedenen Pflanzenextrakten verminderte signifikant die Entzündung in den arthritisch veränderten Rattenpfoten, die Stärke der Entzündungshemmung war teilweise sehr verschieden [3].

Zum Wirkmechanismus

Der Wirkmechanismus der sauren Analgetika und der nichtsteroidalen Antirheumatika wird nach Vane (16) mit der Hemmung des Prostaglandinstoffwechsels erklärt. Für die chemisch-synthetischen Analgetika und nichtsteroidalen Antirheumatika ist der Eingriff in den Arachidonsäuremetabolismus belegt. Nachfolgend soll aufgezeigt werden, ob die Einzelextrakte und die fixe Kombination ebenfalls einen Einfluß auf die Cyclooxygenase besitzen.

Hemmung der Cyclooxygenase

Die Synthese radioaktiv markierter Prostaglandine wurde aus ^{14}C-Arachidonsäure im perfundierten Kaninchenohr unter dem Einfluß der fixen Kombination sowie der Extrakte aus Populus, Solidago und Fraxinus nach Stimulation durch A23187 (Ca-Ionophor) untersucht. Als Negativkontrolle diente Tyrodelösung mit oder ohne Zusatz von Alkohol, mit der das eine (Kontroll-) Ohr perfundiert wurde. Das kontralaterale Ohr wurde mit Indometacin als Vergleichssubstanz in einer Endkonzentration von 1,0 µg/ml oder mit o.g. Extrakten in folgenden Konzentrationen perfundiert: fixe Kombination, Solidago- und Fraxinus-Extrakt 10 µl/ml, Populus-Extrakt 6 µl/ml. Das Perfusat wurde aufgefangen, die Bestandteile wurden mittels Radio-Dünnschichtchromatographie aufgetrennt, und die Aktivität der anhand von Standards identifizierten Zonen von PGE_2, I_2 und D_2 wurde gemessen.

Die Untersuchungen zeigten, daß die fixe Kombination, Populus, Fraxinus und Indometacin die Biosynthese der Prostaglandine E_2, I_2 und D_2 dosisabhängig hemmen. Die Prostaglandin-E_2-Synthese wird bereits von 1 µl/ml gehemmt. Populus ist im genannten System stärker wirksam als Fraxinus. Der entzündungshemmende Effekt von Solidago kam in diesem System nicht zum Tragen. Die fixe Kombination, Populus und Fraxinus enthalten offensichtlich stark entzündungshemmende Substanzen oder Substanzgruppen. Eine Hemmung der Prostaglandinsynthese beim Menschen durch therapeutische Dosen der fixen Kombination kann aufgrund dieser Ergebnisse angenommen werden [14].

Einfluß auf die Lipoxygenase

Von Meyer et al. [8] wurde die Hemmung biologischer Modellreaktionen (Xanthinoxidase, Diaphorase in Gegenwart von Juglon, Lipoxygenase und photodynamische Reaktionen), die entzündliche Situationen nachstellen, mit wäßrig-alkoholischen Extrakten von Fraxinus excelsior, Populus tremula, Solidago virgaurea und der fixen Kombination untersucht. Sowohl die fixe Kombination als auch die Einzelkomponenten hemmten die Lipoxygenase sowie die Synthese von Sauerstoffradikalen, außerdem wirkten sie als Sauerstoffradikalfänger. Von Ammon [1] konnte gezeigt werden, daß die fixe Kombination sowie deren Einzelkomponenten als wäßrig-alkoholische Extrakte und als Trockensubstanzen die Bildung von 5-Lipoxygenaseprodukten in polymorphkernigen neutrophilen Leukozyten hemmen. Schließlich seien noch die Ergebnisse von Khayyal [7] erwähnt, der für die fixe Kombination und deren Einzelpflanzenextrakte in wäßrig-alkoholischer sowie in trockener Form in der isolierten Meerschweinchenlunge eine Hemmung der Freisetzung von Leukotrienen, Prostaglandinen und Histamin nachwies.

Zur klinischen Wirksamkeit

Zur klinischen Wirksamkeit der fixen Kombination liegen 25 Studien vor. Hierbei handelt es sich um 9 offene Studien, 11 kontrollierte Studien gegenüber nichtsteroidalen Antirheumatika und 4 Studien gegenüber Placebo. Nach den heutigen Richtlinien kommt zwar den offenen Studien und Erfahrungsberichten ein gewisser Stellenwert zu, für die Entscheidung der Wirksamkeit sind jedoch kontrollierte Vergleichsstudien erforderlich. Die fixe Kombination wurde vorrangig bei Patienten mit degenerativen und extraartikulären rheumatischen Erkrankungen geprüft. Als Referenzsubstanzen dienten neben Placebo Diclofenac (n=6), Indometacin (n=4) und Piroxicam (n=1). In diesen Vergleichsstudien erwies sich die fixe Kombination in einer Dosierung von 3 x 30-40 Tropfen d als gleichwertig mit 3 x 25 mg/d Diclofenac bzw. Indometacin oder 1 x 20 mg/d Piroxicam.

Die Unbedenklichkeit einer Therapie mit der fixen Kombination kann durch Betrachtung der Häufigkeit aufgetretener Nebenwirkungen und Studienabbrüche beurteilt werden. Die häufigsten aufgetretenen Nebenwirkungen waren gastrointestinale Störungen, die sich vor allem in Form von Magenkrämpfen, Übelkeit oder Erbrechen äußerten. Im Rahmen der 25 durchgeführten klinischen Studien kam es insgesamt zu 93 unerwünschten Arzneimittelwirkungen (8,3 %) und zu 66 Studienabbrüchen (5,9 %). Unter der Behandlung mit den Vergleichssubstanzen Piroxicam, Diclofenac und Indometacin lagen die Nebenwirkungsraten für jede Studie einzeln betrachtet und für die Gesamtheit der behandelten Patienten über dem der mit der fixen Kombination behandelten Gruppen (Diclofenac: 15,3 % UAW, Indometacin: 15,3 %

UAW, Piroxicam: 16,6 % UAW). Placebo hatte die geringste Rate an Nebenwirkungen und Studienabbrüchen (4,1 % UAW, 1,4 % Abbrüche).

Im Rahmen von klinischen Studien wurden über 1 100 Patienten mit der fixen Kombination aus Populus tremula, Solidago virgaurea und Fraxinus excelsior behandelt, wobei es sich um doppelblinde Vergleichsstudien gegen anerkannte Therapieformen und Placebo sowie um offene Studien handelte. Aufgrund der hohen Patientenzahlen, des Studiendesigns und der Validität der angewendeten Prüfkriterien kann die fixe Kombination zur Behandlung von leichten bis mittelschweren rheumatischen Erkrankungen als wirksames Arzneimittel eingestuft werden. Im Hinblick auf die Verträglichkeit erwies sich die fixe Kombination den Vergleichssubstanzen Indometacin, Diclofenac und Piroxican als überlegen.

Diskussion

Anhand der experimentellen Daten zum Wirkprofil, zum Wirkmechanismus und zur klinischen Wirksamkeit konnte gezeigt werden, daß die Einzelextrakte aus Populus tremula L., Solidago virgaurea L. und Fraxinus excelsior L. wirksam sind und sich in der fixen Kombination entsprechend den Richtlinien des AMG und der FDA ergänzen. Es konnte desweiteren gezeigt werden, daß die fixe Kombination in den klassischen experimentellen Modellen aufgrund einer Hemmung von Cyclooxygenase und Lipoxygenase analgetisch, antiphlogistisch und antipyretisch wirkt. Damit stimmen pharmakologisches Wirkprofil und biochemischer Mechanismus mit dem der chemisch-synthetischen nichtsteroidalen Antirheumatika überein. Entscheidend für den Einsatz eines Arzneimittels sind Nachweis von Wirksamkeit und Verträglichkeit. Diese Forderungen wurden in verschiedenen klinischen Erfahrungsberichten sowie in kontrollierten Studien gegenüber anerkannten nichtsteroidalen Antirheumatika und Placebo erbracht. In diesen Studien konnte überzeugend die analgetisch-antiphlogistische Wirksamkeit, insbesondere bei Patienten mit degenerativen und extraartikulären rheumatischen Erkrankungen, belegt werden. Der therapeutische Einsatz eines Arzneimittels ist aber nicht nur vom Nachweis der Wirksamkeit, sondern auch von der Unbedenklichkeit und der Verträglichkeit abhängig. Hierbei erwiesen sich sowohl die feste als auch die flüssige Darreichungsform der fixen Kombination als gut verträglich und nebenwirkungsarm. Im Rahmen von 25 klinischen Studien mit 1124 Patienten traten insgesamt 93 unerwünschte Arzneimittelwirkungen (8,3 %) auf. Es kam zu 66 (5,9 %) Studienabbrüchen. Diese Zahlen liegen deutlich unter denen der nichtsteroidalen Antirheumatika wie Diclofenac (15,3 %), Indometacin (15,3 %) und Piroxicam (16,6 %). Schwere unerwünschte Arzneimittelwirkungen wie z.B. Magenblutungen, Magenulzera und schwere Hautreaktionen traten nicht auf. Nach den vorliegenden experimentellen Daten bietet damit die fixe Kombination eine echte Alternative zu den chemisch-synthetischen Substanzen für Patienten, die primär pflanzliche Arzneimittel den chemisch-synthetischen vorziehen, sowie im Rahmen der Erstbehandlung von Patienten vor dem Einsatz von chemisch-synthetischen Substanzen und für Patienten, die nichtsteroidale Antirheumatika nicht vertragen und auf entsprechende Alternativen angewiesen sind.

Literatur

1. Ammon HPT (1989) Einfluß von Populus-, Fraxinus-, Phytodolor N- und Solidago-Extrakten auf die Bildung von 5-Lipoxygenaseprodukten in stimulierten Granulozyten der Ratte. Steigerwald-Forschungsbericht 23/89
2. Arens-Corell M, Okpanyi SN (1990) Anti-Inflammatory and Analgesic Actions of a Model Anti-Rheumatic Phytotherapeutic Fixed Combination Drug: Phytodolor N. Planta Medica 56: 656–657

3. El-Ghazaly M, Khayyal MT, Okpanyi SN, Arens-Corell M (1992) Study of the Anti-inflammatory Activity of Populus tremula, Solidago virgaurea and Fraxinus excelsior Arzneim-Forsch 3: 333–336
4. Gesellschaft für Phytotherapie (1988) (Hrsg) Beurteilung pflanzlicher Kombinationsarzneimittel. Deutscher Apotheker Verlag, Stuttgart, S 105–107
5. Hettenkofer HJ (1989) Rheumatologie. Diagnostik-Klinik – Therapie. Thieme Verlag, Stuttgart
6. Kawai K, Tamura S, Morimoto S, Ishiitt, Kuzuna S (1992) Pharmacology of 4-Benzoyl-1-indancarboxylic Acid (TAI-901) and 4-(4-Methylbenzoyl)-1-indancarboxylic Acid (TAI-908). Arzneim-Forsch 2: 113
7. Khayyal MT (1990) Inhibition of mediator release by extracts of Populus, Solidago, Fraxinus, and their combination (Phytodolor N). Steigerwald-Forschungsbericht 07/90
8. Meyer B, Schneider W, Elstner EF (1995) Antioxidative Properties of Alcoholic Extracts from Fraxinus excelsior, Populus tremula, and Solidago virgaurea. Arzneim-Forsch 2: 174–176
9. Okpanyi SN (1989) Zur analgetischen Wirkung von Phytodolor N Trockensubstanz sowie den Trockensubstanzen von Solidago, Fraxinus und Populus im Phenylchinon-„writhing"-Test. Steigerwald-Forschungsbericht 24/89
10. Okpanyi SN (1989) Zur antiphlogistischen Wirkung von Phytodolor N Trockensubstanz sowie den Trockensubstanzen von Populus, Solidago und Fraxinus im Dextran-Pfotenödem-Test bei der Ratte. Steigerwald-Forschungsbericht 28/89
11. Okpanyi SN (1990) Antipyretische Wirkung von Phytodolor N, Populus, Solidago und Fraxinus. Steigerwald-Forschungsbericht 03/90
12. Okpanyi SN (1990) Antipyretische Wirkung von Phytodolor N Trockensubstanz – Dosis-Wirkungs-Beziehung – und Beitrag der Trockensubstanzen der Einzelpflanzen. Steigerwald-Forschungsbericht 04/90
13. Okpanyi SN, Schirpke-von Paczensky R, Dickson D (1989) Antiphlogistische, analgetische und antipyretische Wirkung unterschiedlicher Pflanzenextrakte und deren Kombination im Tiermodell. Arzneim Forsch 6: 698–703
14. Sametz W, Juan H, Arens-Corell M (1991) Einfluß des Phytodolo® N auf die Prostaglandin (PG) und Thromboxan B$_2$ Biosynthese und auf die Plättchen-Aggregation. Abstrakt vom XIIth European Congress of Rheumatology, Budapest
15. Schilcher H (1994) Kleines Heilkräuter-Lexikon. Walter Hädecke Verlag, Weil der Stadt
16. Vane JR (1971) Inhibition of prostaglandin synthesis as a mechanism of action for aspirin like drugs. Nature New Biol: 231–235

Anschrift des Verfassers:
Frau Stefanie Jorken, Ärztin
Steigerwald Arzneimittelwerk GmbH
Havelstraße 5
64295 Darmstadt

Biochemie und Pharmakologie von Silibinin

J. Sonnenbichler, I. Sonnenbichler, F. Scalera
Max Planck Institut für Biochemie, Martinsried

Seit Jahrhunderten hat man Extrakte aus den Blüten und Blättern der Mariendistel Silybum marianum zur Behandlung von Leberleiden verwendet. (Abb. 1)

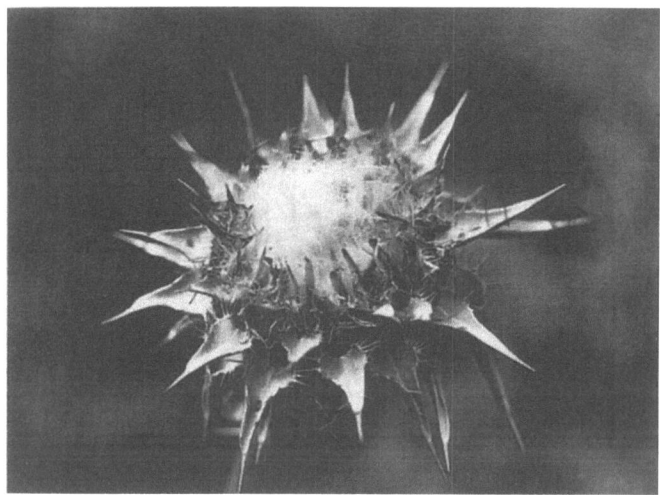

Abb. 1. Die Mariendistel Silybum marianum.

Z.B. schrieb Adam Lonicer im Jahre 1716:
„Ein Wasser von den Blättern gebrannt davon getruncken legt das Seitenstechen allermeist wann man ein halb Quintlein deß gestossenen Saamens mit eintrinckt.
Tüchlein in dem Wasser genetzt und überhaupt ist es gut zu der entzündeten Leber für Ohnmacht und Schwachheit".
In den sechziger Jahren unseres Jahrhunderts wurde dann begonnen, die wichtigsten Inhaltsstoffe der Mariendistelextrakte zu isolieren und in den Arbeitskreisen um Hänsel und Pelter sowie um H. Wagner wurden ihre chemischen Strukturen aufgeklärt [9, 19, 20]. Die Isolierungen führten erst zu einem Gemisch, das Silymarin genannt wurde, und mit dem die meisten klinischen Studien durchgeführt wurden. Wir kennen heute als Bestandteile die folgenden Verbindungen, wovon Silibinin mit ca. 60 % die Hauptkomponente darstellt (Abb. 2).
Es handelt sich um Flavonolignane, die in der Pflanze besonders unter den Bedingungen starker Sonneneinstrahlung produziert werden.
Jeder Mediziner weiß, welche Fülle von Krankheitsbildern mit dem Begriff Leberleiden verbunden ist. Diese Krankheitsbilder sind ebenso vielseitig wie ihre Ursachen, angefangen bei Virusinfektionen bis hin zu toxischen Schädigungen, z.B. durch Alkoholabusus. Es ist also nicht verwunderlich, daß man bei klinischen Doppelblindstudien allein bei der Auswahl eines vergleichbaren Patientenstammes beträchtliche Schwierigkeiten hat. Trotzdem konnte für Silymarin die therapeutische Wirksamkeit überzeugend belegt werden.
Schon 1980 hat Fintelmann bei toxischen Leberschäden eine signifikant beschleunigte Normalisierung der GOT und GPT nach Gabe von Silymarin beobachtet (5), (Abb. 3).

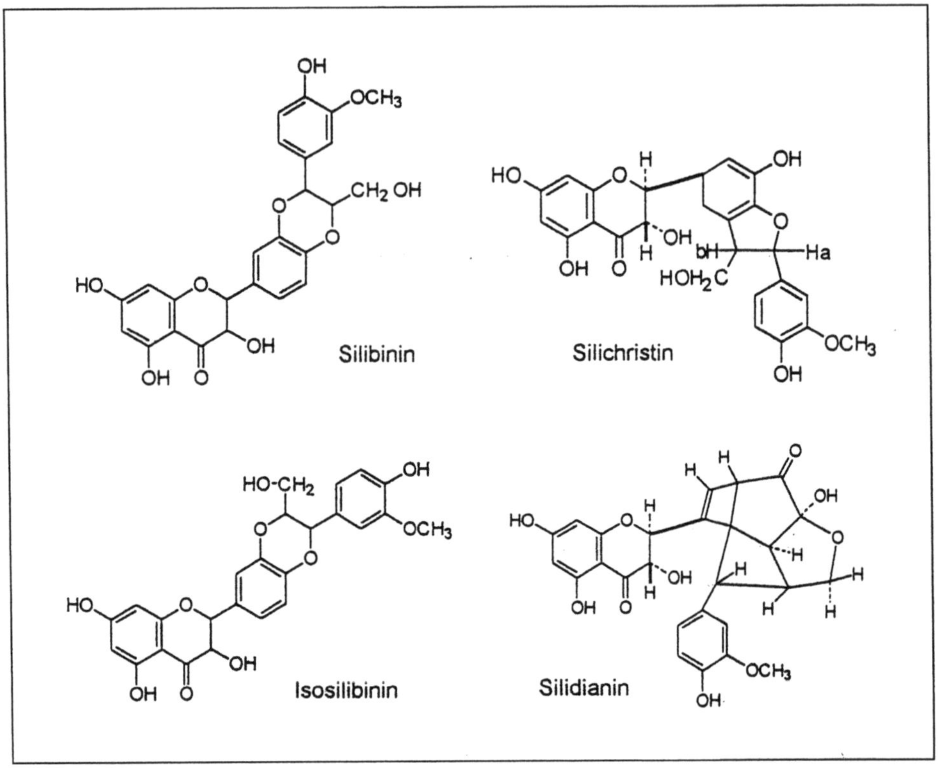

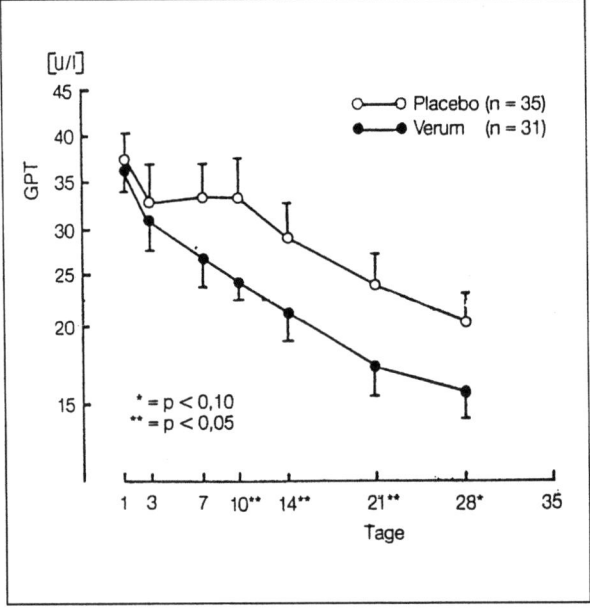

Abb. 2. Wichtigste Komponenten im Silymaringemisch.

Abb. 3. Signifikanter Abfall der GPT-Werte unter Silymarin bei toxischen Leberschäden [5].

Auch eine Doppelblindstudie von Feher und Mitarbeitern aus dem Jahr 1989 (3) hat gezeigt, daß nach alkoholbedingten Lebererkrankungen die Normalisierung der Transaminasen und des Bilirubins bei Gabe von Silymarin deutlich rascher erfolgt. Von Berenquer und Carrasco (1) wurde bei chronisch entzündlichen Lebererkrankungen mit Silymarin eine beschleunigte Normalisierung der Plasma-Albuminwerte beobachtet. Besonders eindrucksvoll ist eine Multizenterstudie von Ferenci und Kollegen aus Wien (4), die ergeben hat, daß die durchschnittliche Überlebensrate von Zirrhotikern (Stadium Child A) mit Silymarin deutlich erhöht werden kann (Abb. 4)

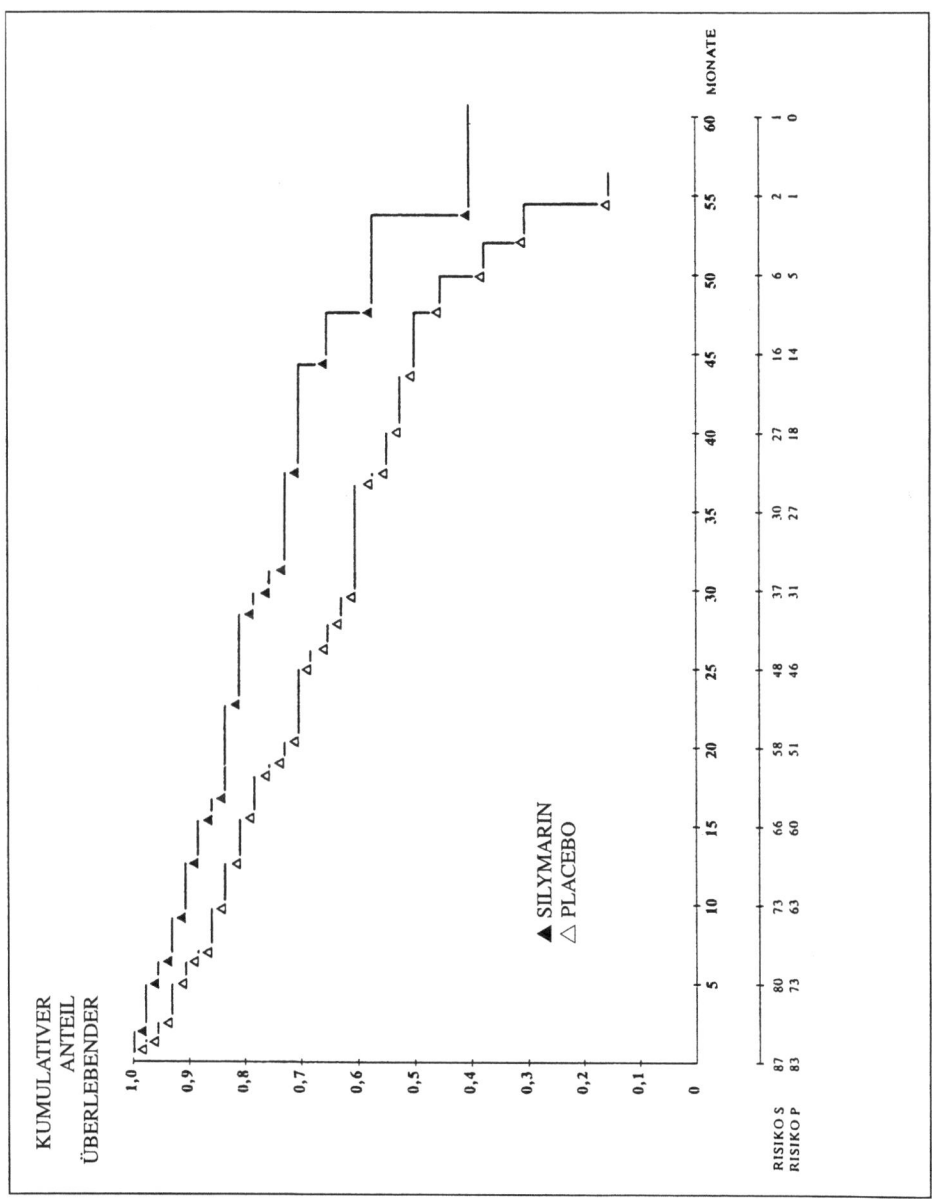

Abb. 4. Überlebenskurve der 170 Leberzirrhose-Patienten, die mit Silymarin oder Placebo behandelt wurden entsprechend der Studie von Ferenci et al [4].

All diese Befunde kann man unter dem Begriff „Unterstützung und Steigerung der Regenerationsfähigkeit" zusammenfassen.

Biochemisch bedeutet „Regenerationsfähigkeit" – unabhängig von der verursachenden Noxe (Virus oder Toxin) – die Wiederherstellung von geschädigten Zellbestandteilen. Vor allem defekte Makromoleküle mit biochemisch bedeutsamen Funktionen müssen ersetzt werden, um die normale Zellfunktion wiederherzustellen. Das sind neben den Nukleinsäuren vor allem die Proteine als Bausteine von Zellwänden, Zellorganellen und Enzymen, die letztlich den gesamten Primärstoffwechsel bestimmen.

Die Synthese der Proteine erfolgt nach dem bekannten Schema in Abbildung 5.

Beeinflussen die Flavonolignane in Silymarin diesen Prozeß? Ja, in der Tat! In den vergangenen 20 Jahren konnten wir ziemlich detailliert klären, welchen Einfluß Silibinin, die Hauptkomponente des Mariendistelextraktes, auf diesen Mechanismus nimmt.

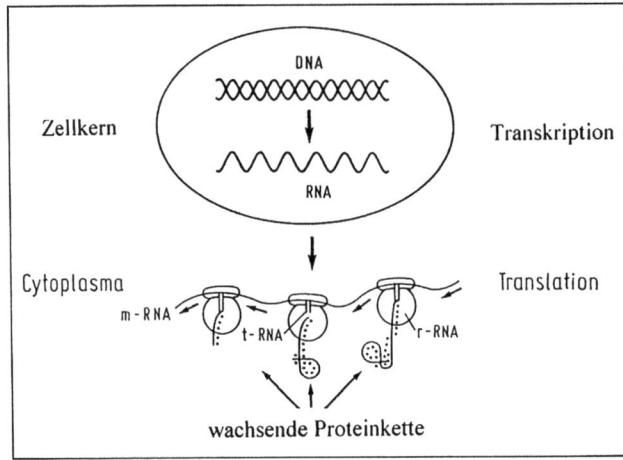

Abb. 5. Schema der Transkription und der Translation in Eukaryonten.

Dazu war es u.a. nötig, die Syntheserate der verschiedenen Makromoleküle zu messen, was im allgemeinen in folgender Weise geschieht: Einer der spezifischen Bausteine des Makromoleküls – also z. B. bei der quantitativen Bestimmung der Proteinbiosynthese eine Aminosäure oder im Fall von Nukleinsäuremessungen ein spezifischer Nukleotidbaustein – wird radioaktiv in die Versuche eingesetzt, und nach Isolierung der hochmolekularen Produkte kann dann der Einbau des Precursors zeitabhängig gemessen werden.

Unsere Versuche wurden an Lebern von Ratten und Mäusen in vivo sowie mit isolierten Zellen, insbesondere mit Hepatozytenkulturen, mit isolierten Zellorganellen, beispielsweise mit Zellkernen in vitro und schließlich mit isolierten Enzymen und Rezeptorproteinen durchgeführt.

Unter dem Einfluß von Silibinin konnte dabei folgendes gefunden werden:

1. Die in der Zeiteinheit meßbare Proteinbiosynthese läuft unter dem Einfluß des Flavonolignans Silibinin um ca. 25-30 % schneller als in den Kontrollen ab (Abb. 6).

2. Nach Bestimmung der eingebauten Radioaktivität in Hunderte verschiedener, neusynthetisierter Zellproteine war überraschenderweise festzustellen, daß die Synthesegeschwindigkeit aller Zellproteine gleichmäßig angehoben wird, aber ohne Bevorzugung oder de-novo-Synthese bestimmter Eiweißkörper.

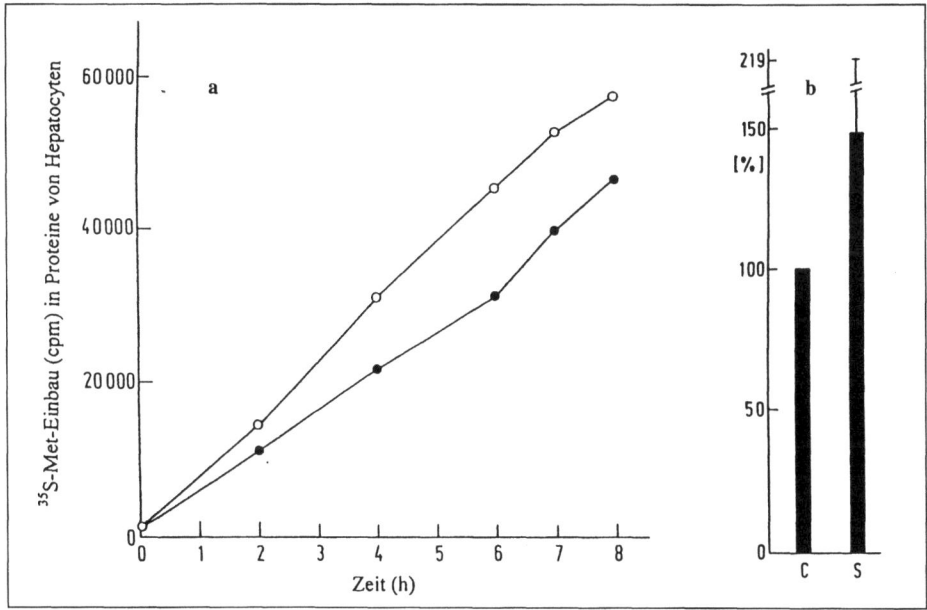

Abb. 6 a. Zeitverlauf des Met-Einbaus in Protein von isolierten Rattenhepatozyten mit (o) und ohne Silibinin (●) (Proteinbiosyntheserate); **b** [14]C Leucin-Einbau (1.5 h Puls) in Rattenleberproteine *in vivo* nach Applikation von Silibinin (S) (3h vor der Proteinisolierung) im Vergleich zu Kontrollen (C) in %.

3. Als primären Effekt dieser Stimulation fanden wir, daß vorausgehend auch die Syntheserate der RNA stark angehoben wird (Abb. 7).

Wir unterscheiden hier drei Spezies von RNAs. Während die aminosäureaktivierenden tRNAs in ihrer Syntheserate nicht beeinflußt werden – ebenso kaum die Bildung der heterogenen m-RNAs – wird die Synthese der rRNAs stark stimuliert. Diese rRNAs bestehen aus einer 5.8S, 18 S und 28 S -RNA-Spezies und sind wesentliche Bausteine der Ribosomen, jener Nähmaschinen, an denen die Proteine synthetisiert werden (Tabelle 1).

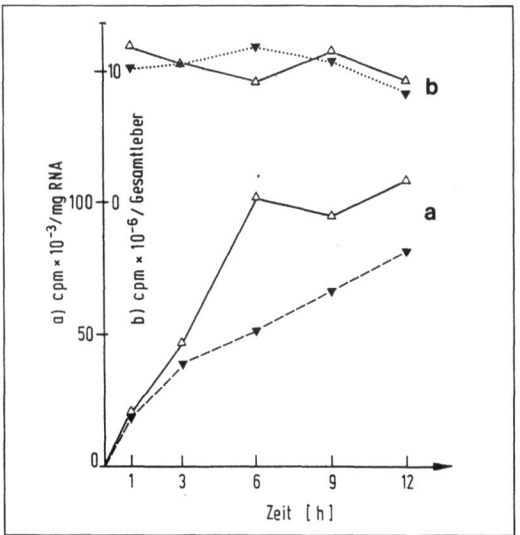

Abb. 7 a. Zeitlicher Verlauf der Gesamt-RNA-Synthese in Rattenlebern *in vivo* nach (△) und ohne (▼) Silibininapplikation; **b** Precursor pools.

Tabelle 1. Einfluß von Silibinin auf die Syntheserate verschiedener Rattenleber-RNAs in % in vivo.

Gesamt-RNA		+99
r-RNA	5.8 S	+33
	18 S	+74
	28 S	+29
t-RNA		+ 1
m-RNA		− 7

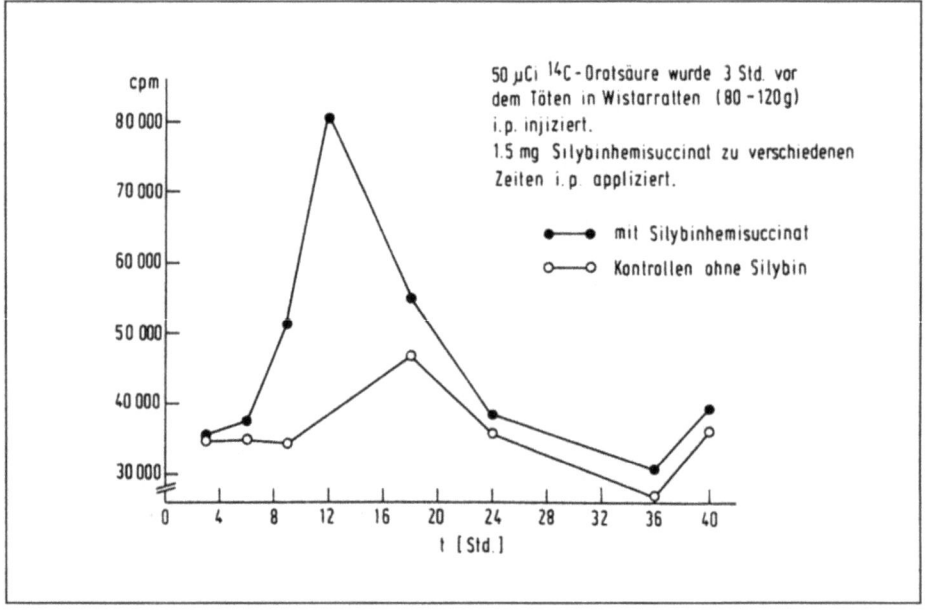

Abb. 8. Einbau von ^{14}C-Uridin in die RNA reifer Ribosomen in Rattenlebern *in vivo*.

4. Tatsächlich konnte gezeigt werden, daß auch die Synthese reifer d.h. mit den zugehörigen ribosomalen Proteinen komplexierter Ribosomen deutlich vermehrt erfolgt (Abb. 8).

   Bei Betrachtung dieser Befunde wird verständlich, daß mit der Vermehrung der Nähmaschinen, sprich der Ribosomen, auch die Proteinsynthese der gesamten Zelle beschleunigt wird, was der Zellregeneration zugute kommt.

5. Letztlich konnte als Ursache für die Stimulierung gefunden werden, daß es ein spezifisches Enzym, nämlich die DNA-abhängige RNA-Polymerase I, ist, dessen Aktivität durch Silibinin positiv beeinflußt wird (Abb. 9).

   Dieses Enzym katalysiert die Transkription der rRNA, und Silibinin wirkt als positiver Effektor auf diesen Biokatalysator.

   Negative und positive Effektoren kennt man z.B. an allen Schrittmacherenzymen. Erstaunlich ist allerdings, wieso ein Pflanzenmetabolit eine derart spezifische Wirkung auf die Molekularbiologie der animalischen Zelle ausüben kann.

Zur Klärung dieser Frage haben wir ca. 30 strukturell verwandte Verbindungen auf diese Eigenschaften hin untersucht. Nur einige wenige der getesteten Substanzen zeigten einen ähnlichen Effekt (Tabelle 2).

Tabelle 2. Effekt verschiedener Flavonoide auf die Protein- und die RNA-Synthese in Leberzellen. (+) Stimulation; (–) Inhibition; (o) kein Effekt.

Flavanones		**Flavonoles**	
Pinocembrin	o	Gossypetin	(+)
Isokuranetin	o	Galangin	o
Homoeryodictyol	o	Fisetin	(+)
Naringenin	o	Kämpferol	(+)
Hesperitin	++	Luteolin	o
Flavanon	o	Morin	(+)
		Rhamnetin	o
Flavanonoles		Quercetin	o
Taxifolin	++		
		Flavonolignans	
Flavones		Silibinin	++
Acacetin	o	Silidianin	o
Apigenin	o	Silichristin	+
		Isosilibinin	(–)
Isoflavones			
Prunetin	o	**Others**	
Irigenin	(+)	Benzalacetophenon	o
Genistein	–	Chalkon	o
		Cynarin	o
Catechin	++	Curcumin	o

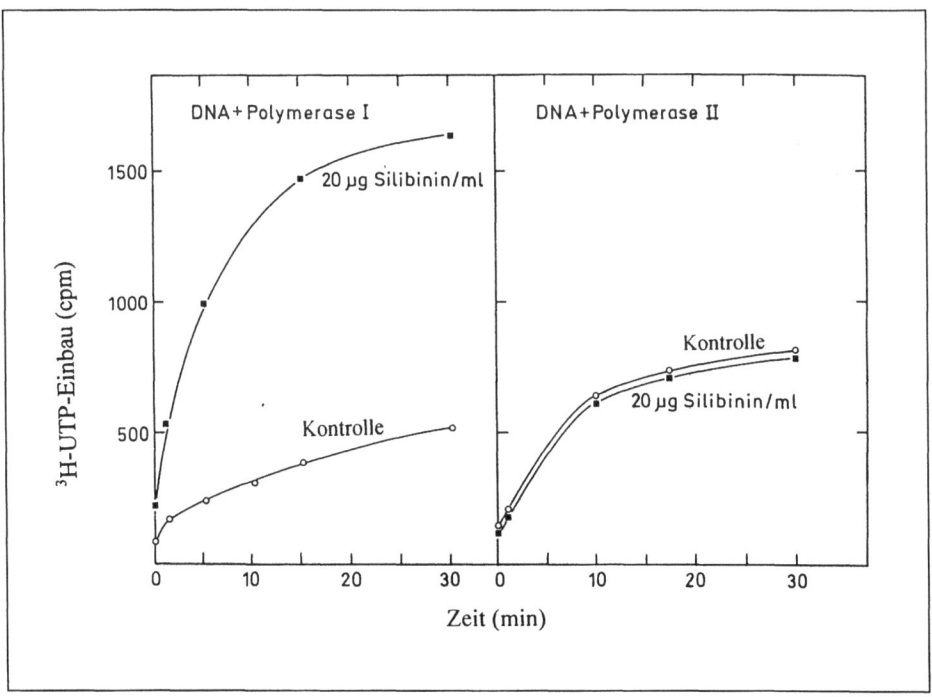

Abb. 9. Transkriptionsaktivität der isolierten und gereinigten DNA-abhängigen RNA-Polymerasen ohne (○) und mit (■) Silibinin *in vitro* (mit Kalbsthymus DNA als Template).

Strukturvergleiche und molecular modelling der biologisch aktiven Verbindungen ergaben eine Ähnlichkeit mit Steroiden (Abb. 10)

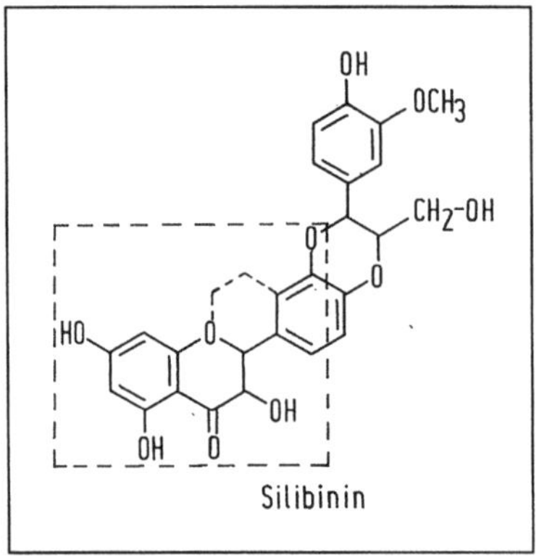

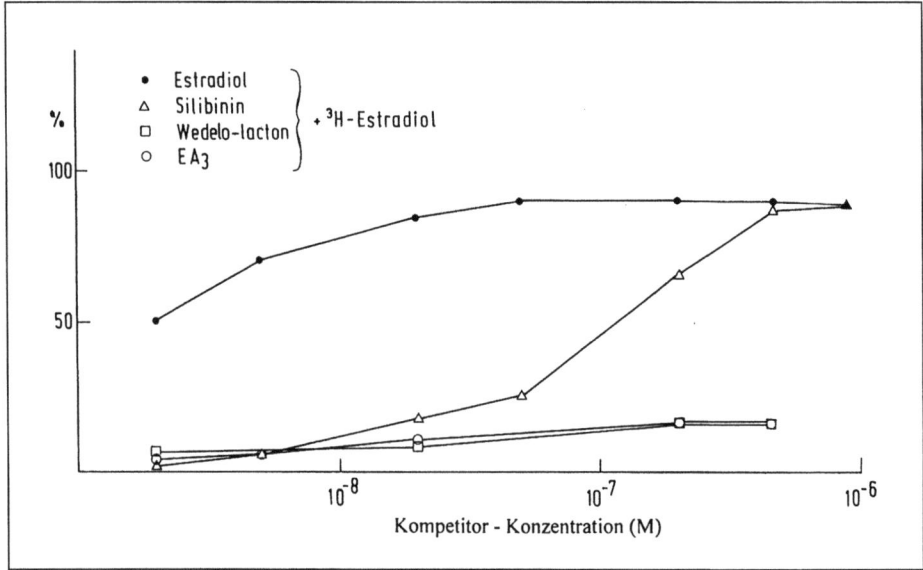

Abb. 10. Strukturvergleich von Silibinin mit dem (angedeuteten) Steroidskelett.

Tatsächlich ist bekannt, daß z.B. Kortikosteroide neben ihrer spezifischen Fähigkeit zur Geninduktion – das macht Silibinin nicht! – auch die Aktivität der RNA-Polymerase I, d.h. die allgemeine Transkriptionsrate, stimulieren können.

In Kooperation mit Prof. Jungblut am MPI für Endokrinologie in Braunschweig konnten wir in der Tat bestätigen, daß Silibinin kompetitiv an einen gereinigten, isolierten Steroidrezeptor bindet – wenn auch mit reduzierter Affinität (Abb. 11).

Silibinin imitiert also einen zelleigenen Regulator – letztlich mit der Folge einer Stimulation der gesamten zelleigenen Proteinsynthese, und wir kommen zur Zusammenfassung des Wirkungsmechanismus wie er in Abbildung 12 skizziert ist.

Abb. 11. Bindung von Estradiol und Silibinin an den gereinigten Steroidrezeptor aus Schweineuterus.

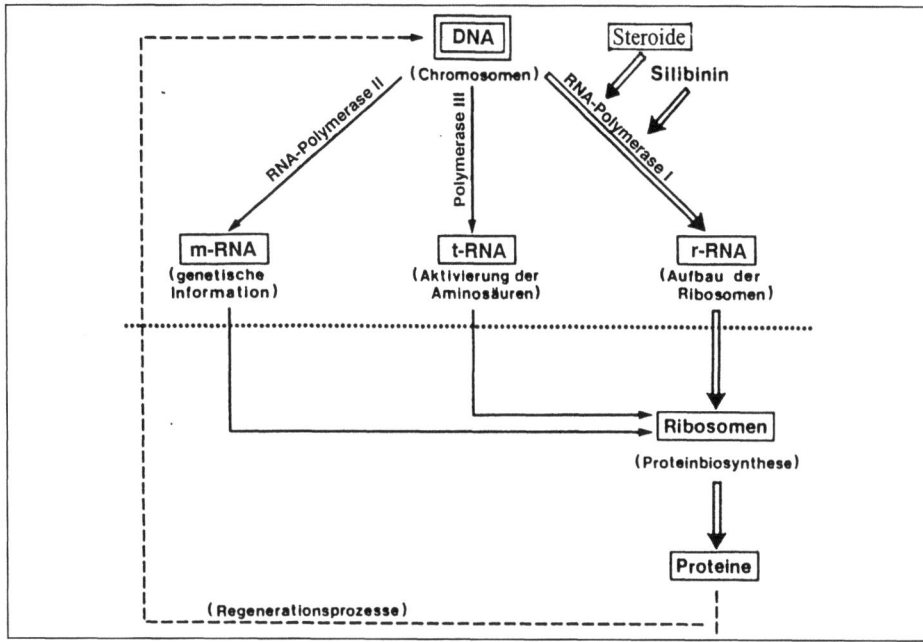

Abb. 12. Zusammenfassendes Schema zum Wirkungsmechanismus von Silibinin.

Die Resorption der heutigen Präparate liegt nach oraler Gabe bei ca. 50-60 %. Wir konnten das mit radioaktiv markiertem Silibinin an Ratten über die Ausscheidung in der Galle bestätigen (Abb. 13).

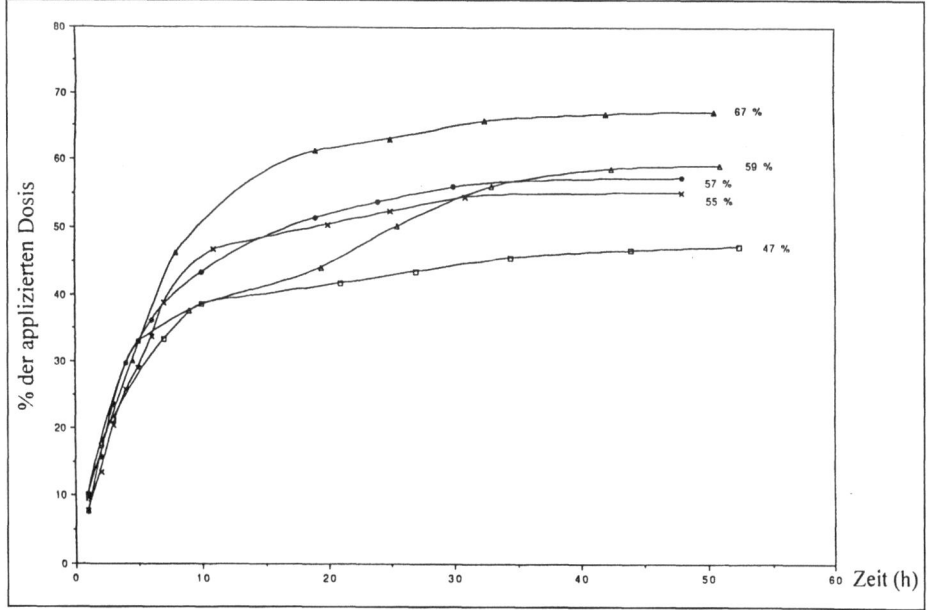

Abb. 13. Zeitlicher Verlauf der Ausscheidung von radioaktivem Silibinin über den Choleductus bei 5 Ratten in % der oral applizierten Mengen.

Durch den enterohepatischen Kreislauf kommt es zu zwei Maxima der Silibininkonzentrationen in der Leber, (nicht abgebildet) bis dann das Flavonolignan in Form von Glukosid- und Sulfatmetaboliten ausgeschieden wird.

Bei Betrachtung des geschilderten biochemischen Mechanismus wäre zu erwarten, daß die Stimulierung der Proteinbiosynthese nicht nur in den Hepatozyten erfolgt, wenngleich dort die Flavonoidkonzentrationen weitaus am höchsten sind. In der Tat konnten wir in den letzten Monaten feststellen, daß auch in Zellkulturen von menschlichen und Affennierenzellen durch

Tabelle 3. Effekt von 10 μg/ml der Silymarinkomponenten auf das Wachstum von Affennierenzellen der Linie Vero.

Probe	Endzell-Konzentrationen/ insgesamt	Vitalität der Zellen %	Wachstum %
Kontrolle	$4,26 \times 10^5$ $4,34 \times 10^5$	95 96	100
Kontrolle+Ethanol 1 %	$4,26 \times 10^5$ $4,28 \times 10^5$	96 96	99
Silibinin H.S.	$4,96 \times 10^5$ $4,98 \times 10^5$	96 96	116
Silidianin	$4,10 \times 10^5$ $4,92 \times 10^5$	96 96	94
Silichristin	$4,92 \times 10^5$ $4,88 \times 10^5$	96 96	114
Isosilibinin	$3,90 \times 10^5$ $3,72 \times 10^5$	96 95	89

4 Tage nach der Umsetzung ($7,5 \times 10^4$ Zellen/ml in Cluster mit 400 μl Medium 199) wurde eine Zählung durchgeführt, nachdem 3 Tage zuvor Silibinin-Hemisuccinat, Silidianin, Silichristin und Isosilibinin gegeben worden waren.

Tabelle 4. Effekt von unterschiedlichen Mengen Silibinin auf Affennierenzellen der Linie Vero.

Silibinin-Hemisuccinat μg/ml	Endzell-Konzentrationen/ insgesamt	Vitalität der Zellen %	Wachstum %
0	$2,86 \times 10^5$ $2,86 \times 10^5$	92 93	100
10	$3,30 \times 10^5$ $3,26 \times 10^5$	93 94	116
20	$3,50 \times 10^5$ $3,44 \times 10^5$	94 94	123
50	$2,60 \times 10^5$ $2,58 \times 10^5$	91 92	92

4 Tage nach der Umsetzung ($7,5 \times 10^4$ Zellen/ml in Cluster mit 400 μl Medium 199) wurde eine Zählung durchgeführt, nachdem 3 Tage zuvor Silibinin-Hemisuccinat gegeben worden war.

Silibinin die Eiweißsynthese, die Nukleinsäuresynthese und bei sich teilenden Zellen auch die Replikation um ca. 25 % - 30 % angehoben wird. Es gibt hierzu übrigens auch schon positive klinische Befunde.

Aus unseren Versuchen mit Leber- und Nierenzellen ergab sich, daß nur Silibinin und Silichristin den stimulierenden Effekte zeigen, nicht dagegen Isosilibinin und Silidianin.

Nachstehende, in den Tabellen 3 und 4 gelistete Daten wurden mit African-green-monkey-Nierenzellen der Zellinie Vero ATCC CCLL 81 (fibroblastenähnlich) erhoben.

Untersucht wurden auch Tumorzellen. Wir arbeiteten mit menschlichen Hepatomzellen (Alexanderzellen), Rattenhepatomzellen (Raji-Zellen) Burkitt-Lymphomazellen und Hela-Zellen. In diesen Fällen konnten keine Stimulierungen beobachtet werden. Eine naheliegende Erklärung wäre, daß in malignen Zellinien die Transkription und die Translation bereits mit maximaler Geschwindigkeit laufen und nicht mehr beschleunigt werden können (Abb. 14).

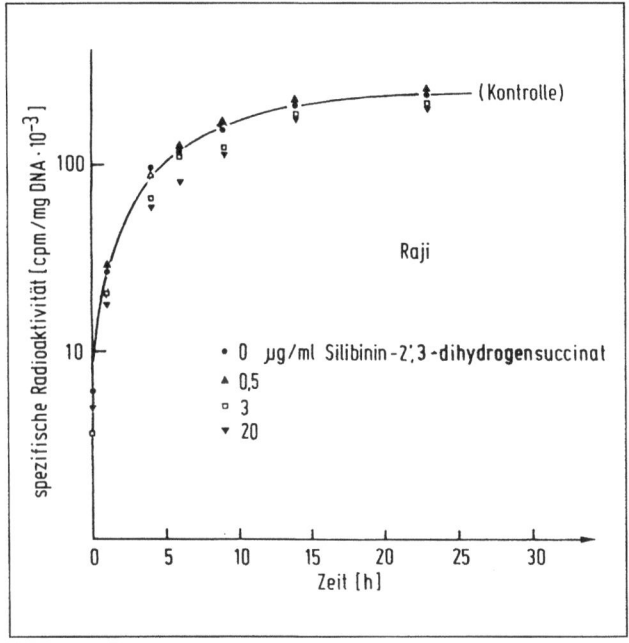

Abb. 14. Zeitlicher Verlauf der Proteinbiosynthese in Kulturen von Raji-Zellen ohne und in Gegenwart von Silibinin.

Für die Flavonolignane der Mariendistel werden auch noch andere Mechanismen ihrer Wirkung diskutiert und sind teilweise durch Experimente belegt:

1. Da ist einmal die Fähigkeit dieser Polyphenole, Radikale abzufangen, z.B. jene, die beim oxidativen Alkoholabbau oder durch andere Noxen in der Leber gebildet werden und Zellschädigung bewirken können. Daten für diese Scavengerfunktion der Silymarinkomponenten aus in-vitro-Versuchen haben wir vor allem aus den Arbeitskreisen um Feher, Mira, Valenzuela und György. Die hierzu erforderlichen Flavonoid-Konzentrationen sind allerdings so hoch, daß sie u.E. im Organismus bei oraler Applikation von Silymarinpräparaten nicht erreicht werden können.

2. Wir wissen auch, daß Silibinin in hohen Konzentrationen die Membranpermeabilität der Hepatozyten reduziert, so daß manche Toxine kaum mehr penetrieren können.
   Beispielsweise wird die Resorption von Amanitin, dem Gift des grünen Knollenblätterpilzes, so verlangsamt, daß die Ausscheidungsrate des Toxins der Giftwirkung zuvorkommt. Man kann diese Möglichkeit bei Pilzvergiftungen auch therapeutisch mit gutem Erfolg ein-

setzen. Die hierzu notwendigen Silibininkonzentrationen sind ca. 10 - 20mal so hoch wie jene für die Proteinsynthesestimulierung und werden klinisch durch intravenöse Applikation erreicht.

Betraehtet man zusammenfassend die hier beschriebenen biochemischen Effekte, so werden die für Silibinin und Silymarin klinisch erhobenen Befunde auf der Sicht des Molekularbiologen erklärbar und bestätigen die Flavonolignane aus der Mariendistel, vor allem Silibinin und Silichristin, als interessante Pharmaka.

Literatur

1. Berenquer J, Carrasco D (1977) Münchner Med Wochenschr 119
2. Feher J (1987) Free Rad Res Commun 3:373
3. Feher J (1989) Orvosi Hetilap 130:2723
4. Ferenci P, Fragosics B, Dittrich H, Frank H, Benda L, Lochs H, Meryn S, Base W, Schneider B (1989) J of Hepatology 2:105
5. Fintelmann V, Albert A (1980) Therapiewoche 30:5589
6. György I (1992) Radiat Phys Chem 39:81
7. Machicao F, Sonnenbichler J (1977) Hoppe-Seyler's Z Physiol Chemie 358:141
8. Mira M L (1987) Free Rad Res Commun 4:125
9. Pelter A, Hänsel R (1968) Tetrahedron 25:2911
10. Schnabel R, Sonnenbichler J, Zillig W (1982) FEBS Letters 150, 400
11. Sonnenbichler J, Mattersberger J, Rosen H (1976) Hoppe-Seyler's Z Physiol Chem 357:1171
12. Sonnenbichler J, Mattersberger J, Hanser G (1980) Hoppe-Seyler's Z Physiol Chem 361:175
13. Sonnenbichler J, Pohl A (1980) Hoppe-Seyler's Z Physiol Chem 361:1757
14. Sonnenbichler J, Zetl I (1984) Hoppe-Seyler's Z Physiol Chem 365:555
15. Sonnenbichler J, Zetl I (1986) In: Cody V, Middleton E, Harborne JB (eds) Progress in Clinical and Biological Research, vol 213, p 319 Alan R Liss, Inc
16. Sonnenbichler J, Goldberg M, Hane L, Madubunyi I, Vogl S, Zetl I (1986) Biochemical Pharmacology 35:538
17. Sonnenbichler J, Zetl I (1988) Plant Flavonoids in Biology and Medicine II:369
18. Valenzuela A, Guerra R (1986) Experientia 42:139
19. Wagner H, Hörhammer R, Münster R (1965) Naturwissenschaften 52:305
20. Wagner H, Seligmann O, Hörhammer L, Seitz M, Sonnenbichler J (1971) Tetrahedron Letters 22:1895

Für die Verfasser:
Prof. Dr. Johann Sonnenbichler
Max-Plank-Institut für Biochemie
82152 Martinsried

Der antifibrotische Effekt des Silymarins in der Therapie chronischer Lebererkrankungen

F.-J. Vonnahme
Klinik für Hepato-Gastroenterologie des Kreiskrankenhauses Hameln

Seit dem Altertum ist die Mariendistel (Silybum marianum) als Heilpflanze bekannt. Verschiedene Autoren des 16. Jahrhunderts berichten über die Wirksamkeit ihres Extraktes bei chronischem Leberleiden. Erste Mitteilungen über die hepatoprotektive Wirkung der Substanz beruhen auf „Versuchen zum Schutz gegen leberschädigende Gifte" an tierexperimentiellen Modellen [4].

Inzwischen konnten die als Silymarin bezeichneten wirksamen Inhaltsstoffe der Mariendistel als eine Gruppe von Flavonoid-Verbindungen identifiziert werden. Sie bestehen aus einem Gemisch mehrerer isomerer Verbindungen: dem Hauptisomer Silibinin, dem Silidianin und dem Silichristin [20, 21]. Der zytoprotektive Effekt des Silibinins konnte in zahlreichen In-vitro-Versuchen nachgewiesen werden [10]. Die therapeutischen Effekte des Silymarins wurden in zahlreichen tierexperimentiellen Untersuchungen belegt. Silymarin wirkt insbesondere auf Zellmembranen. Es fördert die Zellregeneration [11, 17], wirkt als Radikalfänger [13] und hat einen antioxidativen Effekt [18].

In den 80er Jahren wurden mehrere randomisierte Placebo-kontrollierte Doppelblindstudien mit Silymarin durchgeführt, bei denen mittlere bis größere Patientenkollektive mit kurzer Therapiedauer zwischen 1 bis 6 Monaten ausgewertet wurden. Fintelmann berichtet über 70 Patienten mit toxischer Leberschädigung, die er über 28 Tage mit 420 mg Silymarin behandelte. Sie wiesen eine signifikant schnellere Normalisierung der Transaminasen und der Gamma-GT gegenüber der Placebogruppe auf [7]. Salmi und Sarna bestätigen diese Ergebnisse mit gleicher Dosierung über den gleichen Behandlungszeitraum an einem größeren Kolletiv von 106 Patienten mit Lebererkrankung und ergänzten diese durch zusätzliche histologische Untersuchungen, die eine Verbesserung des Biopsiebefundes ergaben [14]. Auch eine Behandlungsdauer von 2 Monaten an 29 Patienten zeigte sowohl einen signifikanten Abfall der Transaminasen als auch eine Verbesserung der klinischen Symptome bei alkoholbedingten Fettlebern, chronischen Alkoholhepatitiden und alkoholbedingten Leberzirrhosen [3].

Bei chronisch alkoholbedingten Lebererkrankungen, behandelt mit Silymarin über 6 Monate, konnten Feher et al [5] und Müzes et al [12] eine Normalisierung der Transaminasen, eine signifikante Steigerung von reduzierten antioxidativen Parametern und signifikante Unterschiede in der Lipidoxidation zugunsten von Silymarin belegen. Silymarinpräparate unterscheiden sich in ihrem Gehalt an wirkungsbestimmenden Inhaltsstoffen [15]. In allen hier angegebenen Untersuchungen wurde jeweils ein Ethylacetat-Trockenextrakt aus Mariendistelfrüchten (Madaus, Köln) verwendet. Allen Studien war gemeinsam, daß es zu einem raschen Absinken der Transaminasen kam, was von Kritikern als „Transaminasen-Kosmetik" abgetan wurde.

Erst eine 1989 von Ferenci et al veröffentlichte Silymarin-Studie, die in einer Überlebenszeitanalyse als „harten" Parameter die Überlebensrate bewertete, fand internationale Aufmerksamkeit. In die prospektiv durchgeführte, randomisierte Doppelblindstudie wurden 170 Patienten mit einer Leberzirrhose eingeschlossen. Die Zirrhose war innerhalb von zwei Jahren vor der Aufnahme festgestellt worden. Der Schweregrad der Lebererkrankungen wurde zu

Beginn der Behandlung entsprechend der Child-Turcotte-Kriterien eingestuft. Darüber hinaus wurden nichtalkoholische von alkoholischen Zirrhosen abgegrenzt. Die Patienten erhielten 420 mg Silymarin (3 x tägl. 140 mg oral). An den Ergebnissen war besonders beeindruckend, daß nach vier Jahren die Zahl der Todesfälle bei alkoholinduzierter Zirrhose in der Kontrollgruppe doppelt so hoch war, wie in der Behandlungsgruppe. Durch die Silymarin-Therapie konnte die Überlebensrate bei Patienten, die zu Studienbeginn in die Child-Klasse A eingestuft wurden, signifikant gebessert werden. Dagegen war bei nicht alkoholinduzierter Zirrhose keine signifikante Beeinflussung durch die Therapie zu erkennen. Die Ergebnisse verdeutlichen, daß eine Langzeittherapie mit Silymarin die Mortalität von Patienten mit Leberzirrhose senkt. Die Autoren vermuten eine hemmende Wirkung des Silymarins auf die Kollagenablagerungen in der Leber [6].

Tatsächlich konnten Feher et al [5] diese Vermutung bestätigen. Unter einer sechsmonatigen Therapie mit Silymarin bei Patienten mit chronischen alkoholtoxischen Leberschäden beobachteten sie eine Abnahme der Prokollagen-III-Peptid (P-III-P)-Konzentration i.S. um $1/3$ gegenüber den Kontrollen (Abb. 1). P-III-P ist ein Parameter der Kollagensynthese und -ablagerung. Erhöhte Serumkonzentrationen sind ein Indikator für die Fibrogeneseaktivität.

Neuere Untersuchungen der Arbeitsgruppe um Schuppan [16] belegen den antifibrotischen Effekt des Silymarins. Im Tiermodell wird bei Ratten eine Zirrhose durch eine retrograde Injektion von Ethibloc in die Gallengänge erzeugt. Durch die periductale Entzündung entsteht eine progrediente, fibrotische Verbreiterung der Portalfelder, an deren Ende eine sekundäre biliäre Zirrhose steht. Die Autoren untersuchten in diesem Modell die Substanzen Silymarin, D-Penicillamin und Colchicin auf ihre antifibrotische Wirksamkeit. Bestimmt wurde das Hydroxyprolin als Maß des Gesamtkollagens der Leber sowie das P-III-P. Mit Silymarin

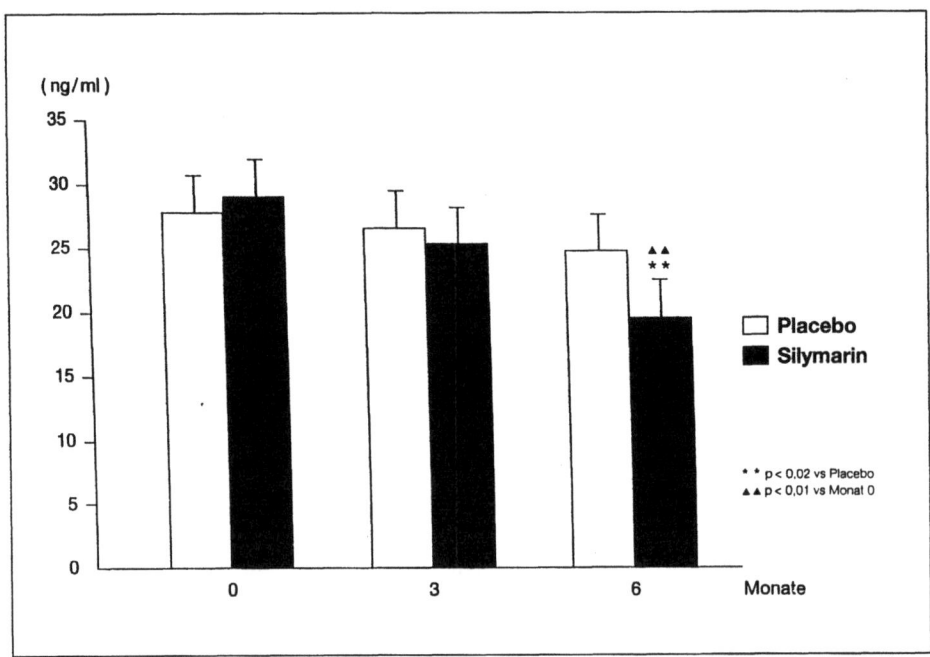

Abb. 1. Effekt von Silymarin auf die P-III-P-Serumkonzentration bei Patienten mit chronischen alkoholischen Leberschäden. Während einer sechsmonatigen Behandlungsdauer nimmt die P-III-P-Konzentration gegenüber der Placebokontrollgruppe $1/3$ ab [5].

behandelte Tiere hatten einen um mehr als 50% geringeren Gesamtkollagengehalt der Leber, wohingegen D-Penicillamin und Colchicin keinen Effekt hatten (Abb. 2). Ähnlich verhielt sich das P-III-P bei den Silymarin-Tieren. Die Autoren folgern daraus, daß Silymarin wirksam Bindegewebsablagerungen in der Leber vermindert. Die Frage, ob Silymarin auch bei der bereits fortgeschrittenen Fibrose/Zirrhose wirksam ist, wurde aus derselben Arbeitsgruppe beantwortet [1]. Im o. a. Tiermodell wurde Ratten Silymarin von der 1. bis zur 6. und von der 4. bis 6. Woche oral verabreicht. In beiden Gruppen waren, verglichen mit den Kontrollen, das Gesamtkollagen und das P-III-P nahezu gleich vermindert (Abb. 3). Hierdurch wird belegt, daß oral zugeführtes Silymarin die Kollagenablagerungen in der Leber sogar in fortgeschrittenem Stadium der biliären Fibrose hemmt.

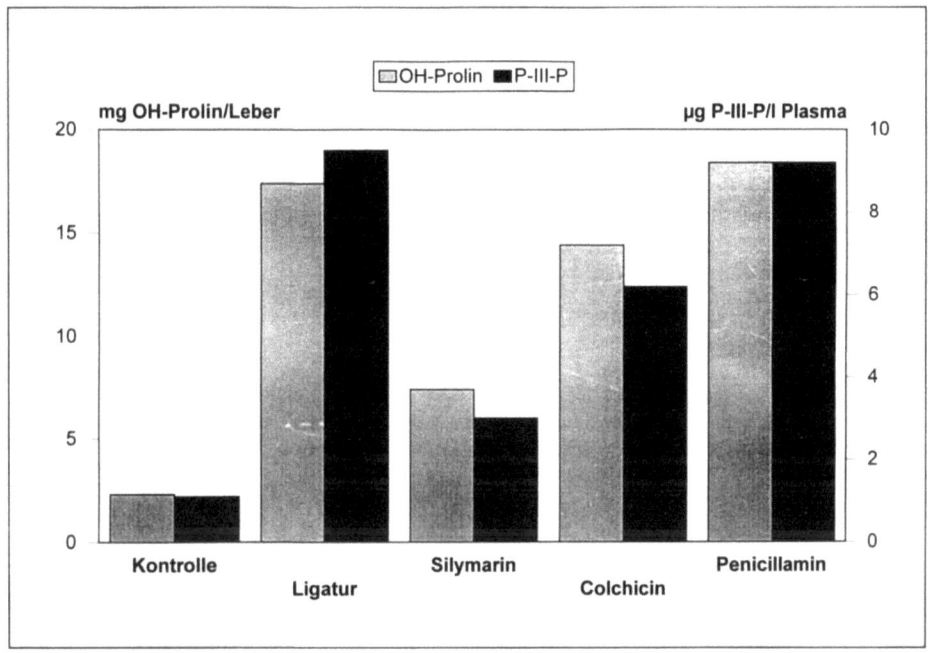

Abb. 2. Gesamthydroxyprolingehalt und Serum P-III-P beim biliären Fibrosemodell der Ratte nach Gallengangsokklusion. In der Silymarin-behandelten Gruppe ist die Kollagenablagerung an geringsten. Nicht so ausgeprägt ist die Wirkung des Colchicins, während D-Penicillamin gar keinen Effekt hat [16].

Neuere zellbiologische Untersuchungen geben Aufschluß über den Wirkmechanismus des Silymarins im zellulären Bereich. Neben den Hepatozyten, die die Hauptleberzellmasse bilden, kommen in der Leber „Nicht-Parenchymzellen" vor, die wesentlichen Anteil an der Fibrogenese haben. Die *Sinusendothelzellen* sind besondere Gefäßwandzellen mit offenen Poren oder Fenestrationen, die einen Stoffaustausch zwischen Sinusoiden und Disseschem Raum gewährleisten. Gegenüber toxischen oder infektiösen Noxen erweisen sich die Fenestrationen als außerordentlich empfindlich: Sie werden zerstört und verlieren ihre Siebfunktion, die u. a. zu einem erhöhten Chylomikronenzutritt zu den Hepatozyten führt [19]. Die Gabe von Silymarin verhindert im Tierexperiment die Zerstörung der Fenestrationen, so daß auf einen stabilisierenden Effekt auch auf die Sinusendothelzellen geschlossen werden kann [9].

Die in den Sinusoiden vorkommenden *von Kupfferschen Sternzellen* sind Makrophagen, die bei Entzündungsprozessen eine wichtige Rolle spielen. Unter anderem produzieren sie LTB$_4$, ein Leukotrien, das eine starke chemotaktische Wirkung auf Leukozyten ausübt. In Zellkultu-

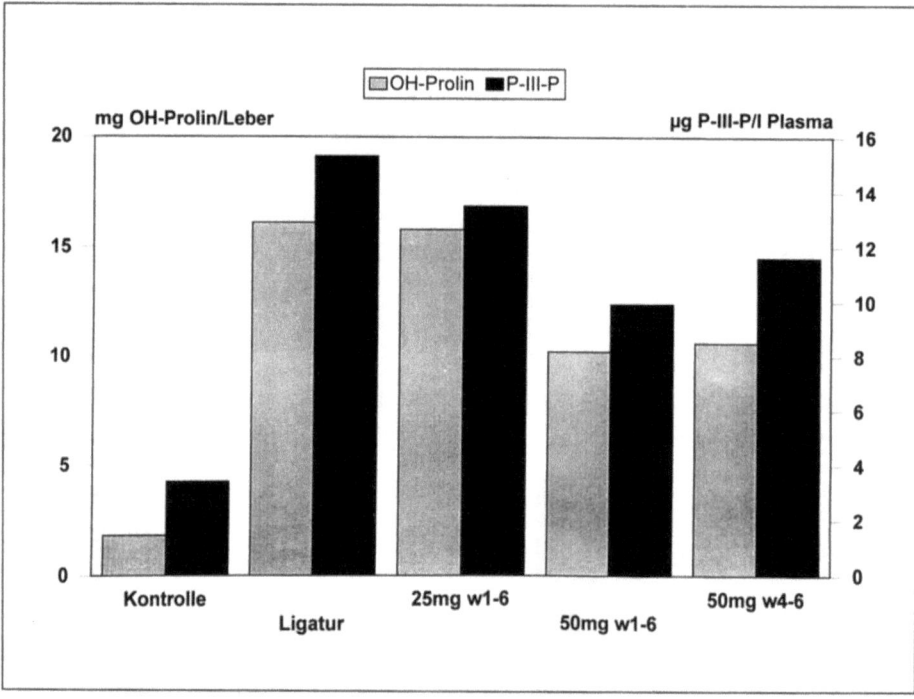

Abb. 3. Silymarinwirkung auf das Serum P-III-P und Gesamthydroxyprolin im biliären Fibrosemodell in Abhängigkeit der Wirkdosis und des Behandlungszeitraumes (Woche 1-6 und 4-6). Selbst wenn die Therapie erst in einem fortgeschrittenen Fibrosestadium einsetzt, wird die Bindegewebsbildung durch Silymarin nahezu gleich gehemmt wie in der Gruppe, die bereits von Beginn an (Woche 1) Silymarin erhielt [1].

ren der von Kupfferschen Sternzellen führt die Zugabe von Silymarin zu einer ausgeprägten Hemmung der LTB_4-Bildung von über 75%; dosisabhängig wird die Leukotrienbildung sogar für 2 Stunden vollständig gehemmt [2]. Hierdurch läßt sich ein antientzündlicher Effekt der Substanz erklären.

Eine besondere Bedeutung bei der Fibrogenese der Leber kommt den *Perisinusoidalzellen* (Ito-Zellen, Fettspeicherzellen) zu. Diese im Disseschen Raum liegenden, ruhenden Bindegewebszellen werden durch Zellsignale in aktive Myofibroblasten transformiert, die dann Kollagen produzieren. Silymarin hat einen direkten Einfluß auf diesen Zelltyp. Setzt man es Zellkulturen zu, so kommt es zu einer ausgeprägten Hemmung der Zellproliferation um 75% gegenüber den Kontrollen. Neben dem antiproliferativen Effekt läßt sich auch eine „downRegulation" des profibrogenen Cytokins TGF-β durch Silymarinzusatz beobachten [8].

Der seit Jahrhunderten in der Heilkunde verwendete Wirkstoff der Mariendistel – das Silymarin – erfährt erst in jüngster Zeit eine Wiederentdeckung als antifibrotische Substanz bei chronischen, insbesondere alkoholisch bedingten Lebererkrankungen. Die tierexperimentellen Untersuchungen belegen einen deutlich hemmenden Effekt des Silymarins auf die Bindegewebsbildung und Ablagerung. Die Ergebnisse korrelieren mit zellbiologischen Beobachtungen der Proliferatonshemmung von Bindegewebszellen sowie der Entzündungshemmung der von Kupfferschen Sternzellen und der Stabilisierung der Sinusendothelzellen. Diese Wirkmechanismen des Silymarins würden somit auch in der Langzeittherapie die deutliche Verbesserung in der Überlebensrate bei Patienten mit alkoholischen Lebererkrankungen erklären.

Literatur

1. Boigk G, Stroeter L, Waldschmidt J, Herbst H, Riecken EO, Schuppan D (1995) Silymarin hemmt die Kollagenablagerung bei der biliären Leberfibrose der Ratte. Z Phytotherapie, Abstractband 24
2. Dehmlow C, Erhard J, De Groot H (1996) Inhibition of Kupffer cell function as an explanation for the hepatoprotective properties of silibinin. Hepatology 23: 749-754
3. Di Mario F, Okolicsanyi L, Naccarato R (1981) In: de Ritis F et al. (Hrsg) Der toxische Leberschaden. Hanseatisches Verlags-Kontor Lübeck: 54-58
4. Eichler O, Hahn M (1949) Versuche zum Schutz gegen leberschädigende Gifte. Arch Exp Path Pharmakologie 206: 674-682
5. Feher J, Deàk G, Müzes G, Lang I, Niederland V, Nekam K, Kartesz M (1989) The hepatoprotective effect of treatment with silymarin in patients with chronic alcoholic liver disease. Orvosi Hetilap 130: 2723-2727
6. Ferenci P, Dragosics B, Dittrich H, Benda L, Lochs H, Meryn S, Base W, Schneider B (1989) Randomized controlled trial of silymarin-treatment in patients with cirrhosis of the liver. J Hepatology 9: 105-113
7. Fintelmann V, Albert A (1980) Nachweis der therapeutischen Wirksamkeit von Legalon bei toxischen Lebererkrankungen im Doppelblindversuch. Therapiewoche 30: 5589-5594
8. Fuchs EC, Gressner AM, Weyhenmeyer R, Weiner OH (1995) Identification of the antifibrotic properties of silibinin: Effect on TGF-β and matrix gene expression of hepatic stellate cells. Hepatology 22: 286 A
9. Gendrault JL, Steffan AM, Kirn A (1979) Wirkung eines wasserlöslichen Derivates von Silymarin auf die durch Frog-Virus 3 an Mäusehaptozyten hervorgerufenen morphologischen und funktionellen Veränderungen. Arzneim Forsch 29: 786-791
10. Leng-Peschlow E, Strenge-Hesse A (1991) Die Mariendistel (Silybum marianum) und Silymarin als Lebertherapeutikum. Z Phytotherapie 12: 162-174
11. Machicao F, Sonnenbichler J (1977) Mechanism of the stimulation of RNA synthesis in rat liver nuclei by silybin. Hoppe Seyler's Z Physiol Chem 358: 141-147
12. Müzes G, Deak G, Lang I, Nekam K, Niederland V, Feher J (1990) Effects of silymarin (Legalon) treatment on the antioxidant defence system and lipid peroxidation in patients with chronic alcoholic liver disease (a double-blind study). Orvosi Hetilap 131: 863-866
13. Pascual C, Gonzáles R, Armesto J, Muriel P (1993) Effect of silymarin and silybinin on oxygen radicals. Drug Devel Res 29: 73-77
14. Salmi HA, Sarna S (1982) Effect of silymarin on chemical, functional and morphological alterations of the liver. A double-blind controlled study. Scand J Gastroenterol 17: 517-521
15. Schulz H-U, Schlürer M, Krumbiegel G, Wächter W, Weyhenmeyer R, Seidel G (1995) Untersuchungen zum Freisetzungsverhalten und zur Bioäquivalenz von Silymarin-Präparaten. Arzneim-Forsch 45: 61-64
16. Schuppan D, Lang T, Gerling G, Leng-Peschlow E, Krumbiegel G, Riecken EO, Waldschmidt J (1994) Antifibrotic effect of silymarin in rat secondary biliary fibrosis induced by bile duct obliteration with ethibloc. Z Gastroenterol 32: 45-46
17. Sonnenbichler J, (1996) Biochemie und Pharmakologie von Silybinin. In: Loew D, Rietbrock N (Hersg) Phytopharmaka II. Forschung und klinische Anwendung. Steinkopff Verlag, Darmstadt
18. Valenzuela A, Guerra R (1986) Differential effect of silybin on the Fe^{2+}-ADP and t-butyl-hydroperoxide-induced microsomal lipid peroxidation. Experientia 42: 139-141
19. Vonnahme FJ (1993) Die Leber des Menschen. Rasterelektronenmikroskopischer Atlas, Karger Basel
20. Wagner H, Hörhammer L, Münster R (1968) Zur Chemie des Silymarins (Silybinin), des Wirkprinzips der Früchte von Silybum marianum. Arzneim Forsch 18: 688-696
21. Wagner H, Seligmann O, Seitz M, Abraham D, Sonnenbichler J (1976) Silydianin und Silychristin, zwei isomere Silymarine aus Silybum marianum (L.) Gaertn. Naturforsch 31 b: 876-884

Anschrift des Verfassers:
Priv.-Doz. Dr. F.-J. Vonnahme
Klinik für Hepato-Gastroenterologie
Kreiskrankenhaus Hameln „An der Weser"
St. Maur Platz 1
31785 Hameln

Klinische Bedeutung der lipidsenkenden und antioxidativen Wirkung von Cynara scolymus (Artischocke)

V. Fintelmann
Krankenhaus Rissen, Hamburg

Einführung

Obwohl in der Monographie der Kommission E beim Bundesgesundheitsamt [1] für Artischockenblätter (Cynarae folium) als Anwendungsgebiet lediglich „dyspeptische Beschwerden" angeführt werden, sind lipidsenkende Wirkungen schon länger bekannt [2-38]. Diese wurden zunächst hauptsächlich auf Cynarin (1,5-Dicaffeoylchinasäure) zurückgeführt. Infolgedessen wurden die damaligen Untersuchungen zum großen Teil mit reinem, isoliertem Cynarin durchgeführt [3-10, 17, 18, 22, 24, 27-29, 34, 37, 39, 40]. Auch eine hepatoprotektive Wirkung wurde schon sehr viel früher experimentell belegt [41-44]. Die monographierte ant-idyspeptische Wirkung schließlich wird auf den choleretischen Effekt zurückgeführt, der durch zahlreiche Untersuchungen [45-49], in jüngerer Zeit auch in Form kontrollierter

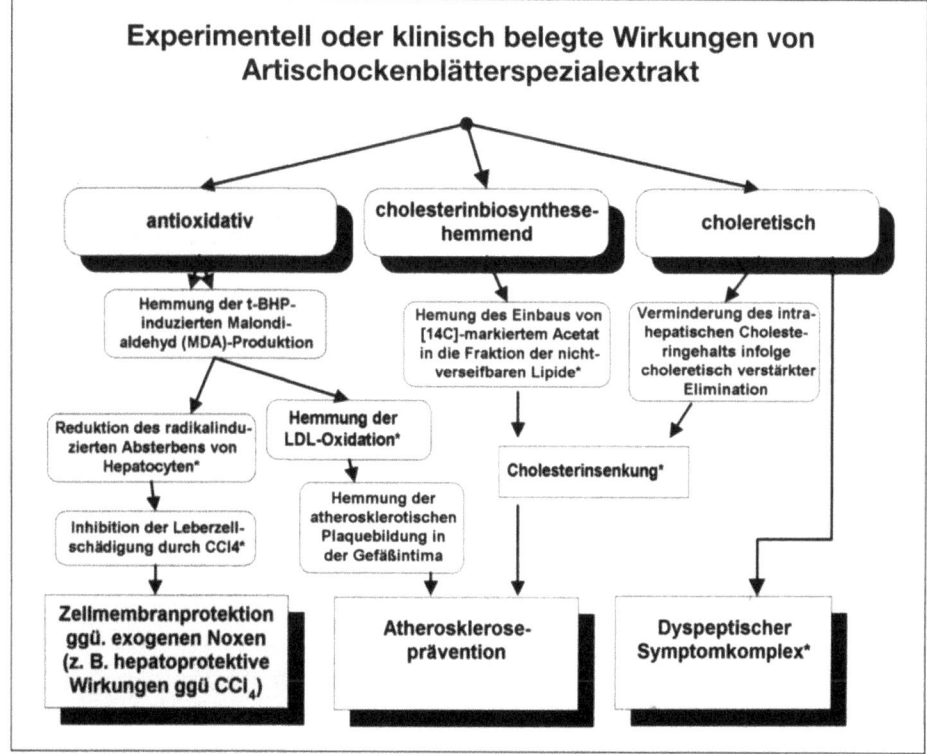

Abb. 1. Wirkungsmechanismen von Artischockenblätterspezialextrakt.

Doppelblindstudien, nachgewiesen wurde [48, 49]. Dabei konnte vor allem gezeigt werden, daß Artischockenblätterextrakte nicht lediglich zu einer Hydrocholerese, sondern zu einem genuinen Anstieg der Sekretion aller Gallenbestandteile führen [48] (Abb. 1).

Neueste experimentelle Untersuchungen [50-54], insbesondere an der Humanleberzelle [55], die Ergebnisse einer randomisierten, doppelblinden, kontrollierten Gruppenvergleichsstudie [56] und eine umfangreiche Anwendungsbeobachtung [36, 57, 58] wiesen nun für einen hochdosierten Spezialextrakt aus Artischockenblättern (ABE)[1] neben den bekannten antidyspeptischen auch hochwirksame antioxidative und lipidsenkende Eigenschaften nach. Dabei konnte der Wirkmechanismus für die Lipidsenkung und eine damit verbundene mögliche Prävention der Atherosklerose-Entstehung weitgehend aufgeklärt werden [50, 51, 55].

Experimentelle Forschungsergebnisse

Hemmung der hepatischen Cholesterinbiosynthese

Zunächst wurde untersucht, ob der Spezialextrakt die hepatische Cholesterinbiosynthese direkt beeinflußt [50]. An serumfrei angelegten Hepatozytenkulturen der Ratte [50, 51] und des Menschen [55] konnte nachgewiesen werden, daß der untersuchte ABE die Neusynthese von

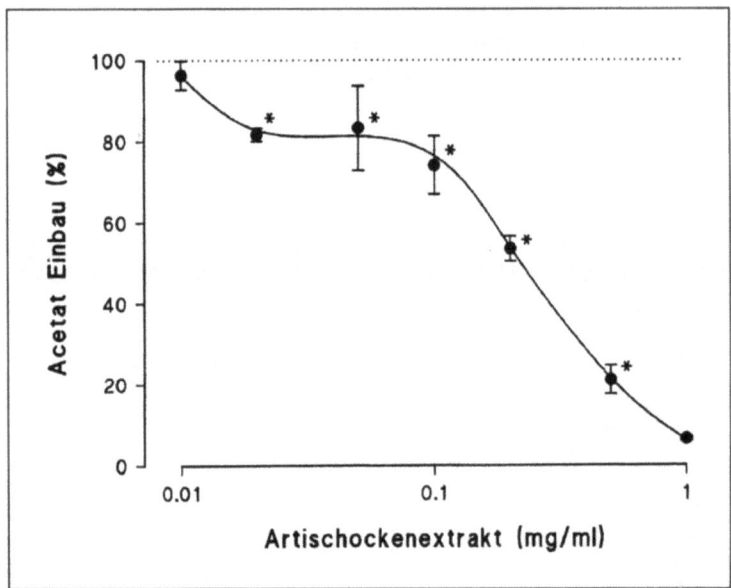

Abb. 2. Hemmung der Cholesterinbiosynthese durch Artischockenblätterspezialextrakt: Konzentrationsabhängiger Einbau von (14C)-markiertem Acetat in die Fraktion der nichtverseifbaren Lipide an kultivierten Leberzellen (*, P<0,01; ... Kontrolle) (aus Gebhardt [50, 51] mit freundlicher Genehmigung))

---

[1]) Hepar-SL® forte, Sertürner Arzneimittel GmbH, Gütersloh; 1 Kapsel enth.: 320 mg stand. wäßrigen Trockenextrakt aus Artischockenblättern 3,8-5,5 : 1

Cholesterin in der Leber hocheffektiv drosselt. Dafür wurde den Hepatozytenkulturen (^{14}C)-Acetat als Vorläufersubstanz angeboten und der Einbau in die Sterolfraktion (sog. nichtverseifbare Lipide), die sowohl Cholesterin als auch verschiedene Vorläufermoleküle enthält, gemessen. Nach 2stündiger Inkubation führte ABE (0,01-1 mg/ml) zu einer signifikanten (p < 0,01) konzentrationsabhängigen Hemmung der Cholesterinbiosynthese, ohne daß zytotoxische Wirkungen nachweisbar auftraten. Durch Ersatz des ^{14}C-markierten Acetats durch markiertes Mevalonat konnte geklärt werden, daß der Angriffspunkt vor der Bildung von Mevalonat lag; Hemmwirkungen, die zu einer Verschiebung des Musters der Vorläufersterine des Cholesterins führen könnten, wurden nicht beobachtet [51]. Neuere Ergebnisse sprechen dafür, daß die Hemmung auf der Ebene der HMG-CoA-Reduktase, des Schlüsselenzyms der Cholesterinbiosynthese, erfolgt, vermutlich indirekt über eine Aktivierung von Hemmechanismen oder eine Inhibition aktivierender Mechanismen [51], (Abb. 2).

Antioxidative und hepatoprotektive Wirkungen an isolierten Leberzellen, einschließlich Humanhepatozyten

Auf Grund der bekannten, jedoch bis dahin nicht systematisch untersuchten leberprotektiven Wirkungen von Artischockenzubereitungen lag es nahe, in einem zweiten experimentellen Schritt an geeigneten Modellen zunächst die antioxidative Kapazität zu prüfen. In molekularen und zellulären Testsystemen zeigte ABE dann tatsächlich ein für pflanzliche Wirkstoffe ungewöhnlich hohes antioxidatives Potential [52-54]. Experimentell kann eine Lipidperoxidation in kultivierten Leberzellen leicht durch die Gabe von Peroxiden, beispielsweise dem tertiären Butylhydroperoxid (t-BHP), ausgelöst und mittels Bildung von Malondialdehyd nachgewiesen und quantifiziert werden. Malondialdehyd wird bei kultivierten Hepatozyten in geringer Menge produziert, in Anwesenheit von t-BHP jedoch auf ein Vielfaches erhöht, was wiederum zu einer erhöhten Absterberate von Hepatozyten führt. Wird nun dem Kulturmedium gleichzeitig ABE in unterschiedlichen Konzentrationen zugesetzt, so geht die Bildung von Malondialdehyd konzentrationsabhängig zurück [52] (Abb. 3).

Die Absterberate der Hepatozyten wird auch reduziert. Die hohe Wirksamkeit zeigt sich daran, daß die Bildung von Malondialdehyd sogar noch bei einer Konzentration von 1 µg/ml signifikant herabgesetzt wird.

Weitere aktuelle Befunde belegen die Schutzfunktion des Extraktes gegenüber der Einwirkung des klassischen Lebergiftes Tetrachlorkohlenstoff (CCL$_4$) sowie weiterer Noxen auf Hepatozyten [53, 54]. Wird dem CCl$_4$-haltigen Medium ABE zugesetzt, kann das Absterben der Zellen weitgehend verhindert werden. Tetrachlorkohlenstoff ist ein bekanntes Lebergift, dessen schädigende Wirkung vor allem durch die Cytochrom-P450-abhängige Bildung eines CCl$_3$-Radikals hervorgerufen wird [59, 60]. An Hand der das Ausmaß der Zellschädigung reflektierenden mitochondrialen Formazanbildung (Schädigung der Zellen = Abnahme der Formazanbildung) war festzustellen, daß ABE (10 mg/ml) sowohl nach 3 Stunden als auch, in noch stärkerem Maße, nach 24 Stunden hochsignifikant (p < 0,001) ca. 75 % der CCl$_4$-bedingten Abnahme der Formazanbildung hemmte und das Überleben der Hepatozyten sicherte (Abb. 4). Ein Lösungsmitteleinfluß des CCl$_4$ auf die Hepatozyten wurde weitgehend ausgeschlossen [53].

Dieser Befund spricht für ein breites antioxidatives Wirkungsspektrum, was insofern von Bedeutung ist, als das antioxidative Potential grundsätzlich nicht auf die Leberzelle beschränkt ist. Es kann in gleicher Weise überall dort im Organismus, wo reaktive Sauerstoffmetaboliten schädigende Einflüsse ausüben, wirksam werden.

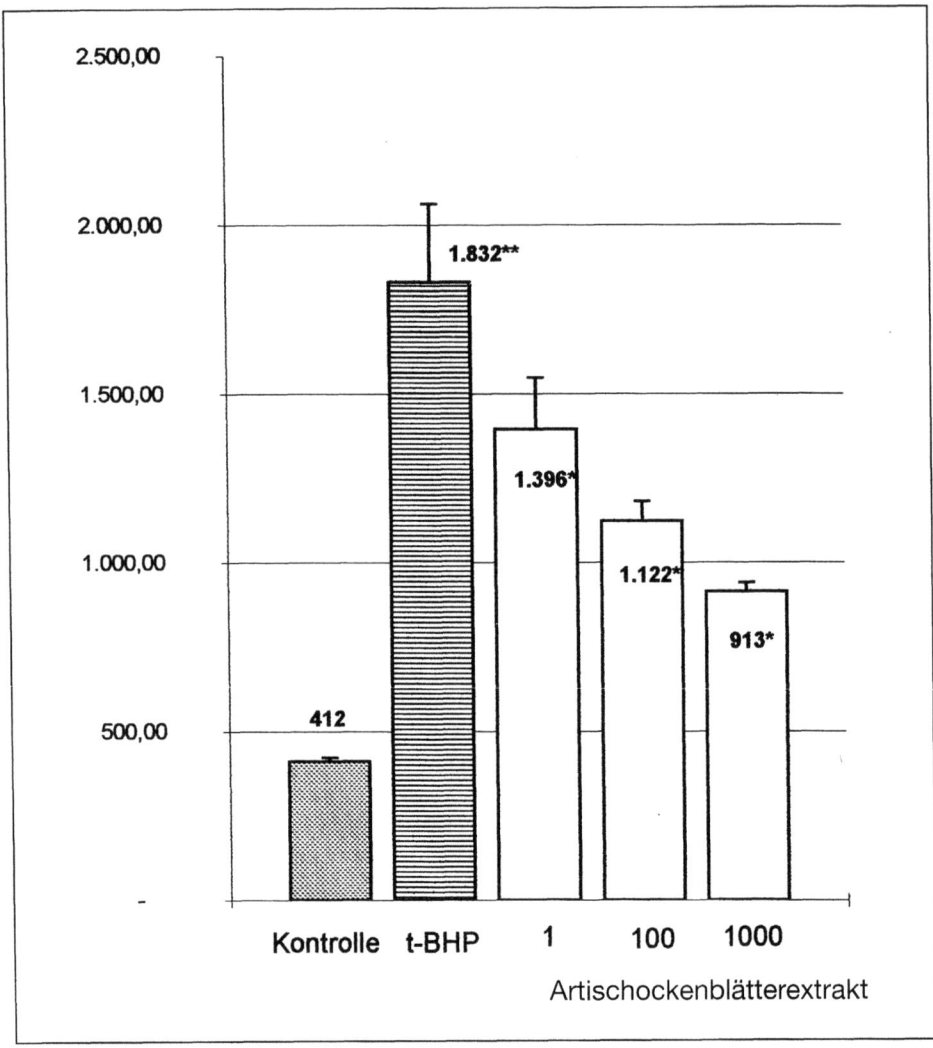

Abb. 3. Hemmwirkung verschiedener Konzentrationen von Artischockenblätterspezialextrakt auf die durch das Oxidans t-Butylhydroperoxid (t-BHP) stimulierte Produktion von Malondialdehyd. Zwei Stunden alte Primärkulturen von Rattenhepatozyten wurden ohne (Kontrolle) bzw. mit t-BHP in An- und Abwesenheit verschiedener Konzentrationen von ABE für 40 min inkubiert. Mittelwerte ± Stdabw. (*)= signifikant verschieden von t-BHP-behandelten Kulturen, p < 0,01. (**)= signifikant verschieden von Kontrolle, p 0,001 (nach [52])

LDL-Oxidationshemmung

So konnte eine konzentrationsabhängige Hemmung der LDL-Oxidation durch ABE in vitro nachgewiesen werden [54]. Die LDL-Oxidationshemmung legt den Einsatz von ABE zur Atheroskleroseprävention nahe, da die Oxidation des LDL-Cholesterins den Ausgangspunkt für atherosklerotische Gefäßveränderungen darstellt [52, 61-65]. Oxidiertem LDL (oLDL) kommt auf Grund seiner Zytotoxizität und Atherogenität bei der Induktion der Pathomechanismen der Arteriosklerose eine wichtige Rolle zu, da es die initialen Mechanismen der inti-

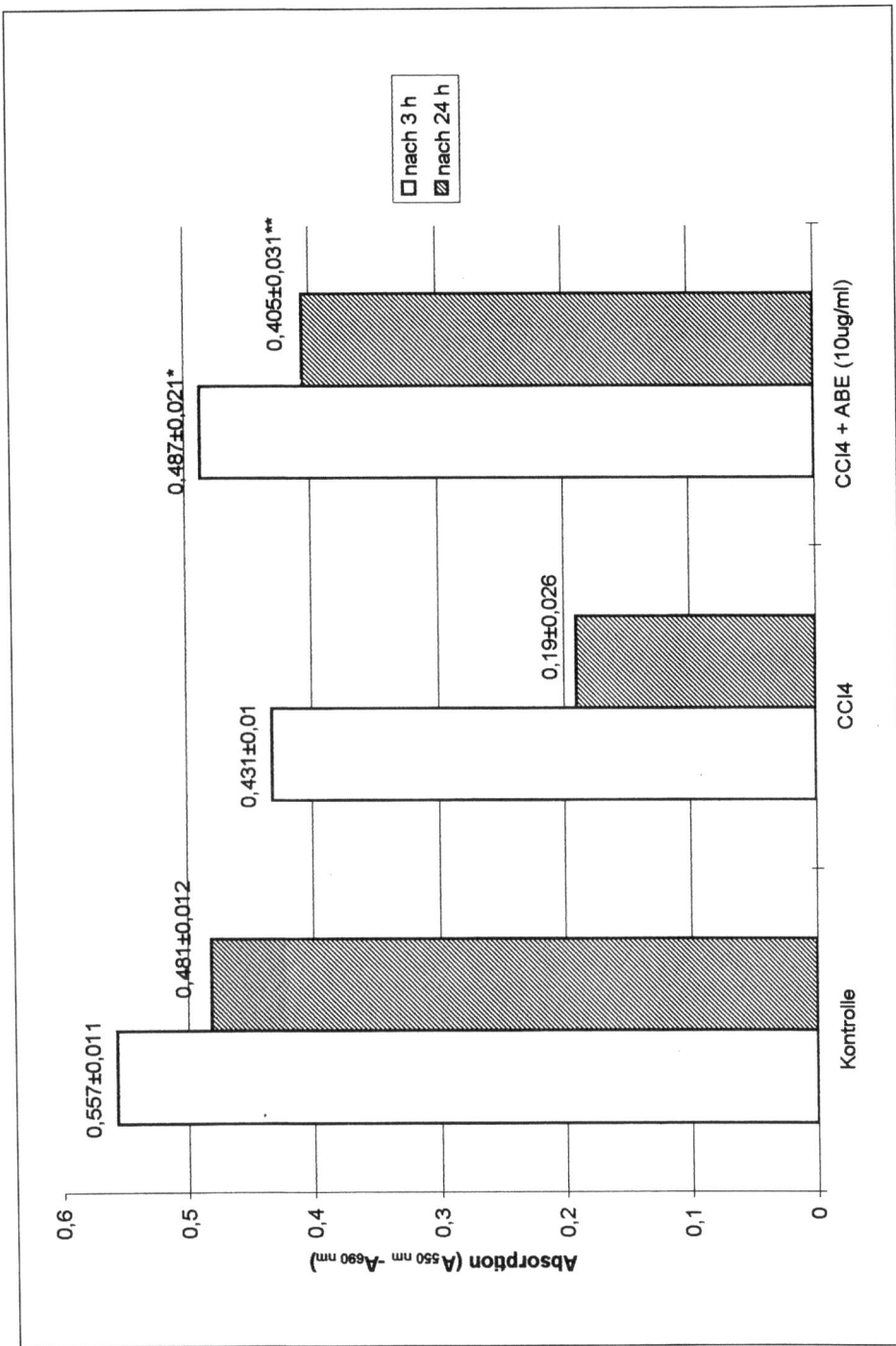

Abb. 4. Hemmung der CCl_4-induzierten Schädigung von Hepatozyten durch Artischockenblätterspezialextrakt. Photometrische Bestimmung der mitochondrialen Formazanbildung als Maß für die Zellschädigung nach Inkubation mit CCl_4 mit und ohne Extrakt nach 3 h (helle Balken) und nach 24 h (dunkle Balken). (*, p<0,01; **, p<0,001) (nach [53])

malen Plaquebildung auslöst. Eine Hemmung der LDL-Oxidation ist als wichtiger Faktor der Atherosklerosepävention anzusehen.

ABE besitzt nach dem heutigen Erkenntnisstand somit das Potential, die Pathomechanismen der Atherosklerose auf 3 Wegen zu beeinflussen (Abb. 5):

1. durch Hemmung der Neusynthese von Cholesterin in der Leberzelle, wahrscheinlich über Verstärkung der inaktivierenden oder Hemmung der aktivierenden Mechanismen der HMG-CoA-Reduktase;

2. durch Verstärkung der Cholesterinausscheidung mittels gesteigerter Cholerese, wobei die vermehrte Gallesekretion nicht einer einfachen Hydrocholerese entspricht, sondern Folge einer genuinen Steigerung der Sekretion aller physiologischen Gallensubstanzen ist;

3. durch die Hemmung bzw. Verminderung der Oxidation von LDL infolge der hohen antioxidativen Eigenschaften des Artischockenspezialextraktes.

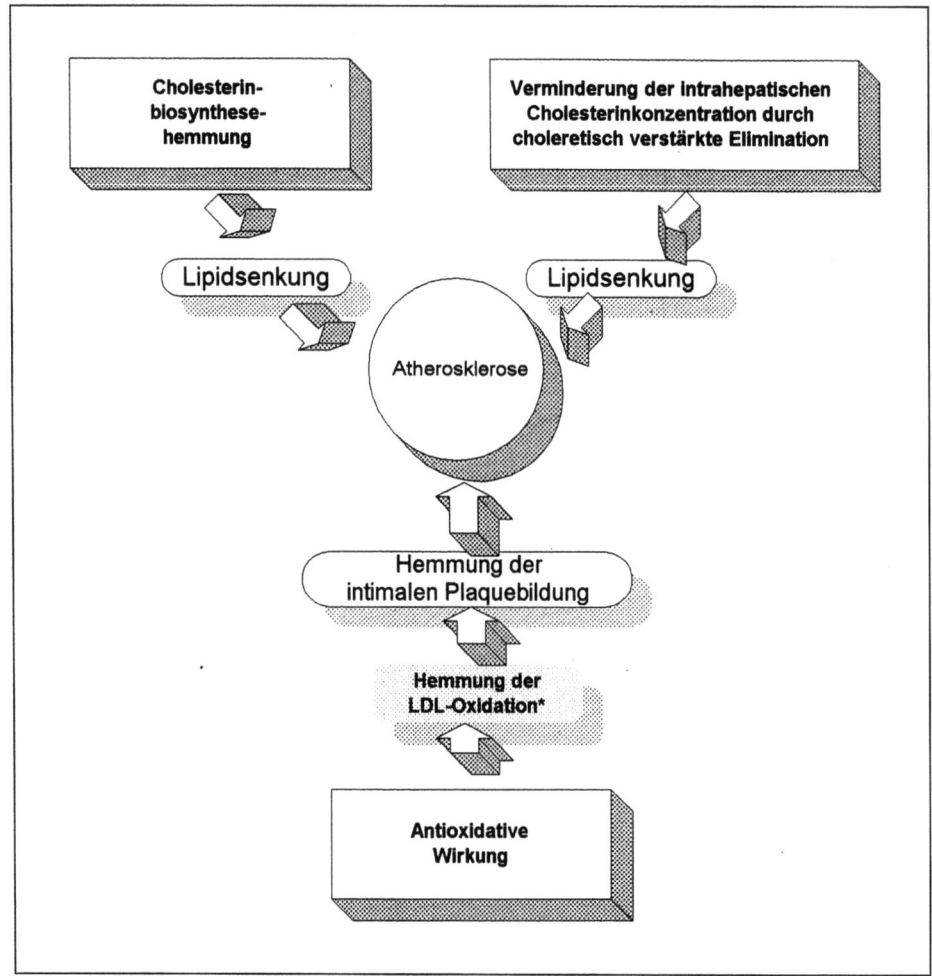

Abb. 5. Einfluß von Artischockenblätterextraktwirkungen auf die Pathomechanismen der Atherosklerose.

Klinische Untersuchungsergebnisse

Die zahlreichen im Schrifttum dokumentierten experimentellen und klinischen Belege für lipidsenkende Eigenschaften von Artischockenblättern konnten nun auch in jüngsten klinischen Untersuchungen für ABE bestätigt werden.

Im Rahmen einer umfangreichen Anwendungsbeobachtung (Post-Marketing-Surveillance/PMS-Studie) wurden unter den Bedingungen der indikationsgerechten ambulanten Routinetherapie Wirksamkeit und Verträglichkeit von ABE bei ca. 6wöchiger Behandlung beurteilt [36, 57, 58]. Die Untersuchung wurde als prospektive, strukturierte, verordnungsepidemiologische, multizentrische Untersuchung bei den registrierten gastroenterologischen Anwendungsgebieten unter den Bedingungen der unbeeinflußten Routinetherapie gemäß § 67 AMG durchgeführt (1994/1995). Aktuelle Anforderungen an die Methodik fanden Berücksichtigung [66-70] (Abb. 6 u. 7). Die Daten wurden deskriptiv statistisch ausgewertet, statistische Tests waren explorativer Art. Ziel der Untersuchung war die Bestätigung der antidyspeptischen

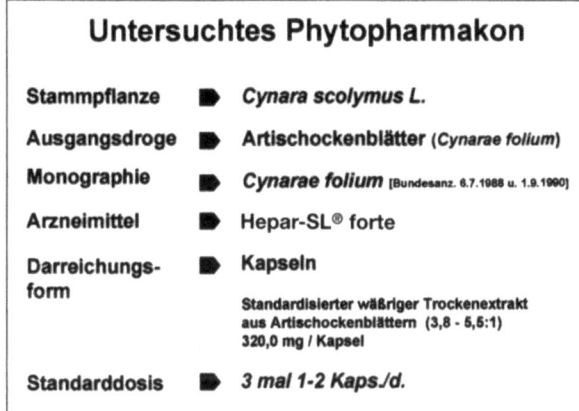

Abb. 6. Charakterisierung der Zielmedikation.

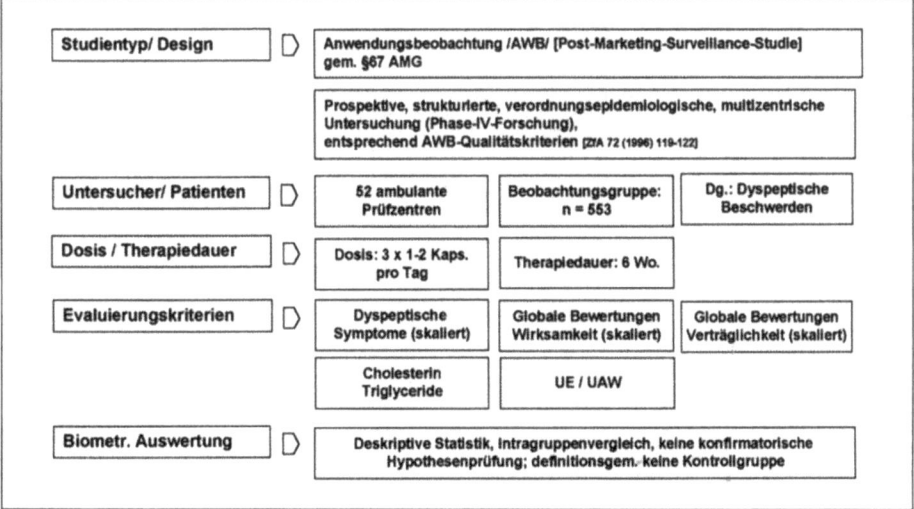

Abb. 7. Studiendesign einer prospektiven multizentrischen Untersuchung.

Wirksamkeit und die Evaluierung der Arzneimittelsicherheit anhand der Erfassung unerwünschter Arzneimittelwirkungen sowie der skalierten Bewertung der Verträglichkeit. Unter
der 6wöchigen Behandlung vollzog sich ein statistisch signifikanter und klinisch relevanter Rückgang der erfaßten Dyspepsie-Symptome (Abb. 8). Der Symptomverlauf weist insbesondere auf relevante karminative, spasmolytische und antiemetische Wirkungen hin. Bei 302
von insgesamt 553 Probanden der Studie, bei denen bei Eintritt und Abschluß der Studie nach
6 Wochen fakultativ Gesamtcholesterin, Triglyceride und HDL im Serum bestimmt werden
konnten, zeigte sich eine signifikante Senkung von Gesamtcholesterin und Triglyceriden
[36, 57, 58].

Für das Gesamtcholesterin betrug die Senkung nach 6 Wochen 11,5 % gegenüber einem
Ausgangswert (arithmetischer Stichprobenmittelwert) von 264,2 mg/dl, was einer Signifikanz
von $p < 0,001$ (explorativer T-Test) entspricht (Abb. 9). Für die Triglyceride fand sich eine
Reduktion von 12,5 % bei einem Ausgangswert von 215,0 mg/dl (Friedman-Rang-Varianz-
analyse, $p < 0,001$) (Abb. 10).

Der geringe Anstieg für HDL (2,3 %) konnte wegen der kleinen Anzahl von Probanden, bei
denen HDL bestimmt wurde (n=45), statistisch nicht bewertet werden.

Im Stichprobenmittel wurde die globale therapeutische Wirksamkeit der Medikation unter
Zugrundelegung einer 5stufigen Skala von ausgezeichnet (1,0) bis unzureichend (5,0) im Arzturteil mit 1,95 bewertet (Tabelle 1).

In 7 Fällen wurden ausschließlich milde unerwünschte Arzneimittelwirkungen (1,3 %) registriert (Blähungen [n=5], Schwäche [n=1]; Hungergefühl [n=1]. Die guten Verträglichkeitsbe-
wertungen, die sehr geringe Nebenwirkungsfrequenz und die Art und Ausprägung der Begleit-
erscheinungen belegen die hohe Arzneimittelsicherheit der Zielmedikation. Die gewonnenen
Daten stehen diesbezüglich im Einklang mit den Ergebnissen anderer Autoren [30, 31].

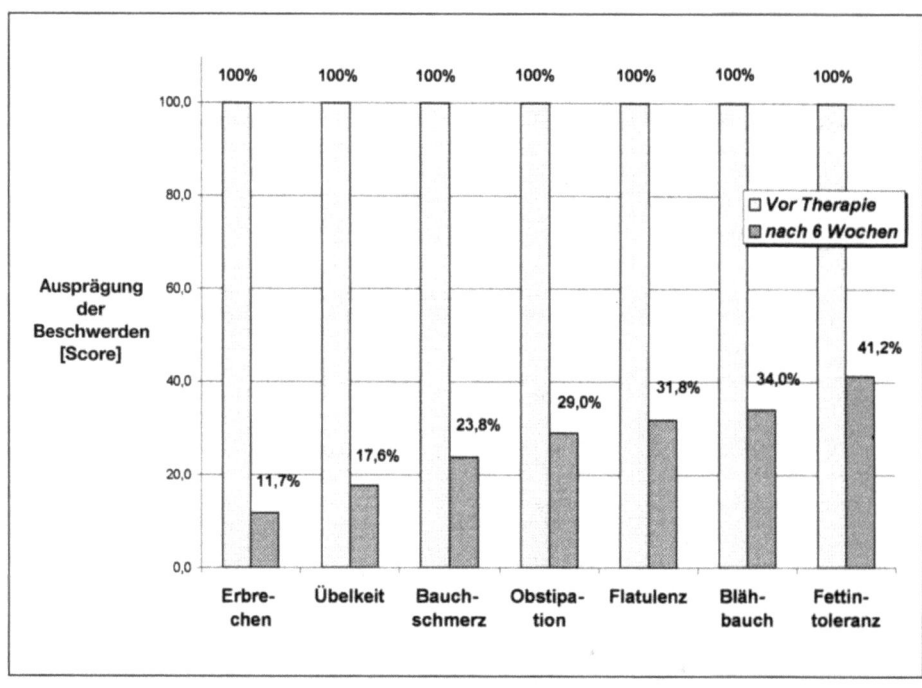

Abb. 8. Rückbildung ausgewählter Symptome und Rangfolgen (mittl. Ausprägung der Restsymptome in %
bezogen auf den Ausgangswert bei Eintritt in die Untersuchung [=100 %]).

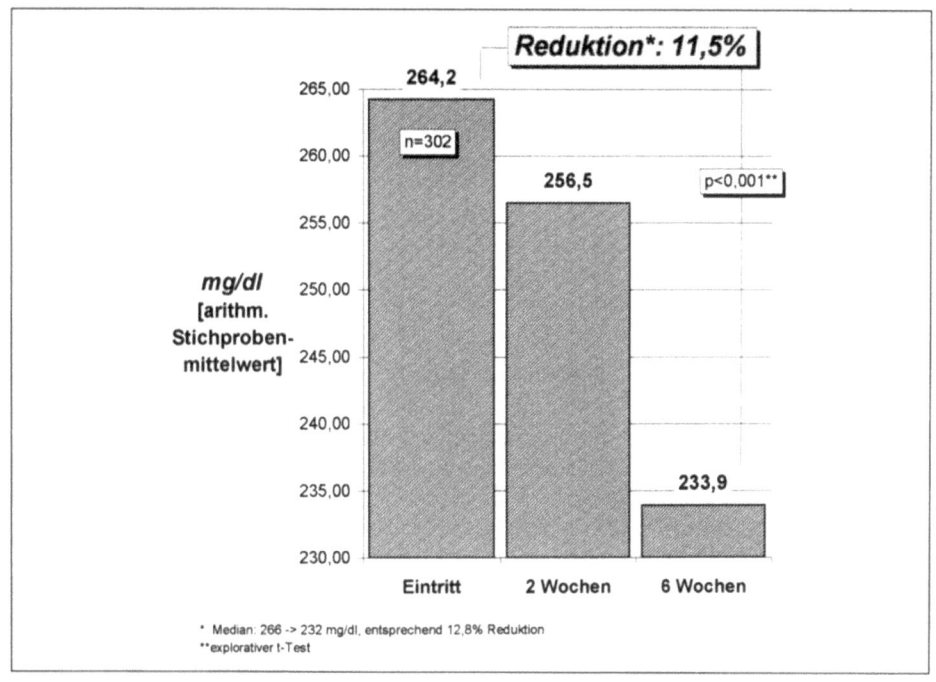

Abb. 9. Gesamtcholesterinkonzentration im Serum.

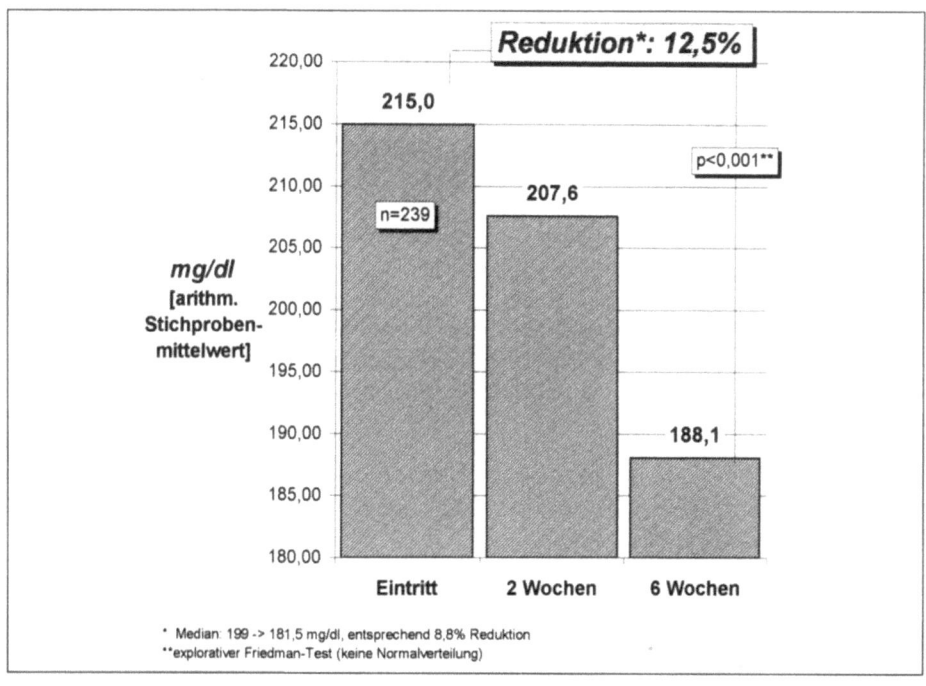

Abb. 10. Triglyceridkonzentration im Serum.

Tabelle 1. Globale Wirksamkeit (Arzturteil und Patientenurteil).

	Globale Wirksamkeit/ Arzturteil [% der Stichprobe]	Glob. Wirksamkeit/ Patientenurteil [% der Stichprobe]
ausgezeichnet	22,1	23,4
gut	64,7	62,5
mäßig	10,6	12,6
minimal	1,5	1,9
unzureichend	1,1	0,9

Diese für eine lediglich 6 Wochen dauernde Behandlung erstaunlichen Resultate finden eine weitere Bestätigung durch eine Pilotstudie (n=44), deren Ergebnisse noch als vorläufig bezeichnet werden müssen, da die Auswertung zum Zeitpunkt der Drucklegung noch nicht abgeschlossen war [71]. Das Design der Studie bestand aus einem vollständig randomisierten Vergleich zweier paralleler, unabhängiger Gruppen, von denen unter Doppelblindbedingungen eine Gruppe ABE (Verum) [320 mg Extr. Cynarae scol. e fol. aquos. sicc. (3,8-5,5 : 1) pro Kapsel] und die andere Placebo (Laktose) jeweils 3 mal täglich 2 Kapseln nach streng zufälliger Zuteilung erhielt. Die Untersuchung wurde monozentrisch als Pilotstudie durchgeführt. Eingeschlossen wurden klinisch gesunde Probanden mit Cholesterin-Serumkonzentration zwischen 160 und 280 mg/dl. Die Studiendauer betrug 12 Wochen (zuzüglich 2 Wochen Vorlaufphase und 2 Wochen Nachbeobachtungsphase). Die Probanden erhielten 3 mal täglich 2 Kapseln Placebo (Laktose) oder Verum zu den Mahlzeiten unzerkaut mit Flüssigkeit. Signifikante Lipidsenkungen wurden bei explorativ-statistischer Auswertung erst ab Cholesterin-Ausgangswerten von 220 mg/dl festgestellt. Je höher der Ausgangswert des Gesamtcholesterins der Probanden, desto stärker trat die lipidsenkende Wirkung von Verum gegenüber Placebo bei den Parametern Gesamtcholesterin, LDL-Cholesterin und Triglyceriden hervor. Die HDL-Konzentration stieg hingegen leicht an. Nach den vorläufigen biometrischen Ergebnissen ist der Intergruppen-Unterschied ab einem Cholesterin-Vorwert von > 220 mg/dl signifikant für die Triglyceride ($p < 0,05$ U-Test nach Wilcoxon, Mann & Whitney), für Cholesterin ab einem Cholesterin-Vorwert von > 230. Bei diesem Vorwert liegt das Signifikanzniveau für die Triglyceride bereits bei $p < 0,01$.

In beiden Behandlungsgruppen wurden milde unerwünschte Ereignisse (abdomineller Diskomfort wie postprandiale Blähungen, Aufstoßen, Völlegefühl) registriert, der Unterschied zwischen Verum und Placebo ist in bezug auf die Frequenz der unerwünschten Ereignisse statistisch nicht signifikant. Atopische Reaktionen wurden in beiden Gruppen nicht festgestellt. Die Sicherheitslaborparameter waren klinisch unauffällig; es zeigten sich diesbezüglich keine signifikanten Unterschiede zwischen den Behandlungsgruppen.

Diskussion der experimentellen und klinischen Ergebnisse

Die Kombination lipidsenkender und antioxidativer Eigenschaften von Artischockenblättern in Form des hochdosierten, standardisierten Spezialextrakts ABE weist diesem eine herausragende Stellung in der Behandlung von Fettstoffwechselstörungen (Hyperlipoproteinämien) und in der Langzeitprävention der Atherosklerose zu. Das außerordentlich geringe Spektrum unerwünschter Wirkungen macht ABE in besonderem Maße geeignet für die Langzeit- oder Daueranwendung. Alle bekannten synthetischen Lipidsenker zeigen gegenüber den Ergebnissen für ABE ein deutlich höheres Potential z.T. ernster unerwünschter Wirkungen. Die sog. Statine geraten zunehmend in die Diskussion [72]. Mit den verfügbaren synthetischen Lipidsenkern wie Mevastatin, Simvastatin, Pravastatin, Lovastatin (alles HMG-CoA-Reduktase-Hemmer), Clofibrinsäure sowie deren Derivate und Analoga, Probucol, Cholestyramin, Colestipol und Nikotinsäure sowie Nicotinylalkohol können die Ziele für die Sekundärprävention (LDL < 100 mg/dl [73] nur unter dem Risiko von Nebenwirkungen erreicht werden. Die unerwünschten Arzneimittelwirkungen synthetischer Lipidsenker ist literaturdokumentiert und hinreichend bekannt [74, 75, 76, 77]. Gerade in letzter Zeit wurde von US-amerikanischen Autoren sogar eine mögliche kanzerogene Wirkung für die Stoffgruppen der Fibrate und der Statine diskutiert [78, 79]. Die Langzeitsicherheit von synthetischen Cholesterinsynthesehemmern ist bislang nicht geklärt [74, 77]. Sicher dürfen solche Hinweise noch keineswegs die Verordnung lipidsenkender Synthetika grundsätzlich in Zweifel ziehen, doch sollte außer Frage stehen, daß bei einer alternativen Behandlungsmöglichkeit mit einem gesichert geringeren Nebenwirkungspotential diese den Vorzug erhalten muß. Das bedeutet, daß zukünftig entsprechende hochdosierte Artischockenblätterextraktpräparate Mittel der ersten Wahl bei der Behandlung von solchen Fettstoffwechselstörungen sein sollten, bei denen die ausschließliche diätetische Behandlung nicht ausreichend ist. Erst bei unzureichendem therapeutischen Effekt oder in den ausgesprochen seltenen Fällen von genetisch determinierten Hyperlipoproteinämien, die außerordentlich rasch zu schweren Gefäßveränderungen führen, wäre von dieser Einstellung abzuweichen. Auffälligerweise werden außerdem für alle bekannten synthetischen Lipidsenker toxische Leberreaktionen als mögliche Nebenwirkungen beschrieben. Für Artischockenblätterspezialextrakt sind dagegen hepatoprotektive Eigenschaften nachgewiesen worden [3, 41-44, 52-54, 80].

Unter Berücksichtigung dieser wichtigen Unterschiede zwischen einem Artischockenblätterextrakt und den heute üblichen synthetischen Lipidsenkern gewinnt ersterer für die Behandlung unkomplizierter Fettstoffwechselstörungen einschließlich der Prävention der Atheroseentstehung zunehmend an Bedeutung. Bereits initiierte Langzeitstudien für ABE und dann größere epidemiologische Untersuchungen werden schließlich endgültig zur Entscheidung führen, ob zukünftig dieses Phytopharmakon mit seiner ausgezeichneten Verträglichkeit der Goldstandard der Therapie von unkomplizierten Hyperlipoproteinämien wird, während die heute breite Anwendung findenden synthetischen Lipidsenker dann schweren, mit hohem Atheroserisiko einhergehenden Hyperlipoproteinämien vorbehalten bleiben werden. Das ergäbe dann auch einen erheblichen volkswirtschaftlichen Vorteil, denn die Behandlung mit Statinen verursacht hohe Kosten.

Die potentielle Zielgruppe für die Anwendung von ABE als Lipidsenker ist groß. Nach den Aufnahmekriterien der West of Scotland Coronary Prevention Study (WOS) (Gesamtcholesterin > 250 mg) sind allein ein Viertel der männlichen Bevölkerung zwischen 45 und 64 Jahren Kandidaten für eine Lipidsenker-Behandlung [72], selbst wenn man die Nachteile der synthetischen Lipidsenker in Rechnung stellt und die Vorteile der Therapie mit ABE unberücksichtigt läßt. Dies macht die Dimension der Zielgruppe deutlich. ABE könnte primärpräventiv eine relevante Senkung des kardiovaskulären Risikos bewirken und darüber hinaus, supportiv eingesetzt, in der Sekundärprävention zu einer nennenswerten Reduktion der Dosis synthetischer Lipidsenker beitragen [71].

Mit ABE wird somit ein modernes Phytopharmakon vorgestellt, das eine wichtige Indikation (Lipidsenkung) bei ausgezeichneter Verträglichkeit abdecken kann, dessen wesentliche Wirkmechanismen experimentell gut aufgeklärt wurden und das damit einmal mehr die häufig geäußerten Behauptungen widerlegt, pflanzliche Arzneimittel seien bestenfalls für die Behandlung funktioneller Befindensstörungen geeignet.

Fazit

1. ABE ist ein wirksames und sicheres Phytopharmakon mit klinisch relevanten lipidsenkenden, spasmolytischen und karminativen Eigenschaften.
2. Bislang weitgehend unbeachtet blieb, daß der Extrakt offensichtlich über eine starke antiemetische Wirkung verfügt. Möglicherweise kommt diese Wirkung bei Nausea unterschiedlicher Genese zum Tragen.
3. ABE ergänzt die noch kleine Zahl pflanzlicher Arzneimittel, deren klinische Wirkungen durch gesicherte Erkenntnisse der Grundlagenforschung schlüssig begründet werden können.
4. Die therapeutisch bedeutsamen Interaktionen mit der Leberfunktion und die in klinischen Doppelblindstudien belegten choleretischen Wirkungen ergeben das Bild eines interessanten Leberpharmakons, das die Leber vor Einwirkung schädigender Noxen schützen und die Leberleistung positiv beeinflussen kann [53].
5. ABE beeinflußt dreifach die Pathomechanismen der Atherosklerose, und zwar via (a) Hemmung der hepatozellulären Cholesterin-Bioynthese, (b) choleretisch verstärkte Elimination des Cholesterins, und (c) Hemmung der LDL-Oxidation.
6. Zusammengefaßt zeichnen sich folgende potentielle Vorteile gegenüber synthetischen Lipidsenkern ab:
- „Physiologischer" Cholesterinsynthesehemmer. Keine Kumulation unerwünschter Sterolverbindungen, da indirekte Wirkung auf HMG-CoA-Reduktase.
- Hohe Arzneimittelsicherheit und gute Verträglichkeit bei belegter antilipämischer Wirksamkeit.
- Zusätzliche anti-atherosklerotische Wirkungen durch Hemmung der LDL-Oxidation.
- Zusätzliche Wirkungen durch Verminderung der intrahepatischen Cholesterinkonzentration durch choleretisch verstärkte Elimination.
- Deutlich niedrigere Einstiegsschwelle für medikamentöse Interventionen und Eignung für Langzeitanwendungen (Primärprävention).
- Sozioökonomische Bedeutung: niedrige Therapiekosten bei großen Zielgruppen.

Literatur

1. Monografie Cynarae folium, Artischockenblätter (1988) BGA-Aufbereitungsmonografie, Bundesanzeiger 6. 7. 1988, Korrektur 1. 9. 1990
2. Hammerl H, Pichler O (1959) Untersuchungen über den Einfluß eines Artischockenextraktes auf die Serumlipide in Hinblick auf die Arterioskleroseprophylaxe. Wiener Med Wochenschr 109 : 853
3. Eberhardt G (1973) Untersuchungen über die Wirkung von Cynarin bei Leberzellverfettung. Z Gastroenterologie 11 : 183
4. Hammerl H et al (1973) Über den Einfluß von Cynarin auf Hyperlipidämien unter besonderer Berücksichtigung des Typs II (Hypercholesterinämie). Wiener Med Wochenschr 41 : 601
5. Mars G, Brambilla G (1974) Wirkung von 1,5-Dicaffeoylchinasäure (Cynarin) auf die Hypertriglyceridämie im fortgeschrittenen Alter. Med Welt 25 : 1572
6. Wójcicki J, Kadykow M (1974) The influence of Cynarine on serum lipids in patients affected with diabetes mellitus. Panminerva Medica 16 : 127
7. Montini M, Levoni P, Ongaro A, Pagani G (1975) Kontrollierte Anwendung von Cynarin in der Behandlung hyperlipämischer Syndrome [Controlled application of cynarin in the treatment of hyperlipemic syndrome. Observations in 60 cases]. Arzneimittelforschung 25 (8) : 1311
8. Wójcicki J, Pieczyl-Mroz J, Ilnicka-Madry M, Cwajda H (1977) Cynaryna a hiperlipidemia [Cynarin and hyperlipidemia]. Wiad Lek 30 (19) : 1539
9. Bobnis W, Szmatloch E, Wesolowska T, Wójcicki J, Zielinski T (1973) Case of primary hyperlipemia treated with cynarin. Wiad Lek 26 (13) : 1267

10. Pristautz H (1975) Cynarin in der modernen Hyperlipämiebehandlung [Cynarin in the modern management of hyperlipemia]. Wien Med Wochenschr 125 (49) : 705

11. Obrecht R (1942) Das cholesterolytische Vermögen des menschlichen Blutserums und seine Beeinflussung durch das aktive Prinzip der Artischocke (Cynara Scolymus) mit besonderer Berücksichtigung der Verhältnisse bei der Arteriosklerose. Dissertation zum PhD, Universität Bern

12. Herrmann Gr (1947) Some experiment studies in hypercholesterolemic states. Exp Med Surg 5 : 149

13. Wójcicki J, Samochowiec L, Kosmidler K (1981) Influence of extract from artichoke (cynara scolymus 1.) on the level of lipids in serum of aged men. Herba Pol 27 : 265

14. Okamoto M (1940) Studien über den Einfluß der Artischocke – „Cynara scolymus" – auf Leber und Nierenfunktion. I. Mitteilung. Einfluß des Artischockenextrakts auf den sog. katarrhalischen Ikterus [The effect of the artichoke, cynara scolymus, on liver and kidney function. I. The effect of an artichoke decoction on the so-called catarrhal icterus]. Mitt Med Akad Kioto 28 : 1041

15. Wójcicki J, Winter S (1975) Effect of preparation cynarex on the blood serum lipids level of the workers exposed to the chronic action of carbon disulphide. Med Pracy 26 : 213

16. Samochowiec L (1962) The effect of artichokes (Cynara scolymus L) and cardoons (Cynara cardunculus L) on developed atherosclerotic changes in white rats. Fol Biol 10 : 75

17. Wójcicki J et al (1981) 1,5-Dicaffeoylquinic acid in primary hyperlipidemia (types IIa and IV). Studi sul carciofo a cura di Vittorio Marzi e Vinceno Lattanzio, Bari

18. Wójcicki J et al (1974) Experimental and clinical investigations on the hypolipaemic action of 1,5-dicaffeoylquinic acid. Polski Tygodnik Lekarski 24 : 627

19. Roffo Ah (1943) Descolesterinizacion por el alcaucil (Cynara scolymus). Boletin del instituto de medicina experimental para el estudio y tratamiento del cancer 20 : 65

20. Schönholzer G (1939) Über die Beeinflussung des Cholesterinstoffwechsels durch das aktive Prinzip der Artischokke und seine Anwendung in der Therapie der Arteriosklerose. Schweizerische Medizinische Wochenschrift 50 : 1288

21. Tixier L (1939) Les actions physiologiques et therapeutiques de cynara scolymus. Presse Medicale (44) : 880

22. Böhle E, Starck E, Erb W (1968) Über den Lipidstoffwechsel beim Posthepatitis-Syndrom. Klinisch-experimentelle Untersuchungen der Fäzes-Lipidexkretion. München Med Wschr 17 (110) : 1054

23. Dorn M (1989) Phytotherapie bei akuten und chronischen Darmerkrankungen. Erfahrungsheilkunde (6) : 346

24. Cima G, Bonora R (1959) Effetti terapeutici dell'acido 1-4-dicaffeil-chinico (Cinarina) per via orale, rettale, endovenosa ed endoduodenale. Min Med 50 : 2288

25. Dierel H (1972) Neuer Behandlungsweg bei Erkrankungen der ableitenden Gallenwege. Wiener Med Wschr 122 (14) : 187

26. Vorberg G (1980) Cynarix – Therapeutische Erfahrungen bei Fettstoffwechselstörungen mit Cynarix in der Allgemeinpraxis. Z Allg Med 56 : 1598

27. Wesolowska T, Szmatloch E, Wira D, Pieczul-Mróz J, Gregorczyk J (1986) The phospholipid fraction and free acids in the blood serum of patients with hypertriglyceridemia treated with 1,5-dicoffeequinic acid Przeglad Lekarski 43 (7) : 527

28. Cairella M, Volpari B (1971) Osservazioni cliniche sull'azione ipocolesterolemizzante dell'acido 1,5-dicaffeilchinico. Clin Ter (57) : 541

29. Mancini M, Oriente P, D'Andrea L (1960) Impiego terapeutico dell'acido 1-4-dicaffeil-chinico, principio attivo del carciofo. Min Med (51) : 2460

30. Held C (1992) Von der 1. deutsch-ungarischen Phytopharmaka-Konferenz, Budapest, 20. November 1991. Z Klin Med (Berlin) 47 (2) : 92

31. Held C (1991) Artischocke bei Gallenwegsdyskinesien. Workshop „Neue Aspekte zur Therapie mit Choleretika", 2991, Kluvensiek

32. Wegener T, Schmidt M (1995) Artischockenblätterextrakt – Lipidsenkung auf pflanzlicher Basis. Ärztezeitschrift f Naturheilverfahren 36 : 378

33. Siedek H, Hammerl H, Pichler O (1963) Cholerese und Cholesterinstoffwechsel. Wiener klin Wschr 75 : 460

34. Caruzzo C E A (1959) Considerazioni sull'attivita dell'acido 1,4-dicaffeilchinico sulle frazioni lipidiche del siero nell'aterosclerosi. Min Med 50 : 2288

35. Tremolieres F et al (1933) Atophan, and Extract of Artichoke Leaves; Action of, on the Human Biliary Secretion. Bull gen Ther Paris (abstract in Quarterly J Pharmacy Pharmacol Vol 6, 1933) 184 : 193

36. Fintelmann V (1996) Antidyspeptische und lipidsenkende Wirkungen von Artischockenblätterextrakt. Ergebnisse klinischer Untersuchungen zur Wirksamkeit und Verträglichkeit von Hepar-SLR® forte an 553 Patienten. Z Allg Med 72: 48

37. Montini M et al (1973) Impiego controllato dell'acido 1,5-dicaffeilchinico nel trattamento delle sindromi iperdislipidemiche: osservazioni su 60 casi. Nuovi Studi sul Carciofo. Atti del 20 Congresso Internazionale sul Carciofo: 181

38. Tixier L, Eck M (1934) La signification de l'azotémie et de la cholestérinémie. Le role de la rétention tissulaire. Le cycle des eleminations après stimulation thérapeutique des fonctions hépato-rénales. Bull Soc Med Hop Paris 50 : 1196
39. Adam G, Kluthe R (1979) Cholesterinsenkender Effekt von Cynarin. Therapiewoche 29 : 5637
40. Heckers H, Dittmar K, Schmahl FW, Huth K (1977) Inefficiency of cynarin as therapeutic regimen in familial type II hyperlipoproteinaemia. Atherosclerosis 26 (2) : 249
41. Maros T, Rácz G, Katonal B, Kovács VV (1966) Wirkungen der Cynara Scolymus-Extrakte auf die Regeneration der Rattenleber – 1. Mitteilung. Arzneimittel-Forsch Drug Res 16 : 127
42. Maros T, Seres-Sturm L, Rács G, Rettegi C, Kovács VV, Hints M (1968) Wirkungen der Cynara Scolymus-Extrakte auf die Regeneration der Rattenleber – 2. Mitteilung. Arzneimittel-Forsch Drug Res 18 : 884
43. Samochowiec L, Wójcicki J, Kadykow M (1971) The influence of 1,5-dicaffeoylquinic acid on serum lipids in the experimentally alcoholised rat. Panminerva Medica 13 : 87
44. Adzet T, Camarasa J, Laguna JC (1987) Hepatoprotective activity of polyphenolic compounds from Cynara scolymus against CCl_4 toxicity in isolated rat hepatocytes. J Nat Prod 50 (4) : 612
45. Hammerl H, Pichler O (1957) Über eine Möglichkeit der kausalen Behandlung von Erkrankungen der Gallenwege mit einem Artischockenpräparat. Wiener Med Wochenschr 107 : 545
46. Kupke D, Sanden H v, Trinczek-Gärtner H, Lewin J, Blümel G, Reimann H-J (1991) Prüfung der choleretischen Aktivität eines pflanzlichen Cholagogums. Z Allg Med (67) : 1046
47. Struppler A, Rössler H (1957) Über die choleretische Wirkung des Artischockenextraktes. Med Mschr 11 (4) : 221
48. Kirchhoff R, Beckers C, Kirchhoff G, Trinczek-Gärtner H, Petrowicz O, Reimann H-J (1993) Steigerung der Cholerese durch Artischockenextrakt – Ergebnis einer plazebokontrollierten Doppelblindstudie. Ärztliche Forschung 40 (6) : 1
49. Kirchhoff R et al (1994) Increase in choleresis by means of artichoke extract. Results of a randomised placebo-controlled double-blind study. Phytomedicine / Int J Phytother Phytopharmacol 1 (2) : 107
50. Gebhardt R (1995) Artischockenextrakt: In-vitro-Nachweis einer Hemmwirkung auf die Cholesterin-Biosynthese. Med Welt 46 (6) : 348
51. Gebhardt R (1995) Inhibition of cholesterol biosynthesis by artichoke (cynara scolymus L.) extracts. Secondary Products – Physiologically Active Compounds, 43rd Annual Congress, Soc Med Plant Res, Halle, 3.-7. Sept. 95
52. Gebhardt R (1995) Protektive antioxidative Wirkungen von Artischocken-Extrakt an der Leberzelle. Med Welt 46 : 393
53. Gebhardt R (1995) Hepatoprotektion durch Extrakt aus Artischocken. Pharm Ztg 140 (43) : 3858
54. Gebhardt R (1995) Antioxidative and protective properties of extracts from leaves of the artichoke (Cynara Scolymus L.) against hydroperoxide-induced oxidative stress in cultured rat hepatocytes. Toxicol Appl Pharmacol : submitted
55. Gebhardt R (1995) Neue experimentelle Erkenntnisse zur Wirkung von Artischockenextrakt. Z Allg Med (2) : 80
56. Petrowicz A, Petrowicz O (1966) Doppelblinde, monozentrische, randomisierte, placebokontrollierte Gruppenvergleichsstudie zur Untersuchung der lipidsenkenden Wirkung von Artischockenextrakt (Hepar-SL® forte) – Biometrischer Abschlußbericht. In-House-Report Sertürner, Biometrischer Abschlußbericht v 22. Jan. 1996
57. Fintelmann V, Menßen H G (1996) Aktuelle Erkenntnisse zur Wirkung von Artischockenblätterextrakt als Lipidsenker und Antidyspeptikum. Dtsch Apotheke Ztg 136: 1405
58. Fintelmann V (1996) Klinische Bedeutung der lipidsenkenden und antioxidativen Wirkung von Cynara scolymus (Artischocke) II
Symposium „Phytopharmaka in Forschung und klinischer Anwendung" der Deutschen Gesellschaft für Klinische Pharmakologie und Therapie, 22 März 1996, Frankfurt/M
59. Recknagel R O, Glende EAJ (1973) Carbon tetrachloride hepatotoxicity: an example of lethal cleavage. Critical Reviews in Toxicol 2 : 263
60. Wolf C R, Harrelson W G, Nastainczyk W M, Philpot R M, Kalyanaraman B, Mason R P (1980) Metabolism of carbon tetrachloride in hepatic microsomes and reconstituted monooxygenase systems and its relationship to lipid peroxidation. Mol Pharmacol 18 : 553
61. Esterbauer H, Puhl H, Dieber-Rotheneder M, Waeg G, Rabl H (1991) Effect of antioxidants on oxidative modification of LDL. Ann Med 23 (5) : 573
62. Esterbauer H et al (1990) Biochemical, Structural and Functional Properties of Oxidized Low Density Lipoprotein. Chem Res Toxicol 3 : 77
63. Steinberg D et al (1989) Beyond Cholesterol – Modifications of low-density lipoprotein that increase its atherogenicity. New Engl J Med 320 : 915
64. Witztum JL, Steinberg D (1991) Role of oxidized low density lipoprotein in atherogenesis. J Clin Invest 88: 1785
65. Bobyrev VN, Veselskii ISH, Bobyreva LE (1989) Antioxidants in the prevention and treatment of cerebral

arteriosclerosis. Zh Nevropatol Psikhiatr 89 (9) : 60

66. Kiep G (1992) Die deutsche Anwendungsbeobachtung im Licht der europäischen Pharmakovigilanz. Pharm Ind 54 : 907

67. Linden M (1994) Leitlinien zur Durchführung von Anwendungsbeobachtungen (AWB) in der Psychopharmakotherapie. Nervenarzt 65 : 638

68. Linden M, Müller-Oerlinghausen B (1995) Aufgaben und Zukunft von Anwendungsbeobachtungen. Dt Ärzteblatt 92 : 1450

69. Wingen F (1994) Erforschung von Nutzen und Risiken zugelassener Arzneimittel: eine ärztliche Aufgabe. Dt Ärzteblatt 91 (24) : 1114

70. Kiep G (1995) Pharmakoepidemiologische Beobachtungsstudien. Pharm Ind 57 : 437

71. Richter WO (1996) Fettstoffwechsel und kardiovaskuläres Risiko – eine Chance für den Artischockenextrakt? Wiss Sertürner-Symposium, Vortrag, 11. 5. 1996, Gütersloh

72. Koch K (1996) Primäre Prävention mit Cholesterin-Synthese-Hemmern. Weshalb „Statine" in die Diskussion geraten sind. Deutsches Ärzteblatt 93 : C375–C376

73. Ritter MM, Richter WO (1994) Indikation zur medikamentösen Therapie von Fettstoffwechselstörungen. Lipidreport 3 : 7

74. Forth W, Rummel W (1992) Pharmakotherapie im Gastrointestinaltrakt. In: Forth W, Henschler D, Rummel W, Starke K (Hrsg) Allgemeine und spezielle Pharmakologie und Toxikologie, 6. Aufl. BI Wissenschaftsverlag, Mannheim, Leipzig, Wien, Zürich, S 466

75. Weber E (Hrsg) (1988) Taschenbuch der unerwünschten Arzneiwirkungen, 2. Aufl. Gustav Fischer, Stuttgart, New York, S 465

76. Assmann G, Cullen P (1995) Erkennung und Behandlung von Fettstoffwechselstörungen. Deutsches Ärzteblatt, Suppl 92 : 2

77. Cholesterinsynthesehemmer Fluvastatin arznei-telegramm, Nr 10 : 96

78. Newman J B, Hulley S B (1996) Carcinogenicity of lipid-lowering drugs. J Am Med Assoc 275 : 55

79. Dalen J E, Dalton W S (1996) Does lowering cholesterol cause cancer? J Am Med Assoc 275 : 67

80. Adzet T (1987) Action of an artichoke extract against carbon tetrachloride-induced hepatotoxicity in rats. Acta Pharm Jugosl 37 (3) : 183

Anschrift des Verfassers:
Prof. Dr. med Volker Fintelmann
Krankenhaus Rissen
Suurheid 20
22559 Hamburg

Zur Sicherheit von Sennalaxanzien

U. Mengs
Madaus AG, Köln

Einleitung

Experimentelle Untersuchungen mit dem synthetischen Anthranoidlaxans Danthron, das bei Nagetieren nach chronischer Zufuhr hoher Dosen zu Tumoren im Dickdarm und in der Leber geführt hatte [1, 2], lösten Ende der 80er Jahre eine allgemeine Diskussion über die Sicherheit von anthranoidhaltigen Abführmitteln aus. Mehrere im Auftrag des früheren Bundesgesundheitsamtes (BGA) erstellte Fachgutachten kamen auf Basis der bis dahin publizierten Daten (ausschließlich aus Zellkulturversuchen) zu dem Schluß, daß für verschiedene Inhaltsstoffe (insbesondere Aloeemodin und Emodin) der Drogen Senna, Aloe und Frangula ein genotoxisches/kanzerogenes Risiko für den Menschen nicht ausgeschlossen werden kann.

Für eine fundierte wissenschaftliche Bewertung fehlten jedoch ausreichende Kenntnisse über das Anthranoidmuster der jeweiligen Drogen sowie Daten zur Genotoxizität in vivo und zur Pharmakokinetik. In den Folgejahren wurden diese Fragen umfassend bearbeitet. Die Ergebnisse dieser Aktivitäten, ergänzt durch Befunde aus klinischen Studien, führten zu einer Neubewertung von Senna im Rahmen der inzwischen eingeleiteten Stufenplanverfahren. Nachfolgend soll auf Basis der aktuellen Datenlage eine Bewertung des möglichen genotoxischen/kanzerogenen Risikos für den Menschen vorgenommen werden. Der vorliegende Beitrag befaßt sich im wesentlichen mit Sennesfrüchten und deren anthranoiden Inhaltsstoffen.

Analytische Grundlagen

An dieser Stelle sollen keine detaillierten Analysenergebnisse zu Tinnevelly-Sennesfrüchten (Sennae fructus angustifoliae) dargestellt werden. Von Interesse ist vielmehr, welche Anthranoide in Sennesfrüchten vorkommen, wie hoch deren Gehalte in der Droge sind und vor allem, in welchen Mengen diese Stoffe täglich vom Menschen aufgenommen werden. Diese qualitativen und quantitativen Kenntnisse sind Voraussetzung für eine Risikoabschätzung. Die hier zitierten Angaben beruhen auf chemischen Analysen von mehreren Sennesfrüchtechargen [3]. Neben den Sennosiden als wirksames Prinzip und deren Metabolit Rhein ist mengenmäßig allenfalls das Aloeemodin von Bedeutung. Es kommt in freier Form nur in sehr geringen Mengen in der Droge vor, es kann aber theoretisch zusätzlich aus den Sennosiden C + D freigesetzt werden. Weitere anthranoide, vorwiegend glykosidisch gebundene Stoffe in Sennesfrüchten sind Emodin, Chrysophanol und Physcion. Deren potentielle Mengen in der Droge sind jedoch so gering, daß ihnen wohl keine toxikologische Bedeutung beigemessen werden kann. In Tabelle 1 sind zu den freien Mengen an Aloeemodin, Emodin, Chrysophanol und Physcion auch die potentiellen Gehalte (Summe aus freiem und glykosidisch gebundenem Rhein, Aloeemodin usw.) angegeben, die für die Risikobewertung eine „Worst-case"-Situation darstellen. Von noch größerer Bedeutung sind in diesem Zusammenhang jedoch die vom Menschen aufgenommenen Tagesmengen der einzelnen Anthrachinone.

Tabelle 1. Analysendaten zu Sennesfrüchten.

Inhaltsstoffe	Gehalt % frei	potentiell	Tagesdosis (mg/kg)
Sennoside (A-D)	2,7		0,4
Rhein	0,1	2,3	
Aloeemodin	0,02	0,1	0,02*
Emodin	0,01	0,02	0,002*
Chrysophanol	< 0,002	0,003	
Physcion	< 0,0005	0,001	

* bez. auf 30 mg Hydroxyanthrazenglykoside pro Tag entspr. der Europäischen Monographie (4)

Allgemeines zur Prüfung auf Genotoxizität

Die Prüfung auf genotoxische (mutagene) Wirkungen von Arzneimitteln erfolgt heute weitgehend nach einer standardisierten Teststrategie (Tabelle 2). Im ersten Schritt prüft man an Bakterien und Säugerzellen unter exzessiven In-vitro-Bedingungen auf Gen- und Chromosomenmutationen (strukturelle Chromosomenaberrationen). Die anschließende zweite Stufe umfaßt In-vivo-Studien an Nagetieren. Bei unklaren oder positiven Befunden kann die Testbatterie durch weitere Routinetests ergänzt werden. Die In-vivo-Untersuchungen sollten durch begleitende Messungen der Blutspiegel sicherstellen, daß der applizierte Stoff oder dessen Metabolit(en) die Targets erreichen können.

Positive Befunde aus Zellkulturversuchen können erste Hinweise geben, daß eine Substanz unter extremen In-vitro-Bedingungen (mit oder ohne metabolische Aktivierung) das Erbgut schädigen kann. Das Risiko für den Menschen läßt sich jedoch erst nach Vorliegen von Ergebnissen aus In-vivo-Studien (plus Kinetik und Metabolismus) abschätzen. Man gewinnt häufig den Eindruck, daß positive In-vitro-Befunde überbewertet werden und somit zu einer voreiligen Fehleinschätzung des tatsächlichen Risikos für den Menschen führen. So stellte sich die Situation zunächst auch bei den anthranoiden Laxanzien dar. Auf der Basis von „Reagenzglasversuchen" wurde verschiedentlich ein kanzerogenes Risiko für den Menschen diskutiert [5]. Diese Aussagen sind nun nach dem Vorliegen „harter" Daten zu relativieren.

Tabelle 2. Prüfung auf Genotoxizität (Übersicht über die am häufigsten verwendeten Testsysteme).

	Merkmal	Testsystem
in vitro	Genmutation	Ames (Bakterien) Mouse lymphoma (Säugerzellen) *oder* V79 HGPRT (Säugerzellen)
	Chromosomenmutation (Chrom. Aberrationen)	CHO (Säugerzellen) *oder* humane Lymphozyten
	DNA-Reparatur*	UDS, SCE (Säugerzellen)
in vivo	Chromosomenmutation	Mikrokern-Test (Ratte, Maus) *oder* Knochenmark-Chromosomenanalyse (Ratte)
	Genmutationen*	Fellfleckentest (Maus), Dominant-Letal-Test (Ratte)
	DNA-Reparatur*	UDS (Ratte)

* Diese Tests können zur Erweiterung der Routinetestbatterie durchgeführt werden.

Aktuelle Datenlage zur Genotoxizität

Es liegen aus verschiedenen Laboratorien umfangreiche Ergebnisse zu Sennesfrüchtepräparationen (vermahlene Droge, Extrakt), zu Sennosiden und deren Metabolit Rhein sowie zu den in geringen Mengen in der Droge nachweisbaren Anthrachinonen Aloeemodin, Emodin, Chrysophanol und Physcion vor. Die Untersuchungen erfolgten weitgehend nach der oben beschriebenen Prüfstrategie. Nachfolgend sollen die Ergebnisse zur Genotoxizität kurz skizziert werden. Eine Übersicht gibt Tabelle 3.

Vermahlene Sennesfrüchte konnten aufgrund der schlechten Wasserlöslichkeit nicht in vitro geprüft werden, so daß stellvertretend ein in seiner Anthranoidzusammensetzung vergleichbarer Sennesextrakt untersucht wurde. Ein Genmutationstest an Bakterien (Ames) führte zu positiven Befunden, die jedoch an Säugerzellen (HGPRT) nicht reproduziert werden konnten. Chromosomenaberrationen wurden im CHO-Test induziert. Unter In-vivo-Bedingungen waren mit der Sennesdroge insgesamt drei Tests negativ (Fellflecken- und Mikrokerntest, Chromosomenanalyse Knochenmark) [6].

Sennoside (A-D), das wirksame Prinzip aus der Sennesdroge, erwiesen sich in verschiedenen In-vitro-Testsystemen an Bakterien (Ames) und Säugerzellen (Mouse lymphoma, CHO) sowie an Nagetieren (Mikrokerntest) als nicht genotoxisch. Unter ähnlichen Testbedingungen war auch Rhein, der Hauptmetabolit der Sennoside im Blut, negativ [6, 7].

Aloeemodin war im Ames Test mutagen und führte in verschiedenen Säugerzellsystemen teils zu negativen (HGPRT) und teils zu positiven (CHO, UDS) Ergebnissen [5, 6, 8]. Die minimale genotoxische Konzentration in vitro läßt sich im Bereich von 10 µg/ml einstufen. Die genotoxischen Effekte waren jeweils nach Zusatz eines metabolisierenden Systems geringer ausgeprägt. Dieses Phänomen findet seine Erklärung in Metabolismusstudien an Nagern, die zeigten, daß Aloeemodin in der Leber rasch zu Rhein, das nicht mutagen ist, verstoffwechselt wird [9]. Nach oraler Gabe exzessiver Dosen (> 1000 mg/kg) war Aloeemodin an Nagern in vier verschiedenen Tests nicht genotoxisch (UDS, Mikrokern- und Fellfleckentest, Chromosomenanalyse Knochenmark) [6, 8], obwohl die gemessenen Blutspiegel mit maximal 17 µg/ml im Bereich mutagener In-vitro-Konzentrationen lagen.

Emodin, das in der Sennesdroge lediglich in Spuren vorkommt (s. Tabelle 1), verhält sich hinsichtlich der genotoxischen Effekte in vitro ähnlich wie Aloeemodin [5, 10]. Positiven Ergebnissen aus Zellkulturversuchen (Ames, HGPRT, UDS) stehen eindeutig negative Befunde aus dem Tierexperiment (Mikrokerntest) gegenüber [11]. Die in dieser Studie ermittelten

Tabelle 3. Ergebnisse der Genotoxizitätsprüfungen.

		Sennesfrüchte/ -extrakt	Sennoside	Rhein	Aloeemodin	Emodin	Chrysophanol	Physcion
in vitro	Ames-Test	+	-	-	+	+	+	+
	Mouse lymphoma		-	-				
	HGPRT-Test	-		-	-	+-	-	-
	CHO-Test	+	-	-	+	-		
	UDS-Test			-	+	+	-	
	SCE-Test					-		
in vivo	Mikrokerntest	-	-	-	-	-		
	Zytogenetik	-			-			
	Fellfleckentest	-			-			
	UDS-Test				-			

Blutspiegel für Emodin entsprachen mit maximal 190 µg/ml mutagenen Konzentrationen in vitro (ab ca. 10 µg/ml positiv) [5].

Chrysophanol und Physcion, die ebenfalls in nicht bedeutenden Mengen in der Sennesdroge nachgewiesen werden können (Tabelle 1), sind lediglich im Ames-Test an Mikroorganismen mutagen. Die vorliegenden Studien an Säugerzellen (HGPRT, CHO, UDS) zeigten negative Ergebnisse [5, 12]. In-vivo-Daten liegen zu beiden Stoffen nicht vor.

Prüfung auf kanzerogene Wirkung

Es liegen Befunde aus einer Langzeitkanzerogenitätsstudie mit einem angereicherten Sennesextrakt (Tabelle 4) an Ratten vor [13]. Die dabei oral applizierten Dosen betrugen maximal 25 mg/kg pro Tag. Bezogen auf die toxikologisch am meisten relevante Komponente Aloeemodin erhielten die Ratten in dieser Studie täglich maximal 0,6 mg/kg, wobei Blutkonzentrationen bis zu 90 ng/ml gemessen wurden. Bei den behandelten Ratten kam es im Vergleich zur Kontrolle zu keiner erhöhten Tumorrate, insbesondere im Intestinaltrakt und in der Leber.

Weitere Kanzerogenitätsstudien wurden mit dem Metaboliten Rhein an Ratten und Mäusen durchgeführt. Maximale Dosierungen bis 50 mg/kg pro Tag waren nicht krebserregend [14].

Tabelle 4. Analytische Daten und Dosierungen zum getesteten Sennesextrakt.

Inhaltsstoffe	Gehalt (%)	Dosis (mg/kg pro Tag)
Sennoside (A-D)	39,8	10
Aloeemodin	2,3	0,6
Emodin	0,007	0,002
Chrysophanol	0,005	
Physcion	0,0005	
Bei Aloeemodin, Emodin usw. handelt es sich jeweils um potentielle Gehalte.		

Risikobewertung

Sennespräparationen enthalten Stoffe, die in der Zellkultur teilweise genotoxische Wirkungen zeigen, wobei die Kenntnis über die Natur dieser Stoffe noch unzureichend ist. Da Sennoside und Rhein kein mutagenes Potential aufweisen, erscheinen aufgrund der In-vitro-Ergebnisse Aloeemodin und Emodin als plausible Kandidaten. Berücksichtigt man dabei die analytischen Daten, so scheint allerdings der Gehalt an Emodin in Sennesfrüchten toxikologisch nicht relevant zu sein. Dies trifft auch für Chrysophanol und Physcion zu. In diesem Zusammenhang ist auch eine mögliche Beteiligung nichtanthranoider Begleitkomponenten (z.B. Flavonoide) zu diskutieren [15].

Im Hinblick auf eine toxikologische Bewertung von Sennesfrüchten muß wohl aufgrund des derzeitigen Kenntnisstandes dem Aloeemodin die größte Bedeutung beigemessen werden. Dabei gilt es abzuschätzen, inwieweit die geringen Tagesmengen an Aloeemodin in Sennesfrüchtepräparationen ein genotoxisches oder kanzerogenes Risiko für den Menschen darstellen können. Aloeemodin war in einem breiten Spektrum von In-vivo-Studien negativ, so daß die unter exzessiven Bedingungen erhobenen In-vitro-Effekte relativiert werden müssen. Ferner ist unter quantitativen Gesichtspunkten nicht vorstellbar, daß bei den geringen Tagesmengen an Aloeemodin im Hinblick auf ein Karzinomrisiko überhaupt toxikologisch relevante Konzentrationen an den Schleimhautepithelien des Dickdarmes auftreten können, zumal in Analogie zu Sennosiden oder Rhein davon auszugehen ist, daß der weitaus größte Teil in Form unlöslicher und damit inaktiver Polymere mit den Fäzes ausgeschieden wird [16]. In der zitierten Kanzerogenitätsstudie mit einem Sennesextrakt führte ein Gehalt von 2,3% an potentiellem Aloeemodin (entspr. 0,6 mg/kg) zu keiner erhöhten Tumorrate im Instestinaltrakt. Die auf Aloeemodin bezogene Dosis war in diesem Versuch um ein Vielfaches höher als die entsprechende Tagesdosis in Sennesfrüchtepräparationen (s. Tabelle 1).

Ein systemisches genotoxisches Risiko (insbesondere für Keimzellen) durch Aloeemodin kann nahezu ausgeschlossen werden, da im Tierexperiment selbst relativ hohe Dosen ausschließlich zu Blutplasma- und Organkonzentrationen im Nanogrammbereich geführt haben. Außerdem wird Aloeemodin in der Leber rasch zu Rhein, das nicht mutagen ist, metabolisiert [9]. Weiterhin haben Humankinetikstudien gezeigt, daß nach mehrmaliger Gabe eines Sennesfrüchtepräparates (Agiolax®, MADAUS AG, Köln) die Blutspiegel für Aloeemodin unter der Nachweisgrenze von 0,2 ng/ml liegen [17]. Hieraus resultiert ein ausreichend großer Sicherheitsabstand zu mutagenen Konzentrationen in vitro (ca. 10 µg/ml) sowie zu Konzentrationen (max. 90 ng/ml), die für Aloeemodin im Rahmen der oben erwähnten Kanzerogenitätsstudie im Blut von Ratten gemessen wurden.

Schlußfolgerung

Positive Mutagenitätsbefunde aus Zellkulturversuchen wurden bisher unter Konstruktion eines „Worst-case"-Szenarios verschiedentlich überbewertet. Auf der Basis der inzwischen verfügbaren Daten aus In-vivo-Studien läßt sich jedoch, insbesondere unter Berücksichtigung quantitativer analytischer sowie kinetischer Gesichtspunkte, für Sennesfrüchte und deren anthranoide Einzelkomponenten kein relevantes genotoxisches oder kanzerogenes Risiko für den Menschen ableiten.

Literatur

1. Mori H, Sugie S, Niwa K, Takahashi T, Kawai K (1985) Induction of intestinal tumours in rats by chrysazin. Br J Cancer 52: 781–783
2. Mori H, Sugie S, Niwa K, Yoshimi N, Tanak T, Hirono I (1986) Carcinogenicity of chrysazin in large intestine and liver of mice. Jpn J Cancer Res (Gann) 77: 871–876
3. Grimminger W, Witthohn K (1993) Analytics of senna drugs with regard to the toxicological discussion of anthranoids. Pharmacology 47: (suppl. 1), 98–109
4. EC Core SPC for sennae fructus angustifoliae (1994) Final version February 28
5. Westendorf J, Marquardt H, Poginsky B, Dominiak M, Schmidt J, Marquardt H (1990) Genotoxicity of naturally occurring hydroxyanthraquinones. Mutat Res 240: 1–12
6. Heidemann A, Miltenburger HG, Mengs U (1993) The genotoxicity status of senna (1993) Pharmacology 47 (suppl 1): 178–186
7. Mengs U, Heidemann A (1993) Genotoxicity of sennosides and rhein in vitro and in vivo. Med Sci Res 21: 749–750
8. Heidemann A, Völkner W, Mengs U (1996) Genotoxicity of aloeemodin in vitro and in vivo. Mutat Res 367: 123-133

9. Lang W (1993) Pharmacokinetic metabolic studies with ^{14}C-aloe-emodin after oral administration to male and female rats. Pharmacology 47 (Suppl 1): 110–119

10. Bruggeman IM, Hoeven van der JCM (1984) Lack of activity of the bacterial mutagen emodin in HGPRT and SCE assay with V79 chinese hamster cells. Mutat Res 138: 219–224

11. Mengs U (1995) unveröffentlichte Befunde

12. Mengs U (1988) unveröffentlichte Befunde

13. Lyden-Sokolowski A, Nilsson A, Sjöberg P (1993) Two-year carcinogenicity study with sennosides in the rat: emphasis on gastro-intestinal alterations. Pharmacology 47 (Suppl 1): 209–215

14. Mengs U (1994) unveröffentlichte Befunde

15. Sandnes D, Johansen T, Teien G, Ulsaker G (1992) Mutagenicity of crude senna and senna glycosides in Salmonella typhimurium. Pharmacology and Toxicology 71: 165–172

16. De Witte P, Lemli J (1988) Excretion and distribution of rhein and rhein anthrone in rat. Pharm. Pharmacol. 40: 652–655

17. Krumbiegel G, Schulz HU (1993) Rhein and aloe-emodin kinetics from senna laxatives in man. Pharmacology 47 (Suppl. 1): 120–124

Anschrift des Verfassers:
Dr. Ulrich Mengs
Madaus AG
Ostmerheimer Straße 198
51109 Köln

Prospektive klinische Studie zur Sicherheit von Anthranoidlaxanzien

G. Nusko[1], B. Schneider[4], I. Schneider[2], Ch. Wittekind[3], E.G. Hahn[1]
Medizinische Klinik I[1], Chirurgische Klinik[2], Institut für Pathologie[3], Universität Erlangen-Nürnberg; Institut für Biometrie[4], Medizinische Hochschule Hannover

Einleitung

Zur Behandlung akuter funktioneller Obstipation wie auch zur Behandlung der chronischen Obstipation kommen Laxanzien unterschiedlicher pharmakologischer Gruppen zum Einsatz. Neben osmotisch wirksamen Laxanzien wie salinischen Lösungen, Zucker oder Zuckeralkoholen sind Anthranoide (z.B. Senna, Aloe), Diphenylmethanderivate, Gallen- und Fettsäuren sowie synthetische Prokinetika weit verbreitet [27]. Als unerwünschte Wirkungen auch bei bestimmungsgemäßem Gebrauch wurden abdominelle Beschwerden, Veränderungen der Serumelektrolyte und Pigmentablagerungen im Kolon (Pseudomelanosis coli) beschrieben. In-vitro-Experimente hatten für einzelne Anthrachinone mutagene Effekt gezeigt [42]. Für Danthron, einem synthetischen Anthranoidlaxans, fanden sich tierexperimentell Hinweise für eine Induktion von Dickdarmtumoren [25]. In einer weiteren tierexperimentellen Untersuchung über die Langzeitanwendung eines gereinigten Sennaextraktes konnte bei Ratten jedoch keine Assoziation mit gastrointestinalen Tumoren gefunden werden [22]. Bis auf einen Fallbericht [34] und eine Kohortenstudie [37] zeigten klinisch-epidemiologische Studien keinen Zusammenhang zwischen Pseudomelanosis coli bzw. Einnahme von Anthranoidlaxanzien und dem Auftreten von kolorektalen Tumoren [12, 20, 21, 30].

Experimentell konnte gezeigt werden, daß eine Pseudomelanosis coli durch Einnahme von Sennosiden innerhalb von 4-13 Monaten entstand und nach Absetzen im Verlauf von 5-11 Monaten nicht mehr nachzuweisen war [39]. Neben der chronischen Einnahme von anthrachinonhaltigen Laxanzien dürften aber noch weitere Mechanismen für die Entstehung einer Pseudomelanosis coli in Frage kommen, da 18 % der Patienten trotz Anthranoideinnahme keine Pseudomelanosis coli und 8 % eine Pseudomelanosis coli ohne Anthranoideinnahme bioptisch aufwiesen [2]. Klinische Studien sollten daher nicht nur die Pseudomelanosis coli als Indikator zur Einnahme von anthrachinhaltigen Laxanzien heranziehen, sondern direkt die Einnahme erfassen. In der vorliegenden Studie sollte durch eine prospektive Fall-Kontroll-Studie das Risiko kolorektaler Neoplasien bei Einnahme von anthrachinonhaltigen Laxanzien untersucht werden.

Material und Methoden

Das Risiko für die Entwicklung kolorektaler Adenome oder Karzinome bei regelmäßiger Einnahme von Anthranoidlaxanzien bzw. Vorliegen einer Pseudomelanosis coli wurde im Rahmen einer prospektiven Fall-Kontroll-Studie überprüft. Patienten mit kolorektalen Adenomen und Patienten mit kolorektalen Karzinomen (ggf. mit zusätzlichen Adenomen) wurden als

getrennte Fallgruppen definiert. Einschlußkriterium war die endoskopische und bioptisch veri-
fizierte Diagnose eines neu entdeckten Adenoms bzw. Karzinoms. Alle Patienten der Fallgruppen und der Kontrollgruppe wurden endoskopisch-bioptisch untersucht. Bei allen Patienten wurde eine komplette Koloskopie durchgeführt, Ausnahme bildeten nur Patienten mit stenosierenden distalen Karzinomen. In die Kontrollgruppe wurden Patienten ohne Nachweis
einer kolorektalen Neoplasie eingeschlossen. Ausschlußkriterien waren für alle Patienten der
Fall- und Kontrollgruppen die bekannte Vorgeschichte kolorektaler Adenome, von Tumorlei-
den jeglicher Organzugehörigkeit, chronisch entzündlicher Darmkrankheiten und vorausge-
gangener Cholezystektomie.

Endoskopisch untersucht wurden die Patienten in den Endoskopieabteilungen der Medizinischen Klinik I und der Chirurgischen Klinik der Universität Erlangen sowie in einer gastroenterologischen Fachpraxis in Erlangen. Die histopathologische Aufarbeitung und Klassifizie-
rung der Biopsate bzw. Resektate erfolgte nach den Kriterien der WHO [17] im Institut für
Pathologie in der Chirurgischen und Urologischen Klinik der Universität Erlangen. Alle
Tumorresektionen wurden in der Chirurgischen Klinik der Universität Erlangen durchgeführt.

Bei jedem Patienten wurde eine standardisierte Befragung bezüglich Familienanamnese,
Eigenanamnese, vegetativer Anamnese und Laxanzieneinnahme durchgeführt. Von jedem
Patienten wurde eine Biopsie aus der Rektum- und Zökummukosa zur Bestimmung der mikroskopischen Pseudomelanose entnommen und nach festgelegten Kriterien histopathologisch
untersucht und klassifiziert. Lediglich bei Patienten mit stenosierenden Karzinomen wurde nur
ein Rektumbiopsat bzw. das Tumorresektat zum Nachweis einer mikroskopischen Pseudomelanose untersucht.

Die statistischen Analysen erfolgten im Institut für Biometrie der Medizinischen Hochschule Hannover. Zur Anwendung kamen die χ^2-Testung und die logistische lineare Regression
(Breslow & Day, Statistical Methods in Cancer Research, Vol. I – The analysis of case-con-
trol-studies; IARC Lyon, 1980). Das Studienprotokoll wurde ohne Bedenken von der Ethik-
kommission der Universität Erlangen akzeptiert.

Ergebnisse

Insgesamt wurden unter Beachtung der Ein- und Ausschlußkriterien 564 Patienten in die Studie aufgenommen und auf die Beobachtungsgruppen aufgeteilt. In die Fallgruppe „kolorektales Karzinom" wurden 202 Patienten und in die Fallgruppe „kolorektales Adenom" 114 Patienten eingeschlossen. In die Kontrollgruppe wurden 248 Patienten aufgenommen.

Das Altersmittel lag in der Kontrollgruppe bei 53,85 Jahren, in der Karzinomgruppe bei
61,88 und in der Adenomgruppe bei 61,90 Jahren. Der Altersmittelwert der Kontrollgruppe
war signifikant niedriger als in den Fallgruppen (p < 0,0001). Keine signifikanten Unterschiede bestanden bezüglich der Körpermaße und des Karnofski-Index (Tabelle 1). In der Adenomgruppe waren 65 (57,0 %) Patienten Männer und 49 (43,0 %) Frauen, bei den Karzinompatienten 126 (62,4 %) Männer und 76 (37,6 %) Frauen. In der Kontrollgruppe waren 145 (58,5
%) weiblichen und 103 (41,5 %) männlichen Geschlechts. In der Adenomgruppe waren signifikant mehr Männer als in der Kontrollgruppe zu finden (p = 0,0061). Keine signifikanten
Unterschiede fanden sich bezüglich der Geschlechtsverteilung zwischen der Karzinomgruppe
und der Kontrollgruppe. Eine familiäre Belastung mit kolorektalen Karzinomen wurde in der
Karzinomgruppe von 26 (12,9 %) Patienten berichtet, in der Adenomgruppe von 9 (7,9 %) und
in der Kontrollgruppe von 26 (10,5 %) Patienten. Die Unterschiede zwischen den Gruppen
waren nicht signifikant.

Tabelle 1. Alter, Größe, Gewicht und Karnofski-Index der Fall- und Kontrollgruppen.

	Karzinomgruppe			Adenomgruppe			Kontrollgruppe		
	Mittel	min	max	Mittel	min	max	Mittel	min	max
Alter (Jahre)	61,88	30	88	61,90	42	88	53,85	30	89
Größe (cm)	170,3	150	193	168,7	147	189	168,1	149	192
Gewicht (kg)	74,8	48	130	73,8	41	101	71,7	40	120
Karnofski (Index)	98,1	50	100	97,4	40	100	98,3	30	100

Insgesamt wurde von 98 (17,4 %) Patienten die Einnahme von Laxanzien berichtet. Die Einnahme von Anthranoidlaxanzien wurde von 79 (14,0 %) Patienten angegeben, 19 (3,4 %) Patienten hatte anthranoidfreie Laxanzien und 466 (82,6 %) keine Laxanzien eingenommen (Tabelle 2).

Tabelle 2. Laxanzieneinnahme in den Fall- und Kontrollgruppen.

	Karzinomgruppe	Adenomgruppe	Kontrollgruppe
Anthrachinon-laxanzien	29 (14,4 %)	16 (14,0 %)	34 (13,7 %)
andere Laxanzien	7 (3,5 %)	4 (3,5 %)	8 (3,2 %)
keine Laxanzien	166 (82,2 %)	94 (82,5 %)	206 (83,1 %)
total	202 (100 %)	114 (100 %)	248 (100 %)

Eine Pseudomelanosis coli wurde endoskopisch bei insgesamt 22 (3,8 %) Patienten beschrieben. Die makroskopische Pseudomelanosis coli wurde in allen Fällen bioptisch bestätigt. Das Auftreten einer makroskopischen Pseudomelanosis coli war signifikant assoziiert mit der Einnahme (p < 0,0001) und der Dauer der Einnahme anthranoidhaltiger Laxanzien (p < 0,0001).

Entwicklung kolorektaler Adenome

Die Einnahme von anthranoidhaltigen Laxanzien wurde von 16 (14,0%) Patienten der Adenomgruppe und von 34 (13,7 %) der Kontrollgruppe angegeben (Tabelle 2). Es fanden sich keine signifikanten Unterschiede in der Einnahme anthranoidhaltiger Laxanzien zwischen den Gruppen. Das relative Risiko (odds ratio) der Einnahme anthranoidhaltiger Laxanzien für das Auftreten kolorektaler Adenome lag bei 1,03 (95 % CI: 0,54-1,95).

Zur Überprüfung eines Zusammenhangs zwischen der Dauer der Einnahme anthranoidhaltiger Laxanzien und der Diagnose kolorektaler Adenome wurde die Gesamtdauer der Einnahme in drei Klassen eingeteilt. Eine kurzzeitige Einnahme entspricht 0,5 bis 5 Jahren, eine mittellange Einnahme 6 bis 19 und eine langdauernde Einnahme ≥ 20 Jahren (Tabelle 3). Es fanden sich keine signifikanten Unterschiede bezüglich der Einnahmedauer zwischen der

Tabelle 3. Dauer der Einnahme anthrachionhaltiger Laxanzien in den Fall- und Kontrollgruppen.

	Karzinomgruppe	Adenomgruppe	Kontrollgruppe
keine	173 (85,6 %)	98 (86,0 %)	214 (86,3 %)
0,5 - 5 Jahre	9 (4,5 %)	6 (5,3 %)	11 (4,4 %)
6 - 19 Jahre	11 (5,4 %)	5 (4,4 %)	10 (4,0 %)
≥ 20 Jahre	9 (4,5 %)	5 (4,4 %)	13 (5,2 %)

Adenomgruppe und der Kontrollgruppe. In der Adenomgruppe wurde bei 7 (6,0 %) und in der Kontrollgruppe ebenfalls bei 7 (2,7 %) Patienten eine makroskopische Pseudomelanosis coli festgestellt. Es fand sich kein statistisch signifikanter Unterschied zwischen den Gruppen in der Auftrittshäufigkeit einer makroskopischen Pseudomelanosis coli. Das relative Risiko (odds ratio) für das Auftreten kolorektaler Adenome lag bei 1,67 (95 % CI: 0,57-4,92) verglichen mit der Kontrollgruppe (Tabelle 4).

Tabelle 4. Risikovariablen für kolorektale Adenome.

	Risiko kolorektaler Adenome		
Variable	Odds ratio	95 % CI	p-Wert
Lebensalter	1,059	1,038 - 1,081	< 0,0001
Geschlecht	0,535	0,342 - 0,839	0,0006
Anthrachinoneinnahme	0,973	0,513 - 1,846	n.s.
Einnahmeabstand	1,134	0,961 - 1,337	n.s.
Einnahmedauer	0,994	0,963 - 1,025	n.s.
PMC	1,667	0,565 - 4,921	n.s.

In der multivariaten Analyse mittels logistischer Regression verblieben das Alter und das Geschlecht als signifikante Faktoren. Das relative Risiko des Alters lag bei 1,06 (95 % CI: 1,04-1,09) und des weiblichen Geschlechts bei 0,41 (95 % CI: 0,25-0,67). Die Einnahme anthranoidhaltiger Laxanzien, die Einnahmedauer und der Zeitabstand der Einnahme zur Diagnosestellung sowie die endoskopische Diagnose einer makroskopischen Pseudomelanosis coli waren keine signifikanten Risikofaktoren für die Entwicklung kolorektaler Adenome.

Entwicklung kolorektaler Karzinome

Die Einnahme von anthranoidhaltigen Laxanzien wurde von 29 (14,4 %) Patienten der Karzinomgruppe angegeben (s. Tabelle 2). Es bestand kein signifikanter Unterschied zwischen der Karzinomgruppe und der Kontrollgruppe bezüglich der Häufigkeit der Einnahme von anthranoidhaltigen Laxanzien. Das relative Risiko (odds ratio) für die Einnahme von Anthranoidlaxanzien und das Auftreten kolorektaler Karzinome lag bei 1,06 (95 % CI: 0,62-1,80) verglichen mit der Kontrollgruppe. Es fand sich kein statistisch signifikant erhöhtes Risiko bei Einnahme anthranoidhaltiger Laxanzien für die Entwicklung kolorektaler Karzinome.

In der Unterteilung der Einnahmedauer anthranoidhaltiger Laxanzien in kurzzeitig (0,5-5 Jahre), mittellang (6-19 Jahre) und langfristig (≥ 20 Jahre) fanden sich keine signifikanten Unterschiede bezüglich der Einnahmedauer zwischen der Karzinomgruppe und der Kontrollgruppe (Tabelle 3).

In der Karzinomgruppe zeigten 8 (4,0 %) Patienten eine makroskopisch endoskopische Pseudomelanosis coli. Das relative Risiko der makroskopischen Pseudomelanosis coli für die Entwicklung kolorektaler Karzinome lag bei 1,24 (95 % CI: 0,46-3,36) im Vergleich zur Kontrollgruppe (Tabelle 5). Es fand sich somit kein erhöhtes Risiko der Pseudomelanosis coli für das Auftreten von kolorektalen Karzinomen.

Tabelle 5. Risikovariablen für kolorektale Karzinome.

Variable	Risiko kolorektaler Karzinome		
	Odds ratio	95 % CI	p-Wert
Lebensalter	1,059	1,041 - 1,077	< 0,0001
Geschlecht	0,428	0,293 - 0,627	< 0,0001
Anthrachinoneinnahme	0,948	0,555 - 1,617	n.s.
Einnahmeabstand	1,122	0,964 - 1,307	n.s.
Einnahmedauer	0,995	0,970 - 1,021	n.s.
PMC	1,237	0,456 - 3,356	n.s.

In der multivariaten Analyse mittels logistischer Regression erwiesen sich die Variablen Alter und Geschlecht wiederum als signifikante Faktoren. Das relative Risiko des Lebensalters lag bei 1,06 (95 % CI: 1,04-1,08) und des weiblichen Geschlechts bei 0,37 (95 % CI: 0,24-0,56). Die Einnahme anthranoidhaltiger Laxanzien, die Einnahmedauer und der Zeitabstand der Einnahme zur Diagnosestellung sowie die endoskopische Diagnose einer makroskopischen Pseudomelanosis coli waren keine signifikanten Risikofaktoren für die Entwicklung kolorektaler Karzinome.

Diskussion

Kolorektale Karzinome gehören zu den häufigsten Krebstodesursachen in der westlichen Welt [33]. Die meisten kolorektalen Karzinome dürften auf Umweltfaktoren [6, 9, 41] und Ernährungsgewohnheiten [4, 21] in den Industrieländern zurückzuführen sein.

In einer Meta-Analyse (38) über 14 Fall-Kontroll-Studien fand sich zwar ein statistisch signifikantes Risiko kolorektaler Karzinome für die Obstipation und die Einnahme von Laxanzien. Dieses erhöhte Risiko ist jedoch nicht auf eine Laxanzienwirkung zurückzuführen, sondern vielmehr auf die zugrunde liegenden Ernährungsgewohnheiten, wie den übermäßigen Verzehr von Fleisch, Fett, Alkohol und gemüse- und ballaststoffarmer Kost [21, 38].

Obstipation und die Einnahme von Laxanzien wurden bei 15 bis 20 % der Bevölkerung in den USA gefunden [8, 11]. In unserer Studie lag die Rate der Laxanzieneinnahme bei 17,1 % und dürfte daher korrekt erfaßt sein. Anamnestische Angaben zur Einnahme von Laxanzien sind meist schwer exakt zu erheben, da die Einnahme von Laxanzien vom Patienten nicht als Medikamenteneinnahme verstanden wird und andererseits Anthranoide häufig in sog. Verdauungstropfen oder Lebermitteln, vom Patienten unbemerkt, enthalten sind [3]. Die Einnahme anthranoidhaltiger Präparate wurde in unserer prospektiven Studie durch eine standardisierte Befragung erfaßt, die alle auf dem deutschen Markt erhältlichen Präparate berücksichtigte. Es fand sich weder für die Adenomgruppe noch für die Karzinomgruppe eine signifikant erhöhte Einnahme anthranoidhaltiger Präparate im Vergleich zur Kontrollgruppe.

In der „Melbourne Colorectal Cancer Study", die als eine große epidemiologische und klinisch-pathologische Studie über die Inzidenz und Ätiologie des kolorektalen Karzinoms angelegt ist, fand sich keine signifikante Assoziation zwischen der Einnahme von anthranoidhaltigen oder phenolphthaleinhaltigen Laxanzien und dem Auftreten von kolorektalen Karzinomen [20, 21]. Bei dieser als Fall-Kontroll-Studie konzipierten Untersuchung erweist sich als besonderes methodisches Problem, daß die Kontrollpatienten lediglich bezüglich ihrer Krankengeschichte standardisiert befragt und nicht endoskopisch untersucht wurden. Es kann daher nicht ausgeschlossen werden, daß Kontrollpatienten zum Zeitpunkt des Interviews bereits kolorektale Neoplasien entwickelt hatten. In unserer Studie hatten sich auch alle Kontrollpatienten einer kompletten Koloskopie zum Ausschluß kolorektaler Adenome und Karzinome unterzogen.

Die Häufigkeit einer makroskopisch sichtbaren Pseudomelanosis coli wird mit 0,8 bis 9,3 % angegeben [13, 37, 43]. Bei obstipierten Patienten wurde eine makroskopische Pseudomelanosis coli im Rektum in 12 bis 31 % gefunden [2, 5]. In unserer Studie lag die Häufigkeit bei 3,9 % für die makroskopisch sichtbare Pseudomelanosis. Eine Assoziation von makroskopischer Pseudomelanosis coli mit kolorektalen Karzinomen wurde in früheren proktoskopischen Untersuchungen mit 4 bis 5 % angegeben [13, 43]. In unserer Studie wurden alle Patienten, bis auf jene mit stenosierenden distalen Tumoren, einer kompletten Koloskopie unterzogen. Dabei fand sich in 4 % eine Assoziation von makroskopischer Pseudomelanosis coli und kolorektalen Karzinomen. In einer prospektiven Kohortenstudie [37] wurde eine signifikant erhöhte Assoziation von 18,6 % berichtet. In dieser Untersuchung litten 59 von insgesamt 1095 Patienten an kolorektalen Karzinomen. Von diesen Karzinompatienten hatten wiederum nur 11 Patienten gleichzeitig eine makroskopische Pseudomelanosis coli. Der Schluß auf ein erhöhtes Risiko kann anhand dieser kleinen Fallzahlen nicht gezogen werden. Eine weitere Einschränkung erfährt diese Studie dadurch, daß die vorausgehende Einnahme anthranoidhaltiger Laxanzien nur für die 33 Patienten mit Pseudomelanosis coli, die an kolorektalen Neoplasien (11 mit Karzinomen und 22 mit Adenomen) litten, gesichert wurde. Bei den übrigen Patienten mit oder ohne Pseudomelanosis coli finden sich keine Angaben zum Laxanziengebrauch.

Die meisten kolorektalen Karzinome entstehen aus prämalignen Vorstufen (Adenomen) [14, 15, 23, 26, 40]. In der oben zitierten prospektiven Kohortenstudie [19] war zwar eine signifikante Assoziation von Pseudomelanosis coli mit kolorektalen Karzinomen, aber keine Assoziation mit kolorektalen Adenomen gefunden worden, was dem Konzept der Adenom-Karzinom-Sequenz widerspricht. In einer retrospektiven Kohortenstudie hatten wir umgekehrt nur eine signifikante Assoziation von Pseudomelanosis coli mit kolorektalen Adenomen, nicht aber mit Karzinomen gefunden [30]. Die Adenome, die bei Patienten mit makroskopischer Pseudomelanosis coli gefunden wurden, waren signifikant häufiger in den proximalen Darmsegmenten lokalisiert und signifikant kleiner als bei Patienten ohne Nachweis einer makroskopischen Pseudomelanosis coli [29, 31]. Da Adenome in der Regel kein Pigment aufnehmen [24, 36], sind sie in den proximalen Darmsegmenten mit der stärksten Pigmentierung [19] am leichtesten endoskopisch zu entdecken. Aus diesem Grund finden sich auch signifikant häufiger kleine Adenome bei Patienten mit einer Pseudomelanosis coli [29, 31]. Kleine Adenome andererseits besitzen ein nur geringes Risiko für eine schwere Dysplasie oder ein invasives Karzinom, und es ist anzunehmen, daß nur wenige kleine Adenome sich im weiteren Verlauf zu großen Adenomen mit einem hohen Malignitätsrisiko entwickeln [1, 15, 16, 18, 28, 32]. In unserer prospektiven Fall-Kontroll-Studie fand sich kein erhöhtes Risiko der makroskopischen Pseudomelanosis coli für die Entwicklung von kolorektalen Adenomen bzw. Karzinomen.

Im Rahmen unserer prospektiven Studie erwiesen sich in den univariaten wie auch in den multivariaten Analysen das Lebensalter und das Geschlecht als signifikante Risikofaktoren für kolorektale Adenome und Karzinome [6, 7, 10, 35]. Laxanzieneinnahme und die makroskopische Pseudomelanosis coli waren nicht mit einem erhöhten Risiko für kolorektale Neoplasien assoziiert.

Zusammenfassung

In einer prospektiven Fall-Kontroll-Studie wurde die Sicherheit anthranoidhaltiger Laxanzien bezüglich des Auftretens von kolorektalen Adenomen und Karzinomen untersucht. Es fanden sich keine signifikanten Unterschiede für die Einnahme von anthranoidhaltigen Präparaten, die Dauer der Einnahme und des Zeitintervalls zwischen der Einnahme und der Diagnose für Patienten mit kolorektalen Adenomen bzw. Karzinomen im Vergleich mit Patienten ohne kolorektale Neoplasien. Die Einnahme anthranoidhaltiger Laxanzien zeigte kein signifikant erhöhtes Risiko für die Entwicklung kolorektaler Neoplasien. In der multivariaten Analyse erwiesen sich das Lebensalter und das Geschlecht als signifikante Faktoren. Die Einnahme von Anthranoidlaxanzien und die makroskopische Pseudomelanosis coli stellten keine signifikanten Risikofaktoren dar.

Literatur

1. Atkin WS, Morson BC, Cuzick J (1992) Long-term risk of colorectal cancer after excision of rectosigmoid adenomas. N Engl J Med 326 : 658–662
2. Badiali D, Marcheggiano A, Pallone F, Paoluzi P, Bausano G, Iannoni C, Materia E, Anzini F, Corazziari E (1985) Melanosis of the rectum in patients with chronic constipation. Dis Colon Rectum 28 : 241–245
3. Bertram PD (1993) Melanosis coli: a consequence of "alternative therapy" for psoriasis. Am J Gastroenterol 88 : 971
4. Birt DF (1990) The influence of dietary fat on carcinogenesis: lessons from experimental models. Nutr Rev 48 : 1–5
5. Bockus HL, Williard JH, Bank J (1993) Melanosis coli. The etiologic significance of the anthracene laxatives. A report of forty-one cases. JAMA 101 : 1–6
6. Boeing H, Wahrendorf J (1991) Epidemiologie kolorektaler Karzinome. Internist 32 : 306–314
7. Boutron M-C, Faivre J, Quipourt V, Senesse P, Michiels C (1995) Family history of colorectal tumours and implications for the adenoma-carcinoma sequence: a case control study. Gut 37 : 830–834
8. Dent OF, Goulston KJ, Zubrzycki J, Chapuis PH (1986) Bowel symptoms in an apparently well population. Dis Colon Rectum 29 : 243–247
9. Devesa SS, Chow WH (1993) Variation in colorectal cancer incidence in the United States by subsite of origin. Cancer 71 : 3819–3826
10. Eide TJ (1986) The age-, sex-, and site-specific occurrence of adenomas and carcinomas of the large intestine within a defined population. Scand J Gastroenterol 21 : 1083–1088
11. Everhart JE, Go VLW, Johannes S, Fitzsimmons SC, Roth HP, White LR (1989) A longitudinal survey of self-reported bowel habits in the united states. Dig Dis Sci 34 : 1153–1162
12. Gardiner JS, Walker SA, Macleari AJ (1982) A retrospective mortality study of substituted anthraquinone on dye stuffs workers. Br J Indust Med 39 : 355–360
13. Göbel D (1978) Melanosis coli. Med Klin 73 : 519–523
14. Hermanek P (1992) Dysplasie-Karzinom-Sequenz im Kolorektum. Zent bl Chir 117 : 476–482
15. Hermanek P, Frühmorgen P, Guggenmoos-Holzmann I, Altendorf A, Matek W (1983) The malignant potential of colorectal polyps – A new statistical approach. Endoscopy 15 : 16–20
16. Jass JR (1989) Do all colorectal carcinomas arise in preexisting adenomas? World J Surg 13 : 45–51
17. Jass JR, Sobin LH (1989) Histological typing of intestinal tumours. WHO international classification of tumours, 2nd edn. Springer, Berlin, Heidelberg, New York, Tokyo

18. Koretz RL (1993) Malignant polyps: Are they sheep in wolves' Clothing? Ann Int Med 118 : 63–68
19. Koskela E, Kulju T, Collan Y (1989) Melanosis coli. Prevalence, distribution, and histologic features in 200 consecutive autopsies at Kuopio University Central Hospital. Dis Colon Rectum 32 : 235–239
20. Kune GA (1993) Laxative use not a risk for colorectal cancer : data from the melbourne colorectal cancer study. Z Gastroenterol 31 : 140–143
21. Kune GA, Kune S, Field B, Watson LF (1988) The role of chronic constipation, diarrhea, and laxative use in the etiology of large-bowel cancer. Data from the Melbourne Colorectal Cancer Study. Dis Colon Rectum 31 : 507–512
22. Lyden-Sokolowski A, Nilsson A, Sjöberg P (1993) Two-year carcinogenicity study with sennosides in the rat: emphasis on gastro-intestinal alterations. Pharmacology 47 (suppl 1) : 209–215
23. Matek W, Hermanek P, Demling L (1986) Is the adenoma-carcinoma sequence contradicted by the differing location of colorectal adenomas and carcinomas? Endoscopy 18 : 17–19
24. Morgenstern L, Shemen L, Allen W, Amodeo P, Michel SI (1983) Melanosis coli. Changes in appearance when associated with colonic neoplasia. Arch Surg 118 : 62–64
25. Mori H, Sugie S, Niwa K, Takahashi M, Kawai K (1985) Induction of intestinal tumours in rats by chrysazin. Br J Cancer 52 : 781–783
26. Muto T, Bussey HJR, Morson BC (1975) The evolution of cancer of the colon and rectum. Cancer 36 : 2251–2270
27. Müller-Lissner S (1992) Nebenwirkungen von Laxantien. Z Gastroenterol 30 : 418–427
28. Neugut AI, Jacobson JS, Urbanski SJ (1993) Which colonic adenomas became malignant? Ann Int Med 119 : 250–252
29. Nusko G, Schneider B, Kusche J, Schäfer M, Klenke R, Wittekind C, Hahn EG (1996) Melanosis coli – association with the colorectal adenoma-carcinoma sequence? (In Vorbereitung)
30. Nusko G, Schneider B, Müller G, Kusche J, Hahn EG (1993) Retrospective study on laxative use and melanosis coli as risk factors for colorectal neoplasma. Pharmacology 47 S 1: 234–241
31. Nusko G, Schneider B, Wittekind C, Hahn EG (1996) Melanosis coli and the risk of colorectal neoplasms. Gastroenterology (abstract) 110 : A 570
32. O'Brien MJ, Winawer SJ, Zauber AG, Gottlieb LS, Sternberg SS, Diaz B, Dickersin GR, Ewing S, Geller S, Kasimian D, Komorowski R, Szporn A (1990) The national polyp study. Patient and polyp characteristics associated with high-grade dysplasia in colorectal adenomas. Gastroenterology 98 : 371–379
33. Parkin DM, Läärä E, Muir CS (1988) Estimation of worldwide frequency of sixteen major cancers in 1980. In J Cancer 41 : 184–197
34. Patel PM, Selby PJ, Deacon J, Chilvers C, McElwain TJ (1989) Anthraquinone laxatives and human cancer: An association in one case. Postgrad Med J 65 : 216–217
35. Rex DK, Lehman GA, Ulbright TM, Smith JJ, Pound DC, Hawes RH, Helper DJ, Wiersema MJ, Langefeld CD, Li W (1993) Colonic neoplasia in asymptomatic persons with negative fecal occult blood test: Influence of age, gender, and family history. Am J Gastroenterol 88 : 825–831
36. Shemesh E, Bat L, Niv Y, Newmann G (1983) Melanosis coli within an adenomatour polyp. Gastrointest Endosc 29 : 327–329
37. Siegers C-P, Hertzberg-Lottin Evon, Otte M, Schneider B (1993) Anthranoid laxative abuse – a risk for colorectal cancer? Gut 34 : 1099–1101
38. Sonnenberg A, Müller AD (1993) Costipation and cathartics as risk factors of colorectal cancer: a meta-analysis. Pharmacology 47 (suppl 1): 224–233
39. Speare GS (1951) Melanosis coli. Experimental observations on its production and elimination in twenty-three cases. Am J Surg 82 : 631–637
40. Thierney RP, Ballantyne GH, Modlin IM (1990) The adenoma to carcinoma sequence. Surg Gyn Obstetr 171 : 81–94
41. Thun MJ, Calle EE, Namoodiri MM, Flanders WD, Coates RJ, Byers T, Boffta P, Garfinkel L, Heath CW (1992) Risk factors for fatal colon cancer in a large prospective study. J Nat Cancer Inst 84 : 1491–1500
42. Westendorf J, Marquardt H, Poginsky B, Dominiak M, Schmidt J (1990) Genotoxicity of naturally occurring hydroxyanthraquinones. Mutation Res 240 : 1–12
43. Wittoesch JH, Jackman RJ, McDonald JR (1958) Melanosis coli: general review and study of 887 cases. Dis Colon Rectum 1 : 172–180

Für die Verfasser:
Dr. Dr. G. Nusko
Medizinische Klinik I und Poliklinik
Klinikum der
Friedrich-Alexander-Universität
Postfach 3560
91023 Erlangen

Retro- und prospektive Fall-Kontroll-Studien zu Anthranoidlaxanzien

D. Loew[1]), U. Bergmann[2]), P. Dirschedl[3]), M. Schmidt[3]), K. Melching[1]), B. Hues[1]), K. Überla[3])
[1]) Abteilung für Klinische Pharmakologie, Klinikum der Johann Wolfgang Goethe-Universität, Frankfurt
[2]) Chirurgische Abteilung, Klinik Neuperlach
[3]) Institut für Mediz. Informationsverarbeitung, Biometrie und Epidemiologie, München

Einleitung

Der Stellenwert von Laxanzien, insbesondere der Anthranoide, zur Behandlung der chronischen Obstipation wird aus toxikologischer Sicht kontrovers diskutiert. Auf der einen Seite ist eine ausreichende Entleerung des Dickdarms in einem angemessenen Zeitpunkt erwünscht, da eine verlängerte Passagezeit mit einer höheren Kontaktzeit der in den Faeces enthaltenen Inhaltsstoffe mit der Dickdarmwand einhergeht [1], andererseits wird aus Genotoxizitätsstudien, die in vitro und an Säugerzellen mit verschiedenen Inhaltsstoffen von Anthrachinonen durchgeführt wurden, ein mutagenes und karzinogenes Risiko für den Menschen abgeleitet [2, 3, 4, 5].

Für einen Zusammenhang zwischen Kolonkarzinom und Anthrachinonen werden Fütterungsversuche mit Danthron oder 1-Hydroxyanthrachinonen an Ratten (1 % Danthron) und Mäusen (0,2 %) angeführt [6, 7, 8]. Andererseits konnte in einer Langzeitstudie mit einem Sennaextrakt und definierten Mengen an Aloe-Emodin und Emodin an Ratten kein erhöhtes Krebsrisiko, insbesondere im Dickdarm, nachgewiesen werden [9].

Widersprüchlich sind die Ergebnisse klinischer Studien. Aus der Koinzidenz der Pseudomelanosis coli (PMC) als Indikator für die Einnahme von Anthranoid-Laxanzien mit dem kolorektalen Karzinom wird aus einer retrospektiven und prospektiven Studie (Tabelle 1) für den Menschen ein karzinogenes Risiko postuliert [10]. Dagegen wurde in der "Melbourne

Tabelle 1. Retro- und prospektive Studie zum Problem Anthranoide, Adenom, Dickdarmkarzinom [10].

	Retrospektive Studie (1981-1987) Gesamt n=3049 PMC n=131 (4,26%)		Prospektive Studie (1989–1991) Gesamt n=1090 PMC n=77 (7,0%)	
Geschlecht				
männlich	keine Angaben	keine Angaben	471	4,5%
weiblich	keine Angaben	keine Angaben	619	9,0%
Diagnose				
kein Befund	1151	36 3,13%	537	37 6,9%
Colitis	742	14 1,89% p=10,79	221	5 **2,3% p<0,003**
Divertikulitis	321	16 4,98% p=12,34	110	10 9,1% p<0,482
Adenom	683	59 **8,64% p<0,01**	225	22 9,8% p<0,068
Karzinom	152	6 3,94% p=90,54	59	11 **18,6% p<0, 008**

colorectal cancer study", die 685 kolorektale Karzinome 723 Kontrollen gegenüberstellte, kein erhöhtes Kolonkarzinomrisiko nach Einnahme von anthranoidhaltigen Laxanzien festgestellt [11, 12]. Auch in eigenen Fallkontrollstudien mit retro- und prospektiver Erfassung konnte kein Zusammenhang zwischen der PMC als Indikator für die Einnahme von Anthranoidlaxanzien und dem Auftreten eines kolorektalen Karzinoms nachgewiesen werden [13, 14].

In dieser Situation stellt sich die Frage, ob die PMC der richtige Ansatz ist und hieraus die Schlußfolgerung eines karzinogenen Risikos gezogen werden kann. Der von Siegers [10] benutzte Ansatz der PMC als Indikator für die Einnahme von Anthranoiden ist nicht neu, aber die Schlußfolgerung "the prospective study, however, indicated a clear cut association between pseudomelanosis coli and colorectal tumors in man" ist aus folgenden Gründen nicht berechtigt:

● Die PMC ist nach experimentellen Ergebnissen, klinischer Erfahrung und autoptischen Befunden in proximalen Dickdarmabschnitten stärker als im Sigma und im Rektum [15], wo das Kolonkarzinom vorrangig lokalisiert ist.

● Zwischen Lokalisation, Intensität sowie Ausmaß der PMC und dem Kolonkarzinom besteht eine reziproke Beziehung. Dies widerspricht der Auffassung, daß es für genotoxische Karzinogene keine unbedenkliche Schwellendosis gibt, und der Auffassung, daß am Ort höchster Konzentration einer genotoxischen Substanz eher mit einem karzinogenen Risiko zu rechnen ist als an Stellen mit niedriger Konzentration.

● Da die PMC ca. vier Monate nach Einnahme von anthranoidhaltigen Arzneimitteln auftritt, die Dickdarmschleimhaut nach dem Absetzen innerhalb von 4-11 Monaten abblaßt [16, 17, 18], jedoch bis zur Promotion und Ausbildung eines Tumors nach Initiation des genotoxischen Schadens ein bis zwei Jahrzehnte vergehen, läßt sich aus der PMC allein kein kausaler Zusammenhang ableiten. Sie ist ein schlechtes Proxy-Maß für die Bestimmung der tatsächlichen Exposition.

● Je distaler das Kolonkarzinom sitzt, desto später treten klinische Verschlußsymptome auf und je häufiger und länger nimmt der Patient freiverkäufliche Laxanzien wegen einer Obstipation ein. Folglich ist eine PMC bei einem distalen Kolonkarzinom nicht Ursache, sondern eher Folge der Obstipation und der fortschreitenden Stenose.

● Makroskopisch, mikroskopisch und elektronenmikroskopisch lassen sich bei der PMC keine schwerwiegenden Epithelveränderungen nachweisen, sondern nur Pigmentablagerungen in den Makrophagen, die bis in die Submukosa und in die regionären Lymphknoten reichen [19, 20, 21, 22]. Da das karzinomatöse Gewebe pigmentfrei ist, wird die Auffassung vertreten, daß Kolonkarzinome Substanzen produzieren und absondern, welche Makrophagen in ihrer Abräumfunktion behindern [18].

● Mikroskopisch lassen sich nicht nur nach Anthranoiden, sondern auch nach Bisacodyl und Phenolphthalein bei Meerschweinchen pigmentierte Makrophagen in der Lamina propria nachweisen [23].

● Die PMC ist eine In-vivo-Anfärbung und grenzt benigne bzw. karzinomatös verdächtige Bereiche ab, die endoskopisch besser erfaßt werden.

Nach unserer Auffassung ist die PMC lediglich ein Epiphänomen und lediglich ein Hinweis für die Einnahme von anthranoidhaltigen Substanzen, die nicht nur als Laxanzien zur Verfügung stehen, sondern auch in zahlreichen Leber-Galle-Präparaten enthalten sind. Die PMC ist deshalb ein schlechtes Kriterium für die Klärung des Zusammenhangs zwischen Anthranoiden und dem Kolonkarzinom. Aussagekräftiger ist die Bildung eines sog. Laxanzienscores, der u.a. Altersfenster, Expositionsdauer und Einnahmefrequenz berücksichtigt. Zur Klärung der Frage, ob die Einnahme von anthranoidhaltigen Laxanzien zu einem Kolonkarzinom führt, wurden deshalb im Rahmen von zwei Fallkontrollstudien mit retrospektiver und prospektiver Erfassung PMC und Laxanzienscore gewählt.

Studiendesign und Methoden

Studie mit retrospektiver Erfassung

Die Studie wurde an der 1. Chirurgischen Abteilung des Städtischen Krankenhauses München-Neuperlach durchgeführt. Als Fälle sind Kolon- und Rektumkarzinome definiert, die in den Jahren 1986 bis Anfang 1992 in der chirurgischen Abteilung operiert wurden und deren Diagnose histologisch und endoskopisch gesichert war. Die Fälle waren sowohl in den Akten der Klinik als auch im Tumorregister München dokumentiert. Es wurden beide Datenquellen herangezogen, um möglichst alle Patienten der Jahre 1986 bis Anfang 1992 in die Auswertung einzuschließen. Um Fehler auszuschalten, wurden die Daten in jedem Fall miteinander abgeglichen. Kontrollen waren Patienten, die wegen Analfisteln, Hämorrhoiden oder Rektumpolypen in der gleichen Klinik operiert wurden. Die Diagnose war in allen Fällen histologisch, endoskopisch und operativ gesichert.

Auf einem Erhebungsbogen wurden u.a. demographische Daten, familiäre Belastung, Risikofaktoren wie Rauchen, Alkohol, Ernährung, Lokalisation des Tumors, Histologie, TNM-Status, Lokalisation und Verfizierung der Pseudomelanosis (präoperativ endoskopisch bzw. histologisch) dokumentiert. Für die Erfassung der tatsächlichen Laxanzienexposition wurde ein spezieller Fragebogen entwickelt, der in einem Vorversuch an ca. 20 Patienten getestet und optimiert wurde. Er erfaßte Alter des Patienten und in welchen Zeiträumen und wie oft Abführmittel eingenommen wurden. Dabei wurden für die Häufigkeit der Einnahme Gewichte verwendet (tägl.= 10, 2-3x/Woche=5, ̂> 1x/Monat = 2, < 1xMonat = 1). Wegen unterschiedlicher Intervallbreiten der einzelnen Altersklassen wurden diese Gewichte mit einem Korrekturfaktor versehen (10 Jahre = 4, 5 Jahre = 2, 2 Jahre = 1, Altersklasse 80 und älter = 1). Der Scorewert ergibt sich aus der Addition der Einzelwerte. Er ist minimal Null, seine maximale Höhe hängt vom Alter, den angegebenen Zeiträumen und den Angaben zur Häufigkeit ab. Wegen der Dichotomisierung der Scores ging allein die Unterscheidung in Exposition Ja/Nein in die Auswertung ein.

Studie mit prospektiver Erfassung

Die Fallkontrollstudie mit prospektiver Erfassung wurde von März 1992 bis Juli 1993 ebenfalls an der 1. Chirurgischen Abteilung des Städtischen Krankenhauses München-Neuperlach durchgeführt. Als Fälle wurden Patienten mit Kolon-Rektum-Karzinom definiert, die in dem angegebenen Zeitraum operiert wurden, und als Kontrollen Patienten mit anderen proktologischen Erkrankungen (Analfisteln, Hämorrhoiden, Rektumpolypen, andere benigne Darmveränderungen), die im gleichen Zeitraum in der gleichen Klinik behandelt wurden. Die Diagnose wurde bei allen Patienten endoskopisch und histologisch gesichert. Es wurde der gleiche Erhebungsbogen wie in der retrospektiven Studie benutzt, und tumorspezifische Angaben zu den Karzinomfällen wurden mit den im Tumorregister München gespeicherten Informationen abgeglichen. Als Indikator einer Exposition mit anthranoidhaltigen Laxanzien diente, ähnlich wie bei den bisherigen Studien, der endoskopische und histologische Nachweis einer Pseudomelanosis coli. Wegen der Problematik dieses Proxy-Maßes wurde als Expositionsmaß der Laxanzienscore benutzt, wobei sich aus der früheren Erfahrung gezeigt hat, daß in der Auswertung eine Ja-Nein-Entscheidung über die Exposition (Laxanzieneinnahme vor 10 Jahren und früher) im logistischen Modell ausreicht (LAXEX/ Ja/Nein). Wenn vor mehr als 10 Jahren überhaupt jemals ein Laxans eingenommen wurden, ergab sich ein Ja, andernfalls Nein. Die Häufigkeit und Art der Einnahme blieb außer acht. Die Angaben über die Laxanzieneinnahme bei den Kontrollen basierten teilweise auf dem gleichen Fragebogen wie bei den Fällen, teilweise auf Befragung durch den behandelnden Arzt. Für die Exposition lagen damit zwei in der Erfassung unabhängige Merkmale vor, die Unterschiedliches zum Inhalt hatten, von denen aber zu erwarten war, daß sie miteinander korrelierten. Neben der Exposition und dem Effekt wurden als wesentliche Merkmale bzw. Confounder Alter und Geschlecht erfaßt und in der Auswertung berücksichtigt.

Prüfhypothesen und biometrische Auswertung

Die statistische Auswertung erfolgte im Institut für Medizinische Informationsverarbeitung, Biometrie und Epidemiologie, Klinikum Großhadern, in drei Schritten:
1. Prüfung des Unterschieds zwischen Fällen und Kontrolle univariat bezüglich Alter, Geschlecht, Laxanzieneinnahme und PMC.
2. Darstellung der zweidimensionalen Abhängigkeiten zwischen Alter, Geschlecht, Laxanzieneinnahme und PMC.
3. Anpassung eines logistischen Modells und Prüfung der nach dem Modell sachgerechten Hypothese im Hinblick auf Assoziation zwischen Exposition und Effekt unter Berücksichtigung von Alter und Geschlecht; d.h.: Ist die Odds Ratio bei Patienten mit Dickdarmkarzinom gegenüber der Kontrolle bei einer Exposition mit Laxanzien 10 Jahre oder länger vor der Operation bzw. PMC unter Berücksichtigung von Alter und Geschlecht signifikant von 1 verschieden ($p < 0,05$ doppelseitig).

Als statistische Programmpakete wurden SAS [24] und GLIM [25] verwendet. Zur Anpassung des logistischen Modells wird auf [26] verwiesen.

Ergebnisse

Studie mit retrospektiver Erfassung

Für die Auswertung standen die wesentlichen Merkmale von 697 Karzinompatienten und von 258 Kontrollen zur Verfügung. Die Kontrollgruppe war mit 37 % kleiner. Für eine konsistente Darstellung wurden alle Merkmale dichotomisiert. Von den wesentlichen Merkmalen ist das Alter nicht dichotom. Tabelle 2 enthält die Ergebnisse der univariaten Betrachtungsweise. Bei Geschlecht, PMC und LAXEX finden sich keine Unterschiede zwischen Fällen und Kontrollen. Der p-Wert zeigt mit 0,084 eine Tendenz der PMC bei den Fällen. Bei eindimensionaler Betrachtung besteht keine Beziehung zwischen der Laxanzienexposition und dem Dickdarmkarzinom. Lediglich das Alter ist unterschiedlich verteilt; die Kontrollen sind signifikant jünger als die Fälle. Wie aus der Beziehung der wesentlichen Merkmale hervorgeht (Tabelle 3), sind in der Studie die Frauen älter als die Männer, nehmen signifikant häufiger Laxanzien ein und haben häufiger PMC. Die Zusammenhänge zwischen Alter und Laxanzienexposition einerseits und PMC andererseits gehen aus Tabelle 4 hervor. Für die Laxanzieneinnahme besteht keine Altersabhängigkeit und für Patienten mit PMC eine Tendenz; ältere Patienten haben etwas häufiger eine PMC. Die univariate Auswertung zeigte damit keinen Zusammenhang zwischen der Laxanzienexposition oder der PMC und dem Dickdarmkarzinom, jedoch eine enge Assoziation zwischen Alter, Geschlecht, LAXEX und der PMC, weshalb eine mehrdimensionale Betrachtung notwendig war.

Tabelle 2. Beziehung zwischen Fällen und Kontrollen bezüglich Geschlecht, Alter, PMC, LAXEX.

	Retrospektive Studie (1986-1992)			Prospektive Studie (1992-1993)		
	Fälle n=697	Kontrolle n=258	Gesamt n=955	Fälle n=423	Kontrolle n=742	Gesamt n=1165
Geschlecht						
männlich	369	151	520	222	387	609
weiblich	328	107	435	201	355	556
		p=0,124			p=0,915	
Alter						
< 69 Jahre	395	194	589	245	625	870
≥ 70 Jahre	302	64	366	178	117	295
		p<0,001			p<0,0001	
PMC						
ja	48	10	58	26	33	59
nein	649	248	897	397	709	1106
		p=0,084			p=0,203	
LAXEX						
ja	183	73	256	55	94	149
nein	514	185	699	368	648	1016
		p=0,528			p=0,870	

Tabelle 3. Beziehung zwischen Geschlecht, Alter, PMC und LAXEX.

	Retrospektive Studie (1986-1992)		Prospektive Studie (1992-1993)	
	Männer n=520	Frauen n=435	Männer n=609	Frauen n=556
Alter				
< 69 Jahre	337	252	482	388
≥ 70 Jahre	183	183	127	168
		p=0,029		p=0,001
PMC				
ja	23	35	10	49
nein	497	400	599	507
		p=0,020		p=0,0001
LAXEX				
ja	74	182	34	115
nein	446	253	575	441
		p=0,0001		p=0,001

Tabelle 4. Beziehung zwischen Alter, PMC und Alter.

	Retrospektive Studie (1986-1992)		Prospektive Studie (1992-1993)	
	< 69 Jahre n=589	≥ 70 Jahre n=366	< 69 Jahre n=870	≥ 70 Jahre n=295
PMC				
ja	30	28	36	23
nein	559	338	834	272
		p=0,108		p=0,013
LAXEX				
ja	150	106	96	53
nein	439	260	774	242
		p=0,236		p=0,002

In dem multiplen logistischen Modell wurden nur Probanden mit vollständigen Angaben bzw. Merkmalen berücksichtigt. Zunächst mußte geklärt werden, ob die Elimination zu einer Verzerrung des Basisverteilung von Merkmalen in der selektierten Stichprobe führt. Die Prüfung ergab, daß eine Selektion wegen fehlender PMC-Angaben nicht vorlag. Zwischen PMC und LAXEX bestand ein signifikanter (p < 0,001) Zusammenhang mit einer Konkordanz von 74,7 %. In die weiteren Modellierungsversuche mußten Alter und Exposition „Melanosis ja/nein" berücksichtigt werden. Werden diese Merkmale einbezogen, so lagen die p-Werte für Alter plus Geschlecht mit 0,2326, für Alter plus LAXEX mit 0,3984, für Alter plus PMC mit 0,1170 und für Alter, Geschlecht plus LAXEX mit 0,1883 sowie für Alter, Geschlecht plus Melanosis mit 0,1395 weit von jeder Auffälligkeit entfernt (Tabelle 5). Die Einführung des Alters in das Modell führte zu einer leichten Verzerrung, weshalb für jeden Expositionsfaktor ein logistisches Modell unter Berücksichtigung der Alters-Strata gerechnet wurde. Das relative Risiko (RR) beträgt für LAXEX, stratifiziert (Tabelle 6) für das Alter < 69 Jahre, 0,8324 mit dem 95 % – Konfidenzintervall von 0,563-1,229, für das Alter > 70 Jahre 0,9584 (0,529-1,736). Für die Melanosis bei den jüngeren Patienten beträgt es 2,027 (0,828-4,964), bei den älteren 1,295 (0,434-3,862). Im letzten Schritt wurden alle relevanten Zahlen in der Schichtung nach Alter und Geschlecht zusammengestellt. Es wurde die „risk odds ratio" (ROR) innerhalb einer Schicht, die Mantel-Haenszel-odds ratio (MHOR) und MH-Chi^2, die (stratifizierte) Mantel-Haenszel-Statistik, für Fall-Kontroll-Studien berechnet. Die tatsächlichen Risiken in den alters- und geschlechtsspezifischen Schichten sind zwar sehr heterogen, es besteht jedoch kein Zusammenhang zwischen der jeweiligen Exposition und der Zielgröße Fall-Kontroll-Status. So haben z.B. Frauen > 70 Jahre im Hinblick auf LAXEX ein ROR von 1,484, während die ROR-Schätzer für die restlichen Alters und Geschlechts-Strata unter 1 liegen. Nur beim Faktor PMC liegen die geschätzten Risiken alle über 1, wobei jüngere Männer eine ROR von 2,084 erreichen. Für alle Alters- und Geschlechts-Strata erhält man den stratifizierten Schätzer von MHOR von 1,674 mit einem 95 % – Konfidenzintervall von 0,835-3,34. Die stratifizierte Mantel-Haenszel-Statistik ist MH-Chi^2=2,116, d.h. mit p < 0,1457 nicht signifikant von 1 verschieden (Tabelle 7).

Studie mit prospektiver Erfassung

Im ersten Schritt erfolgte die Prüfung des Unterschieds zwischen Fällen (n=423) und Kontrollgruppe (n=742) bezüglich Geschlecht, Alter, PMC und LAXEX (Tabelle 2). In der univariaten Auswertung besteht beim Geschlecht, bei der PMC und der Laxanzienexposition kein Unterschied zwischen den Krebspatienten und den Kontrollen. Eine PMC ist bei den Fällen in 6,1 % gegenüber 4,5 % bei den Kontrollen und eine Laxanzienexposition bei den Fällen in 13 % gegenüber 12,7 % bei den Kontrollen nachweisbar. Wie in der retrospektiven Studie sind die Fälle signifikant älter als die Kontrollen (Tabelle 2). In der Altersverteilung sind die Frauen geringfügig älter als die Männer, nehmen signifikant häufiger Laxanzien ein als die Männer und haben häufiger eine PMC. (Tabelle 3). Die Zusammenhänge zwischen Alter und Laxanzienexposition einerseits und PMC andererseits gehen aus Tabelle 4 hervor. Patienten über 70 Jahre (18 %) haben eine signifikant häufigere Laxanzienexposition als jüngere (11 %) und auch häufiger eine PMC (7,8 %) als die Patienten im Alter unter 69 Jahre (4,1 %). Nach der univariaten Analyse besteht zwischen PMC sowie Laxanzienexposition und dem Auftreten des Kolonkarzinoms kein Zusammenhang, jedoch erkennt man wie in der retrospektiven Studie eine enge Assoziation zwischen Alter bzw. Geschlecht und den Zielvariablen, weshalb die mehrdimensionale Betrachtungsweise erfolgte.

Da zwischen Alter einerseits und PMC und LAXEX andererseits ein signifikanter (p < 0,001) Zusammenhang bestand, mußten diese Faktoren berücksichtigt werden. Werden

Tabelle 5. Beziehung von Geschlecht, PMC und LAXEX zusätzlich zum Alter.

	Retrospektive Studie (1986-1992) p-Wert	Prospektive Studie (1992-1993) p-Wert
Alter plus Geschlecht	0,2326	0,216
Alter plus LAXEX	0,3984	0,444
Alter plus PMC	0,1170	0,569
Alter, Geschlecht plus LAXEX	0,1883	0,607
Alter, Geschlecht plus PMC	0,1295	0,438

Tabelle 6. Risiken (Odds), geschätzte Odds-Ratio (OR) für Kolonkarzinom unter LAXEX bzw. PMC-Exposition im Modell PMC x LAXEX/Alter.

		Retrospektive Studie (1986-1992)		Prospektive Studie (1992-1993)	
	Odds,	OR	95% C.I.	OR,	95% C.I.
Alter < 69, LAXEX - nein	2,136			2,887	(0,82-6,39)
Alter < 69, LAXEX - ja	1,778	0,8324	(0,563-1,229)	0,706	(0,23-2,25)
Alter ≥ 70, LAXEX - nein	4,778			1,524	(0,29-6,99)
Alter ≥ 70, LAXEX - ja	4,579	0,9584	(5,29-1,736)	1,356	(0,42-4,41)
Alter < 69, PMC - nein	1,973			1,156	(0,69-1,93)
Alter < 69, PMC - ja	4,000	2,027	(0,828-3,862)	0,357	(0,09-1,49)
Alter ≥ 70, PMC - nein	4,633			0,577	(0,29-1,16)
Alter ≥ 70, PMC - ja	5,999	1,295	(0,434-1,862)	0,519	(0,08-3,47)

Tabelle 7. Stratifizierte Mantel-Haenszel-Statistik.

LAXEX vs. Fälle/Kontrollen, Alters- und Geschlechts-Strata.		
Männer, < 70: ROR= 0,603,	MH-Chi^2= 2,023	p= 0,1549
Männer, > 70: ROR= 0,536,	MH-Chi^2= 2,253	p= 0,1334
Frauen, < 70: ROR= 0,875,	MH-Chi^2= 0,241	p= 0,6234
Frauen, > 70: ROR= 1,484,	MH-Chi^2= 0,765	p= 0,3819
MHOR= 0,805, strat. 95%-KI: (0,571-1,134)	MH-Chi^2= 1,538	p= 0,2149
PMC vs. Fälle/Kontrollen, Alters- und Geschlechts-Strata.		
Männer, < 70: ROR= 2,084,	MH-Chi^2= 0,878	p= 0,3488
Männer, > 70: ROR= 1,426,	MH-Chi^2= 0,202	p= 0,6534
Frauen, < 70: ROR= 1,949,	MH-Chi^2= 1,378	p= 0,2405
Frauen, > 70: ROR= 1,136,	MH-Chi^2= 0,026	p= 0,8717
MHOR= 1,674, strat. (95%-KI: (0,853-3,392)	MH-Chi^2= 2,116	p= 0,1457

diese Merkmale einbezogen, so liegen die p-Werte für Alter plus Geschlecht mit 0,216, für Alter plus LAXEX mit 0,444, für Alter plus PMC mit 0,569 und für Alter, Geschlecht plus LAXEX mit 0,607 sowie für Alter, Geschlecht plus PMC mit 0,438 weit von jeder Auffälligkeit entfernt (Tabelle 5). Zuletzt wurde geprüft, ob der nach dem Alter standardisierte gemeinsame Effekt von PMC und LAXEX einen Einfluß haben könnte. Es wurde die Wechselwirkung PMC x LAXEX stratifiziert nach dem Alter angepaßt. Auch in diesem differenzierten Modell zeigt sich, daß weder PMC noch LAXEX in irgendeinem der Strata signifikant in der Odds-Ratio von 1 abweicht (Tabelle 6).

Diskussion

Von vielen Naturstoffen können mit geeigneten Methoden wie dem Ames-Test an verschiedenen Stämmen von S. typhimurium, in Genmutationstests an Säugerzellen in vitro, in zytogentischen In-vitro-Studien (CHO-Test) sowie in In-vivo-Modellen wie dem Mikronukleus- oder dem Fellfleckentest mutagene Eigenschaften nachgewiesen werden, woraus nicht generell auf eine erbgutschädigende und krebserzeugende Wirkung für den Menschen geschlossen werden darf. Hierauf haben insbesondere Ames und Gold [28] hingewiesen. Zur Vermeidung eines toxikologischen Risikos sind derartige Befunde ernst zu nehmen und sicherheitspharmakologisch abzuklären. Zu Recht werden in den Arzneimittelprüfrichtlinien von 1989 bzw. in der Erweiterung von 1994 [29] im dritten Abschnitt Untersuchungen auf mutagene und kanzerogene Wirkung gefordert. Für neue Substanzen ist diese Forderung berechtigt, für Altarzneimittel nicht immer erforderlich, wenn sie seit Jahrhunderten problemlos eingenommen wurden, verständlich aber, wenn der Verdacht auf ein Risiko besteht. Der Nachweis, daß bestimmte Inhaltsstoffe in den laxativen Anthrachinonen genotoxisch sind und das Postulat von Siegers et al. [10] eines karzinogenen Risikos von Anthrachinonen anhand einer retro- sowie einer prospektiven Studie waren Anlaß des Stufenplans. Im Rahmen dieses Verfahrens wurde in zwei Studien mit retrospektiver bzw. prospektiver Erfassung [13, 14] die epidemiologisch-biometrische Evidenz für die Assoziation zwischen Laxanzieneinnahme und kolorektalen Tumoren überprüft. Dies erfolgte im Gegensatz zu Siegers et al. [10] nicht nur anhand der PMC als Indikator für die Einnahme von anthranoidhaltigen Laxanzien, sondern an der sorgfältigen Erfassung von Laxanzien über mehr als 10 Jahre vor der Operation (LAXEX Ja/nein). Der weitere Unterschied zur Studie von Siegers et al [10] besteht in der statistischen Auswertung. Neben der univariaten Prüfung erfolgte die Anpassung eines logistischen Modells und die Prüfung der nach dem Modell sachgerechten Hypothesen bezüglich einer Assoziation zwischen Exposition und Effekt unter Berücksichtigung von Alter und Geschlecht.

Wie aus der tabellarischen Synopsis der beiden Studien hervorgeht, besteht zwischen beiden Studien im Gegensatz zur Studie von Siegers et al. [10] eine gute Übereinstimmung. Es fand sich bei der univariaten Auswertung keine statistische Assoziation zwischen Exposition und Zielereignis. PMC und LAXEX sind bei Fällen und Kontrollen nicht verschieden, der Unterschied liegt weit im Zufallsbereich. Frauen haben häufiger eine PMC und nehmen öfters Laxanzien ein. Ältere Patienten haben häufiger vor mehr als 10 Jahren Laxanzien eingenommen und öfters eine PMC. Diese Zusammenhänge sind bekannt und stimmen mit der Literatur überein. Prüft man, welchen Effekt Geschlecht, PMC und LAXEX jeweils für sich unter Berücksichtigung des Alters haben, so ergibt sich ebenfalls kein signifikanter Effekt. Wegen der Assoziation PMC und LAXEX wurde letztlich das differenzierte Modell PMCxLAXEX/Alter getestet. Auch hier zeigt sich, daß weder PMC noch LAXEX in einem Stratum eine signifikant von 1 verschiedene Odds-Ratio haben. Aus der Analyse geht damit eindeutig hervor, daß zwischen Exposition und dem Auftreten von kolorektalen Karzinomen in dem vorliegenden Material kein Zusammenhang gefunden wurde.

Zusammenfassung

Aufgrund von Hinweisen auf die Genotoxizität von Anthranoiden wurde mit Recht der Nachweis der Unbedenklichkeit gefordert, zumal es sich bei Laxanzien um freiverkäufliche Präparate handelt. Im Gegensatz zur Studie von Siegers et al. [10] konnte in der Melbourne-Studie von Kune et al. [11] und in den beiden vorgestellten Projekten kein Zusammenhang zwischen anthranoidhaltigen Laxanzien und dem Dickdarmkarzinom nachgewiesen werden. Wie aus der Synopsis hervorgeht, stimmen beide Studien in wichtigen Merkmalen überein. Die Beurteilung erfolgte nicht nur an der PMC, sondern an der Laxanzienexposition nach univariater und nach mehrdimensionaler Auswertung.

Literatur

1. Hess MW, Zimermann A, Brun del Re G, Cottier H (1975) Immunologische Aspekte gastrointestinaler Neoplasien. Schweiz Med Wschr 105: 570–575
2. Brown J, Brown R (1976) Mutagenesis by 9,10-anthraquinone derivatives and related compounds in Salmonella typhimurium. Mut Res 40: 203–224
3. Brown J, Dietrich P (1979) Mutagenity of anthraquinone and benzathrone derivatives in the Salmonella/microsomes test; activation of anthraquinone glycosides by enzymic extracts of rat cecal bacteria. Mut Res 66: 9–24
4. Tikkanen L, Matsushima T, Natori S (1983) Mutagenity of anthraquinones in Salmonella precubation test. Mut Res 116: 297–304
5. Westendorf J, Marquart H (1990) Genotoxicity of naturally occuring hydroxyanthraquinones. Mut Res 240: 1–12
6. Mori H, Sugie S, Niwa K, Takahashi M, Kawai K (1985) Induction of intestinal tumors in rats by chrysazin. Br J Cancer 52: 781–783
7. Mori H, Sugie S, Niwa K, Yoshimi N, Tanaka T, Hirono I – Carcinogenicity of chrysazin in large intestine and liver mice. Jpn J Cancer Res (Gann) 77: 871–876
8. Mori H, Yoshimi N, Iwata H, Mori Y, Hara A, Tanaka T, Kawai K (1990) Carcinogenicity of naturally occuring 1-hydroxyanthraquinone in rats; induction of large bowel, liver and stomach neoplasms. Carcinogenesis 11: 799–802
9. Lyden-Sokolowski A, Nilsson A, Sjöberg P (1993) Two-Year carcinogenicity study with sennosides in the rat. Emphasis on gastro-intestinal alterations. Pharmacology 47 (suppl): 209–215
10. Siegers C-P, Hertzberg-Lottin E von, Otte M, Schneider B (1993) Anthranoid laxative abuse – a risk for colorectal cancer? Gut 34: 1009–1101
11. Kune GA (1993) Laxative use not a risk for colorectal cancer: Data from the melbourne colorectal cancer study. Z Gastroenterol 31: 140–143
12. Kune GA, Kune S, Field B, Watson LF (1988) The role of chronic constipation diarrhea and laxative use in the etiology of large bowel cancer: Data from the Melbourne colorectal cancer study. Dis Colon Rectum 31: 501–512
13. Loew D, Bergmann U, Schmidt M, Überla KH (1994) Anthranoidlaxanzien. Deutsch Apoth Zeit 134: 3180–3183
14. Loew D (1994) Pseudomelanosis coli durch Anthranoide. Zeitschr für Phytotherapie 16: 321–328
15. Koskela E, Kulju T, Collan Y (1989) Melanosis coli. Prevalence, Distribution and Histologic features in 200 consecutive autopsies at Kuopio University Central Hospital. Dis Colon Rectum 32: 235–239
16. Speare GS (1951) Melanosis coli: Experimental observations on its production and elimination in 23 cases. Am J Surg 82: 631–637
17. Domschke W, Domschke S (1974) Mögliche Nebenwirkungen von Laxanzien. Fortschr Med 92: 263–265
18. Morgenstern L, Shemen L, Allen W, Amodeo P, Michel SL (1983) Melanosis coli. Arch Surg 118: 62–64
19. Balazs M (1986) Melanosis coli. Ultrastructural study of 45 patients. Dis Colon Rectum 29: 839–844

20. Rüttner JR, Spycher MA (1968) Zur sogenannten Melanosis coli; elektronenmikroskopische Untersuchungen. Praxis 6: 184–187
21. Ghadially FN, Parry EW (1966) An electron-microscopic and histochemical study of melanosis coli. J Pathol 92: 313–317
22. Steer HW, Colin-Jones DG (1975) Melanosis coli: studies on the toxic effects of irritants purgatives. J Pathol 115: 199–205
23. Spiessens C, Witte D de, Geboes K, Lemli J (1991) Experimental induction of pseudomelanosis coli by anthranoid laxatives and non anthranoid laxatives. Pharm Pharmacological Lett 23: 277–280
24. SAS Version 6.07 (1993) SAS Institute, Cary, ISA
25. GLIM: 3.77 Manual (1987) Roxal Statistical Society, UK
26. Cox DR (1970) The analysis of binary data. Methuen, London
27. Stat. Bundesamt (1992) Fachserie 12, Reihe 4 Todesursachen
28. Ames BN, Gold LS (1990) Falsche Annahmen über die Zusammenhänge zwischen der Umweltverschmutzung und der Entstehung von Krebs. Angew Chemie 102: 1233–1246
29. Allgemeine Verwaltungsvorschrift zur Anwendung der Arzneimittelprüfrichtlinien vom 14. 12. 1989 BAnz Nr. 243 a 1989, einschließlich der Änderung vom 22. 12. 1994 BAnz. 46 (224) S. 12569 vom 29. 12. 1994

Für die Verfasser:
Prof. Dr. Dr. D. Loew
Abteilung für Klinische Pharmakologie
Johann Wolfgang Goethe-Universität
Theodor-Stern-Kai 7
60590 Frankfurt

Chemische Standardisierung von Mistelextraktzubereitungen als Voraussetzung für den Nachweis der Wirksamkeit

K. Witthohn, W. Wächter, H. Lentzen
Madaus AG, Köln

Mistelextraktzubereitungen finden in der Palliativtherapie von Krebserkrankungen vielfältige Anwendung. Diese Anwendung erfolgt oft auf Wunsch der Patienten, die eine zusätzliche alternative Krebsbehandlung wünschen [12], und aufgrund der Erfahrung behandelnder Ärzte. Inzwischen vorliegende experimentelle Befunde stützen das ärztliche Erfahrungsgut. So konnten in vielen experimentellen und klinischen Studien mit Mistelextrakten signifikante Veränderungen von verschiedenen Immunparametern in Abhängigkeit vom Mistellektingehalt gezeigt werden [4, 5, 9, 14, 15]. So wurden bislang z.B. eine verstärkte Expression der Alpha-Kette des Interleukin-2-Rezeptors (CD 25) [2, 3, 18], eine Erhöhung von Interleukin-6 [15, 16], Interleukin-1 [15, 16], MHC II Molekülen wie HLA-DR und HLA-DQ [2, 6] als Aktivierungsmarker für mononukleäre Zellen und die Erhöhung von Zahl und zytotoxischer Aktivität natürlicher Killerzellen (NK) [3, 8, 15] beobachtet. Darüber hinaus wird der Anstieg der Akutphaseproteine [3], der Serumkonzentration an ß-Endorphin von Mammakarzinompatientinnen als Surrogatparameter für die Besserung der Befindlichkeit [18] und die Verbesserung weiterer Lebensqualitätsmerkmale [16, 17] sowie der Einfluß auf das Tumorgeschehen [16] unter Misteltherapie berichtet. In allen diesen Kurzstudien kamen Arzneimittel zur Anwendung, deren Mistellektingehalt angegeben war.

Mistelextrakte enthalten als wirksamkeitsbestimmende Inhaltsstoffgruppe Mistellektine. Beschrieben sind bisher drei Isolektine, die Mistellektine I, II und III [10, 11]. Bei den Mistellektinen handelt es sich um Glykoproteine mit sowohl zuckerbindenden (B-Untereinheit) als auch die Proteinsynthese von Ribosomen inaktivierenden Eigenschaften (A-Untereinheit). In vergleichenden Untersuchungen konnte gezeigt werden, daß die beobachteten Wirkungen der Mistelextrakte auch mit dem Mistellektin I allein zu erzielen sind [2, 4, 9, 14], und daß Veränderungen von Immunparametern durch die zuckerbindende Untereinheit (B-Untereinheit) des Mistellektins I hervorgerufen werden [14]. Schon in den ersten experimentellen und späteren klinischen Studien wurde zwischen der eingesetzten Mistellektinkonzentration bzw. -dosis und den Veränderungen der Immunparameter eine glockenförmige Wirkbeziehung festgestellt [5, 8, 14]. Aus dieser Kenntnis ist die Forderung nach Einstellung des Mistellektingehalts (Normierung) der Mistelextrakte enthaltenden Fertigarzneimittel gerechtfertigt [7, 22].

Trotz dieser Ergebnisse ist es bisher nicht gelungen, mit einer auf einen optimalen Mistellektingehalt eingestellten Mistelextraktzubereitung die therapeutische Relevanz dieser Arzneimittel in kontrollierten klinischen Studien zu zeigen [19, 21, 30]. Um statistisch signifikante Ergebnisse z.B. zur Lebensqualität von Tumorpatienten oder zur Beeinflussung von Faktoren zum Tumorgeschehen zu erhalten, sind langdauernde Studien notwendig. Dazu sollte die pharmazeutische Qualität möglicher Prüfpräparate in solchen Studien hinsichtlich des Gehalts an wirksamen Inhaltsstoffen bekannt sein und sich während der gesamten Studiendauer nicht verändern. Dieser Teilaspekt hinsichtlich der Gewährleistung der pharmazeutischen Qualität und der Stabilität wurde bei allen bisherigen Studien nicht hinreichend berücksichtigt.

Gehaltsbestimmung der wirksamkeits-
bestimmenden Inhaltsstoffe

Die wirksamkeitsbestimmenden Inhaltsstoffe von Mistelextrakten sind die Mistellektine, eine Gruppe von drei Glykoproteinen mit galaktosidbindenden und die Proteinsynthese auf ribosomaler Ebene hemmenden Eigenschaften. Für die immunologische Veränderung von Immunparametern ist die spezifische Galaktosidbindung verantwortlich. Die in der Literatur beschriebene Methode [29] zur Gehaltsbestimmung von Mistellektinen in Mistelextrakten, der Enzyme Linked Lectin Assay (ELLA), beruht auf diesen galaktosidabhängigen Bindungseigenschaften. Die Mistellektine binden aktiv an das Glykoprotein (Asialofetuin) in einem modifizierten Enzyme Linked Immunosorbent Assay (ELISA), der nach dem Sandwichprinzip durchgeführt wird. Das gebundene Mistellektin wird anschließend mit einem Antiserum oder Antikörper detektiert [29].

Daten zur Linearität und Wiederholbarkeit der Mistellektingehaltsbestimmung mit dem ELLA sind für verschiedene Arzneimittel beschrieben [20]. Aber um mit dieser Bestimmungsmethode verläßlich und reproduzierbar die galaktosidabhängige Aktivität und damit den Gehalt der Lektine in den Lösungen messen zu können, ist die Kenntnis der Störanfälligkeit (Robustheit) der Methode notwendig.

Mistelextraktzubereitungen aus Laubbaummisteln enthalten die Mistellektine I, II und III [10, 11]. Alle drei Mistellektine besitzen eine saccharidspezifische Aktivität [23, 33]. Entsprechend dieser Bindungsaktivität und zusätzlich entsprechend der Aktivität des jeweils verwendeten Detektionsantikörpers werden alle drei Mistellektine und nicht nur Mistellektin I mit dem ELLA erfaßt [27]. Abbildung 1 gibt die Bindungskurven der drei Mistellektine wieder.

Mistelextrakte enthalten als Vielstoffgemische noch weitere Substanzen, die die aktive Bindung der Mistellektine an die erste Schicht der Mikrotiterplatte beeinflussen können. Auch ELISA-übliche Hilfsstoffzusätze können die Bindungsaktivität der Mistellektine verändern.

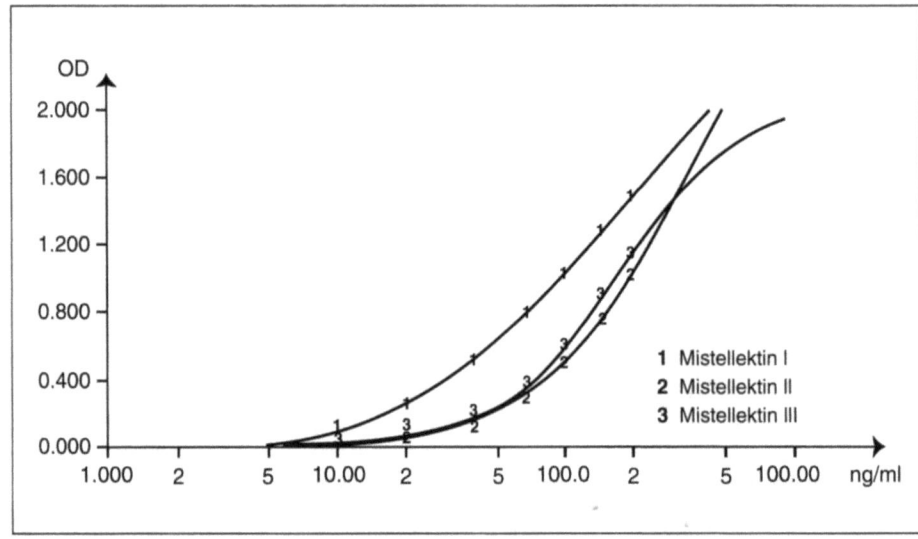

Abb. 1. Bindungskurven von Mistellektin I, Mistellektin II und Mistellektin III im ELLA, Detektionsantiserum: Anti-Mistellektinserum von der Ziege.

In Abbildung 2 ist für die Referenzsubstanz Mistellektin I beispielhaft der Einfluß von Serumalbumin und Polysorbat dargestellt. Serumalbumin und Polysorbat werden proteinhaltigen Lösungen im ELISA üblicherweise zugesetzt, um unspezifische Bindungen und Konformationsveränderungen der aktiven Komponenten zu unterbinden.

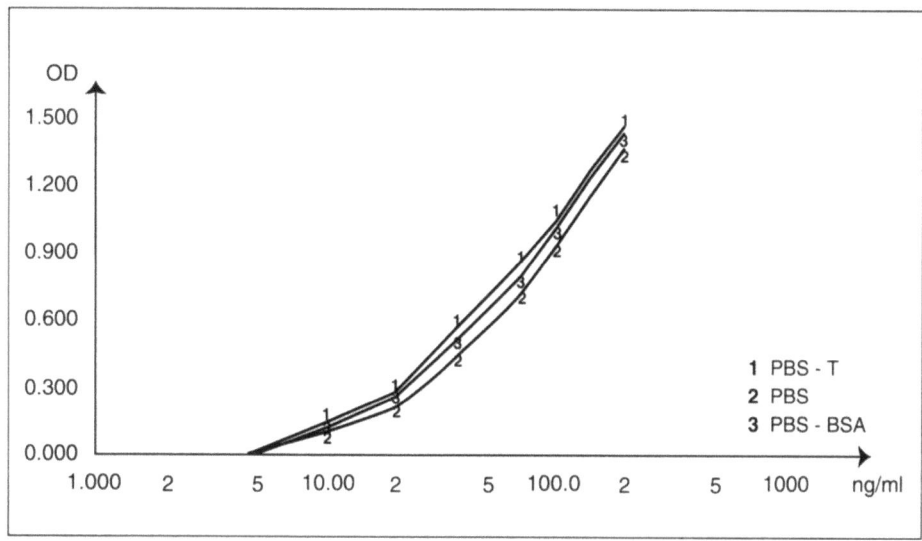

Abb. 2. Bindungskurven von Mistellektin I in phosphatgepufferter Salzlösung (PBS), pH 7,4, und in Gegenwart von Rinderserumalbumin (BSA) sowie Polysorbat 80 (T) im ELLA.

Die konformationsstützenden Zusätze von Serumalbumin und Polysorbat verändern die Steigung der Kurve. Werden Einflüsse von Hilfsstoffen oder auch von Substanzen des Extrakts bei einer Gehaltsbestimmung der Mistellektine im Fertigarzneimittel nicht berücksichtigt, führt dies zwangsläufig zu abweichenden Ergebnissen.

Fertigarzneimittel werden in der Regel auf den isohydrischen pH-Bereich von 7,2 bis 7,4 eingestellt. Die Bindung der Mistellektine an die erste Schicht im ELLA ist sehr stark vom pH-Wert abhängig (Tabelle 1). Die optimale Reaktion von Mistellektin I findet in der Nähe des isoelektrischen Punktes des Proteins bei einem pH-Wert von 5,6 statt. Diese pH-Wert-Abhängigkeit ist bei Anwendung dieser Gehaltsbestimmungsmethode ebenfalls zu berücksichtigen.

Tabelle 1. Stärke der Bindung von Mistellektin I (c = 100 ng/ml) im ELLA in Abhängigkeit von pH-Wert der Untersuchungslösung, Meßwert: Absorption der Farbreaktion bei 492 nm.

Meßwert	ph-Wert
1,22	5,6
0,84	7,4

Anforderung an die Referenzsubstanz

Die Mistellektingehalte in den Zubereitungen werden im Vergleich zu einer bekannten und gut belegten Referenzsubstanz quantifiziert. Meist wird Mistellektin I [4, 8, 14] oder auch Mistellektin II [20] als Referenzstandard zur Gehaltsbestimmung der Lektine in den Fertigarzneimitteln verwendet. Daten zur eindeutigen Charakterisierung der in der Literatur jeweils verwendeten Referenzsubstanz liegen nicht vor. Die aktive Bindung der Mistellektine ist der entscheidende Reaktionsschritt im Assay. Daher ist es zwingend notwendig, zusätzlich zur proteinchemischen Charakterisierung ebenfalls die spezifische galaktosidabhängige Bindungsaktivität der Referenzsubstanz festzustellen.

Folgende Parameter sollten mindestens zur Charakterisierung einer Mistellektin-Referenzsubstanz belegt sein:
- Identität/Reinheit
    Aminosäurenachweis
    Saccharidnachweis
    N-terminale Sequenz
    Proteinbandenmuster durch nicht native Gelelektrophorese
    Proteinbandenmuster der isoelektrischen Fokussierung
    UV-Spektrum
- Gehalt
    exakter Proteingehalt
- spezifische Aktivität
    galaktosidabhängige Bindungsaktivität im Kompetitionsassay

Weitere Daten zur Aktivität der Referenzsubstanz, z.B. die Zytotoxizität der Referenzsubstanz gegenüber bestimmten Zellinien in Abhängigkeit von der Konzentration, sind zur weiteren Belegung der Substanzeigenschaften sinnvoll, aber zur chemisch-pharmazeutischen Analytik nicht zwingend geboten.

Proteine sind nur unter besonderen Bedingungen lagerungsstabil [29]. Dies gilt ebenfalls für die Mistellektine. Bisher liegen ausschließlich Untersuchungen zur Stabilität der Mistellektine in Ammoniumsulfatsuspension bei Lagerungsbedingungen von 2-8 °C vor [32]. Die Lagerung der Mistellektine als Lyophilisat [20, 32] oder als tiefgefrorene Stammlösungen ist nicht angezeigt, da ihre zuckerbindende und zytotoxische Aktivität abnimmt. So zeigen eigene Untersuchungen mit Lösungen, die bei -20 °C gelagert worden waren, sowohl einen Aktivitätsverlust bzgl. der Bindeeigenschaften im ELLA (Abb. 3) als auch bei der biologischen Wirkung im Zytotoxizitätsassay mit MOLT-4-Zellen, einer humanen Leukämiezellinie (Abb. 4). Auch der Zusatz von Serumalbumin als konformationsstützendem und kryoprotektivem Hilfsstoff ist nicht geeignet, den Aktivitätsverlust zu verhindern.

Zur Gehaltsbestimmung der Mistellektine in einem Fertigarzneimittel ist es erforderlich, die konstante Bindungsaktivität der Referenzsubstanz zu gewährleisten. Bei nicht belegter Aktivität der Referenzsubstanz können Fehlbestimmungen auftreten. So ist der Mistellektingehalt eines mistelextrakthaltigen Fertigarzneimittels zu 1250 ng/ml [25] beschrieben. Im Einsatz von klinischen Studien wird für dasselbe Fertigarzneimittel ein Gehalt an Mistellektin I von 50-70 ng/ml [4, 8] berichtet. Diese stark voneinander abweichenden Gehalte können eventuell auch durch die Verwendung von Referenzsubstanzen bedingt sein, die eine unterschiedliche galaktosidspezifische Bindungsaktivität aufweisen.

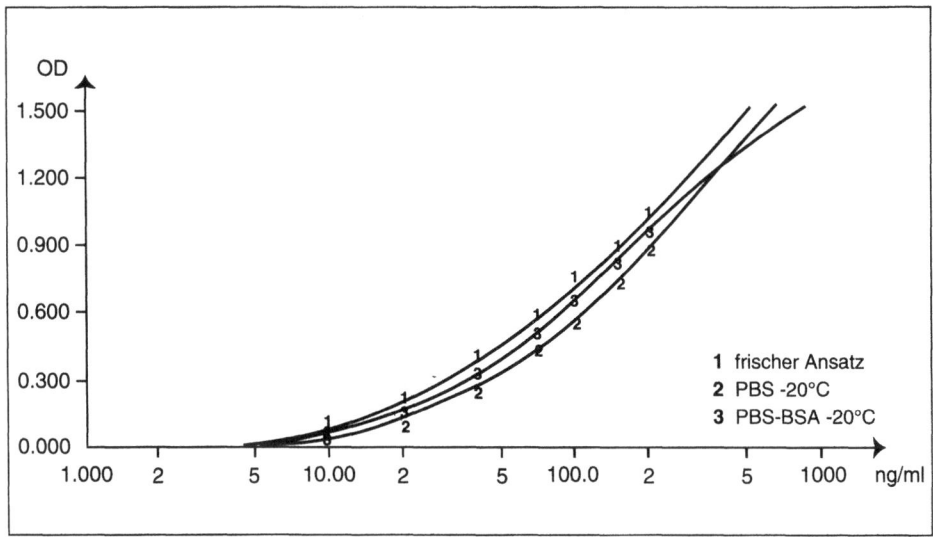

Abb. 3. Bindungskurven von Mistellektin I im ELLA in Abhängigkeit von den Lagerungsbedingungen der Substanz; frischer Ansatz: Suspension in Ammoniumsulfat, Lagerung 2-8 °C frisch verdünnt; PBS-BSA -20 °C: Mistellektin-I-Stammlösung gelagert in rinderserumalbuminhaltiger phosphatgepufferter Salzlösung bei -20 °C; PBS -20 °C: Mistellektin-I-Stammlösung gelagert in phosphatgepufferter Salzlösung bei -20 °C.

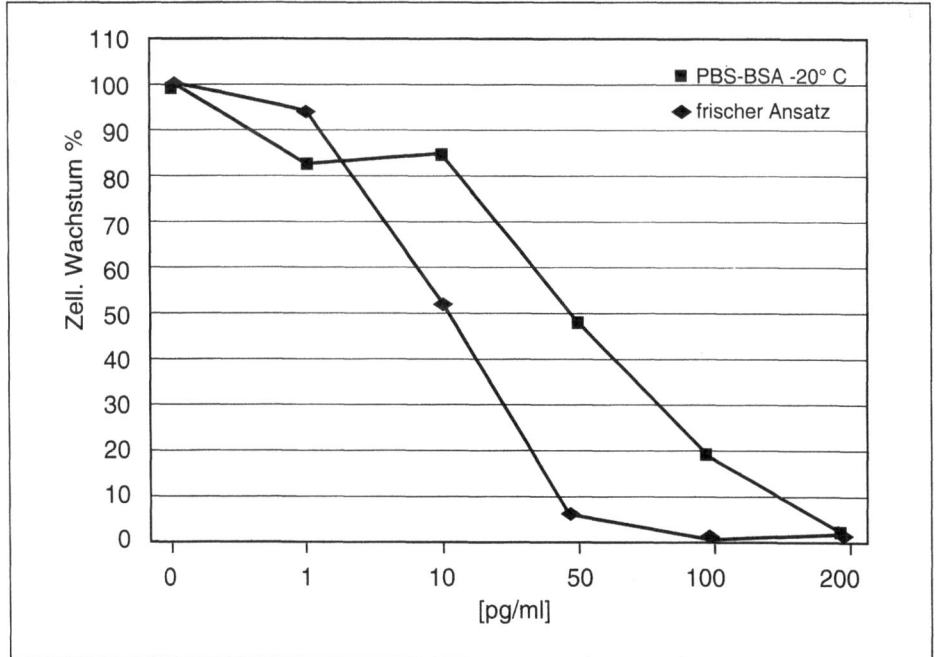

Abb. 4. Hemmkurven der Viabilität von MOLT-4-Zellen erzielt durch Mistellektin I in Abhängigkeit von den Lagerungsbedingungen der Substanz; frischer Ansatz: Suspension in Ammoniumsulfat, Lagerung 2-8 °C frisch verdünnt: PBS-BSA -20 °C: Mistellektin-I-Stammlösung gelagert in rinderserumalbuminhaltiger phosphatgepufferter Salzlösung bei -20 °C.

Galenische Formulierung der Mistelextrakt-zubereitungen

Mistelextraktzubereitungen werden in der palliativen Tumortherapie ausschließlich parenteral angewendet. Alle Fertigarzneimittel des Handels enthalten eine wäßrige Mistelzubereitung als Injektionslösung. Es werden als Hilfsstoffe nur Salze zur Einstellung der Osmolalität und des pH-Werts deklariert [26].

Proteine neigen aufgrund ihrer hydrophoben Substanzeigenschaften zur Adsorption an Oberflächen [28, 31]. Dies gilt im gleichen Maß für die Mistellektine in den Mistelextraktzubereitungen. In Oberflächenbindungsstudien konnte gezeigt werden, daß Mistellektine an Kautschukoberflächen des Stempels von Einmalspritzen binden. Der Stempel dient als Modell für eine lipophile Oberfläche und gibt andererseits die tatsächlichen Gegebenheiten bei der Applikation des Arzneimittels durch den Arzt wieder.

Die Abreicherung von Mistellektin aus Mistelextraktzubereitungen durch Bindung an der Oberfläche des Spritzenkolbens ist zeitabhängig und kann, wie der untere Kurvenverlauf in Abbildung 5 zeigt, bis zu 46 Prozent betragen. Durch geeignete Zusatzstoffe wie Polyvidon kann diese Abreicherung in der Injektionslösung unterbunden werden. Weitere Hilfsstoffe sind geeignet, die Bindung von Mistellektin an den Spritzenkolben zu unterdrücken. Es sind Serumalbumin und Polysorbat, beides multifunktionelle Moleküle, die die Konformation von Proteinen in Lösung stützen und aufgrund ihrer Multifunktionalität die Oberflächeneigenschaften modifizieren [31].

Substanzen mit ausschließlich kryoprotektiven Eigenschaften wie Saccharose und Glycin, die zur Löslichkeit und Stabilisierung der Konformation von Proteinen beim Gefriervorgang beitragen, können die Adsorption von Mistellektin nicht aufheben (Abb. 6).

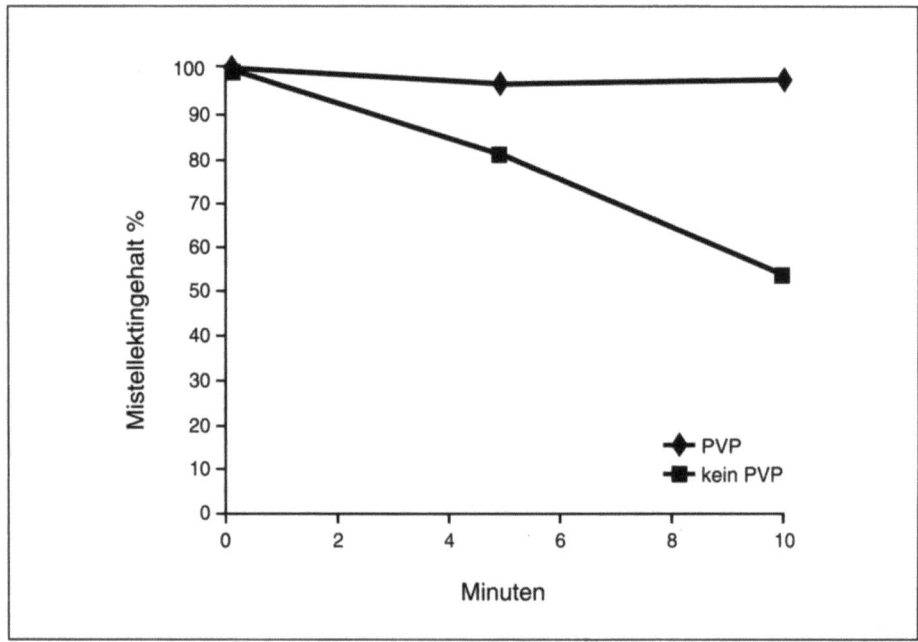

Abb. 5. Prozentuale Veränderung des Mistellektin-(ML)-Gehalts einer wäßrigen Mistelextraktzubereitung (ML-Gehalt = 65 ng/ml, pH 7,4) in Abhängigkeit von der Verweildauer in Einmalspritzen (0,5 ml Tuberculin Syringe, Becton Dickinson) mit Kautschukkolben, Füllvolumen: 0,5 ml.

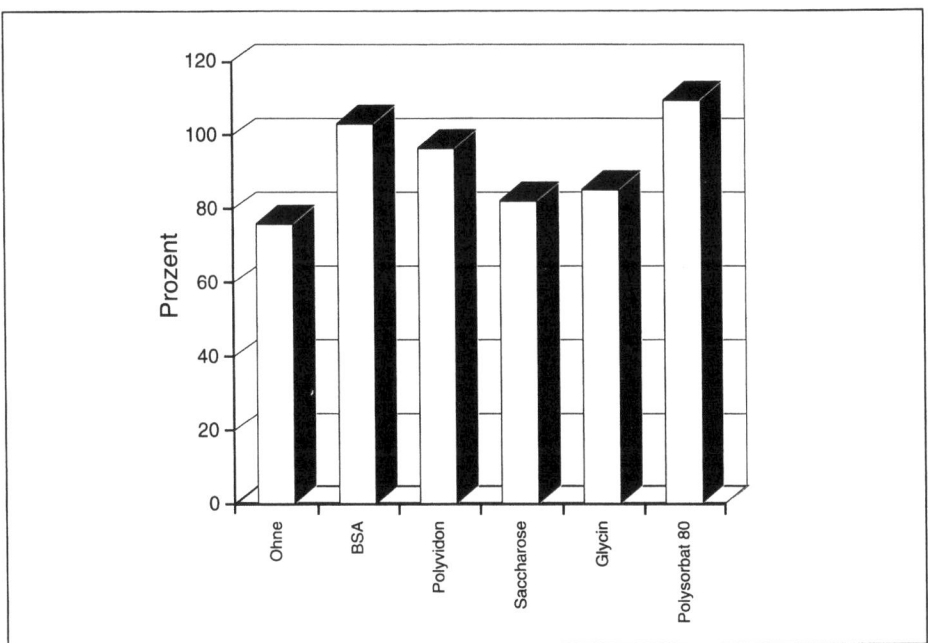

Abb. 6. Prozentualer Mistellektin-(ML)-Gehalt von wäßrigen Mistelextraktzubereitungen (ML-Gehalt = 65 ng/ml, pH 7,4) mit Stabilisatoren in Einmalspritzen (0,5 ml Tuberculin Syringe, Becton Dickinson) mit Kaut-schukkolben, Füllvolumen: 0,5 ml, Verweildauer: 5 Minuten.

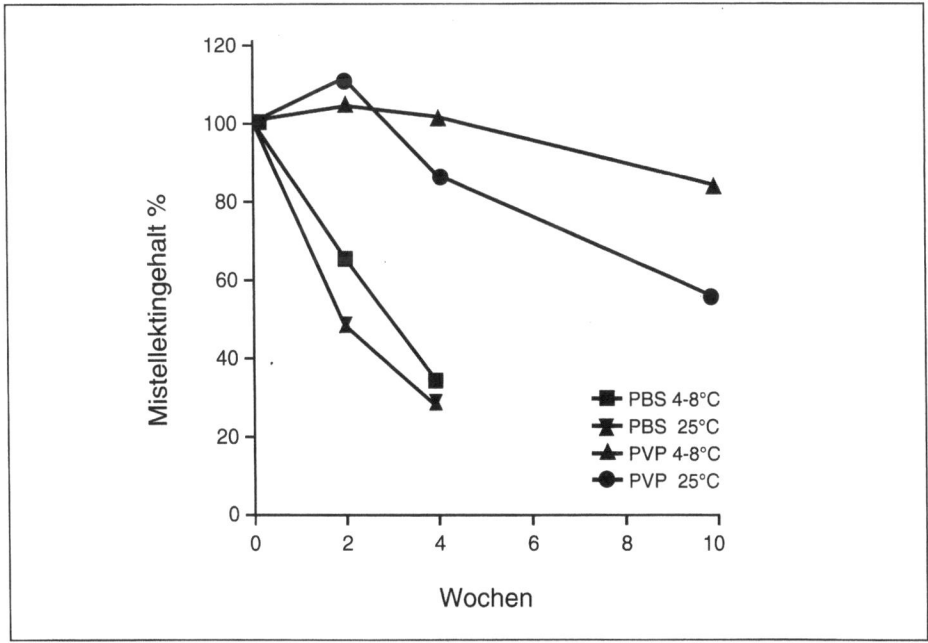

Abb. 7. Lagerungsstabilität einer wäßrigen Mistelextraktzubereitung (ML-Gehalt = 65 ng/ml, pH 7,4) bei Lage-rungsbedingungen von 2-8 °C und 25 °C, Meßwert: Mistellektingehalt in Prozent.

Mistellektine sind wie andere Proteine [31] in wäßrigen Lösungen nicht über einen längeren Zeitraum lagerungsstabil. Mit Mistelextraktzubereitungen konnte in Präformulierungsexperimenten gezeigt werden, daß die Stabilität des Mistellektins sowohl bei einer Lagertemperatur von 4 °C als auch bei 25 °C nicht gegeben ist (Abb. 7). Durch den Zusatz eines Hilfsstoffs wie Polyvidon gelingt es, unter beiden Lagerungsbedingungen (4 °C und 25 °C) eine bessere Stabilität der Mistellektine in der wäßrigen Mistelextraktzubereitung zu erhalten. Der Stabilitätsbeitrag des Polyvidons ist durch die Stabilisierung der Konformation des Mistellektins in der wäßrigen Lösung bedingt. Auch die Verwendung anderer konformationsstützender Hilfsstoffe kann angebracht sein, da z.B. auch Poloxamer (Plunoric®), Polysorbat (Tween®), Hydroxyethylcellulose und Chremophor® EL den Mistellektingehalt nach vier Wochen Lagerung sowohl bei 4 °C als auch bei 25 °C aufrechterhalten. Nicht geeignet erweisen sich die kryoprotektiven Hilfsstoffe wie Carboxymethylcellulose, Mannit und Dextran. Für Albumin ergibt sich ein differenziertes Ergebnis. Die bei 25 °C gelagerten Muster der Mistelzubereitung weisen einen höheren Gehalt auf als die bei 4 °C gelagerten (Abb. 8). Aufgrund herstellungstechnologischer Parameter sind Hydroxyethylcellulose und Chremophor® für eine Weiterentwicklung nicht geeignet, so daß weitere Untersuchungen ausschließlich mit den Hilfsstoffen Poloxamer, Polyvidon und Polysorbat zur Stabilisierung der Mistellektine in den Mistelextraktzubereitungen durchgeführt wurden. Deren Ergebnisse sind in Abbildung 9 dargestellt. Alle drei genannten Hilfsstoffe sind geeignet, eine Laufzeitstabilität der Mistellektine in Mistelextraktzubereitungen zu gewährleisten.

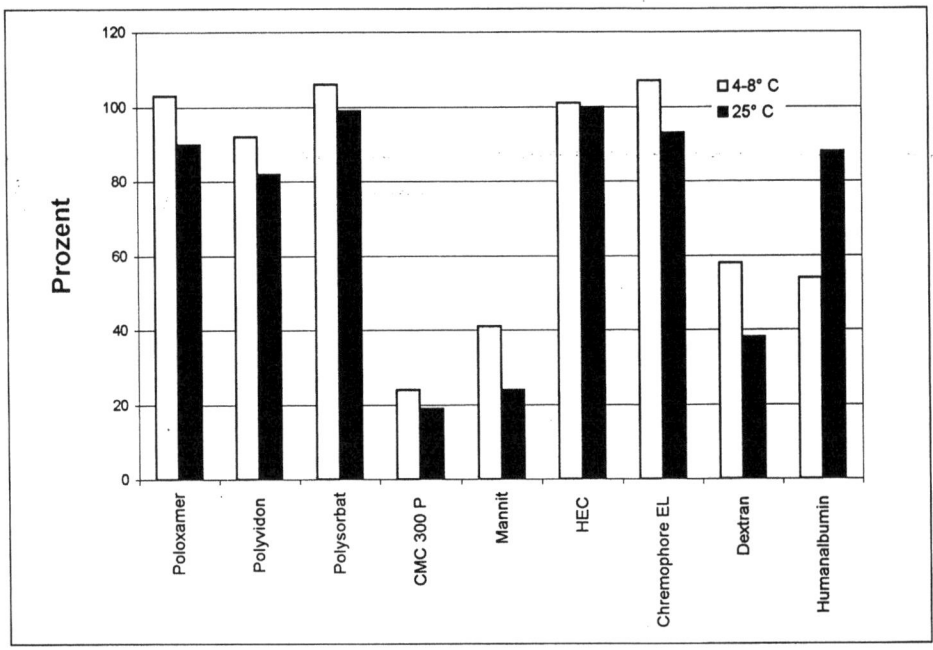

Abb. 8. 4-Wochen-Lagerungsstabilität einer wäßrigen Mistelextraktzubereitung (ML-Gehalt = 65 ng/ml, pH 7,4) mit Stabilisatoren bei Lagerungsbedingungen von 4-8 °C und 25 °C, Mistellektingehalt in Prozent.

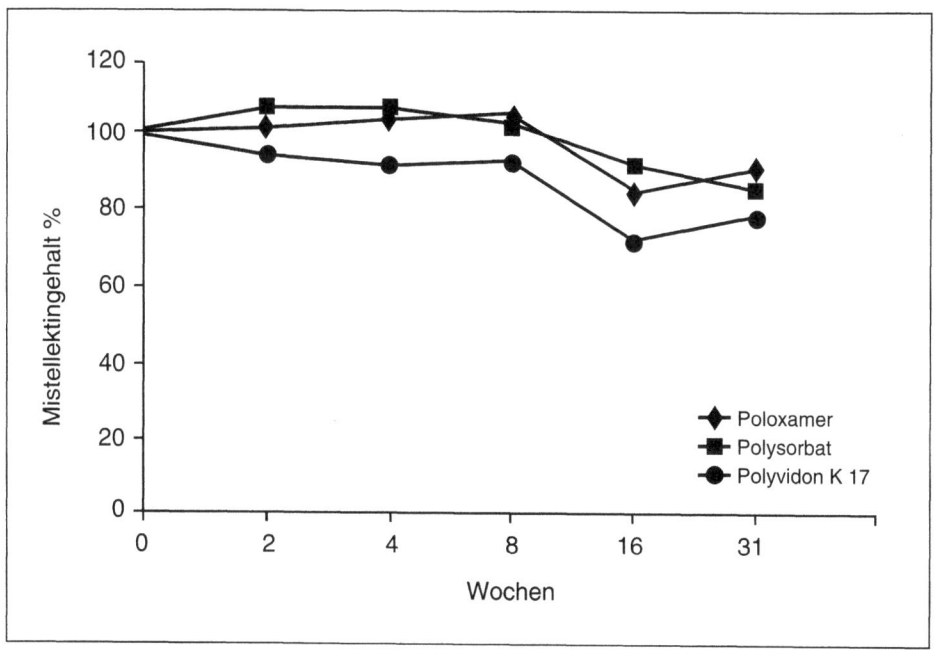

Abb. 9. 32-Wochen-Lagerungsstabilität von wäßrigen Mistelextraktzubereitungen (ML-Gehalt = 65 ng/ml, pH 7,4) mit Stabilisatoren bei Lagerungsbedingungen von 4-8 °C, Meßwert: Mistellektingehalt in Prozent.

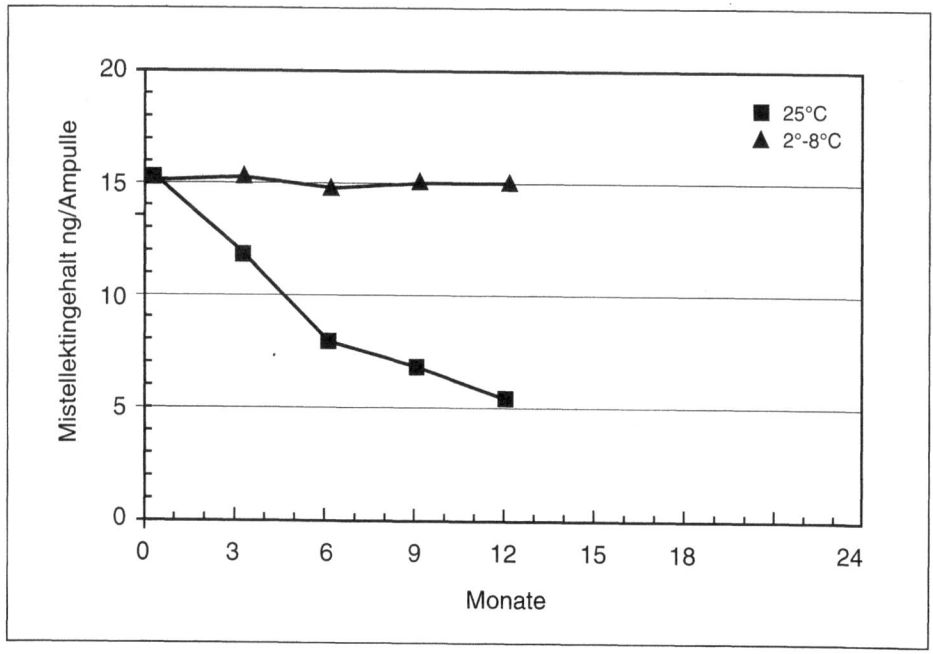

Abb. 10. Lagerungsstabilität des Fertigarzneimittels Lektinol® bei Lagerungsbedingungen von 2-8 °C und 25 °C, Meßwert: Mistellektingehalt.

Fazit

Ausgehend von der Entwicklung einer validen Gehaltsbestimmungsmethode, der Belegung der Identität, der Reinheit, den Gehalt und der Bindungsaktivität der Referenzsubstanz Mistellektin I, den Erkenntnissen der Präformulierung mit Mistelextraktzubereitung und mit verschiedenen Hilfsstoffen war es der Firma MADAUS möglich, ein auf den aktiven Mistellektingehalt normiertes mistelextrakthaltiges Fertigarzneimittel herzustellen.

Dieses Arzneimittel erfüllt erstmals die Kriterien der Arzneimittelprüfrichtlinien [1] hinsichtlich belegter Qualität und Stabilität der wirksamkeitsbestimmenden Inhaltsstoffe unter den angegebenen Lagerungsbedingungen von 2-8 °C (Abb. 10). Die pharmazeutische Qualität des Fertigarzneimittels ist auch bei der In-vitro-Untersuchung mit biologischen Systemen erkennbar. Lektinol® zeigt in einem Bioassay mit einem standardisierten humanen dreidimensionalen Hautmodell Interleukin-1α und Interleukin-6 die gleichen Konzentrationseffektkurven wie die Referenzsubstanz Mistellektin I [24]. Unterschiedliche Chargen von Lektinol® setzen reproduzierbar und durch Mistellektin-Antiserum hemmbar die Zytokine frei.

Die pharmazeutische Qualitätsbelegung ist eine notwendige Voraussetzung zur Durchführung kontrollierter klinischer Studien. Bei nicht belegter Qualität kann nicht davon ausgegangen werden, daß reproduzierbare klinische Effekte oder eine reproduzierbare Veränderung von Immunparametern unter einer Misteltherapie gemessen werden können.

Literatur

1. Bekanntmachung der Neufassung der Allgemeinen Verwaltungsvorschrift zur Anwendung der Arzneimittelprüfrichtlinien (1995) BAnz 96 a
2. Beuth J, Ko HL, Gabius HJ, Burrichter H, Oette K, Pulverer G (1992) Behaviour of lymphocyte subsets and expression of activation markers in response to immunotherapy with galactoside-specific lectin from mistletoe in breast cancer patients. Clin Investig 70: 658–661
3. Beuth J, Gabius HJ, Steuer MK, Geisel J, Steuer M, Ko HL, Pulverer G (1993) Einfluß der Mistellektintherapie auf den Serumspiegel definierter Serumproteine (Akutphaseproteine) bei Tumorpatienten. Med Klinik 88: 287–290
4. Beuth J, Ko HL, Tunggal L, Geisel J, Pulverer G (1993) Vergleichende Untersuchungen zur immunaktiven Wirkung von Galaktosid-spezifischem Mistellektin. Reinsubstanz gegen standardisierten Extrakt. Arzneim Forsch 43: 166–169
5. Beuth J, Ko HL, Tunggal L, Buss G, Jeljaszewicz J, Steuer MK, Pulverer G (1994) Immunaktive Wirkung von Mistelektin-1 in Abhängigkeit von der Dosierung. Arzneim Forsch 44: 1255–1258
6. Beuth J, Ko HL, Tunggal L, Geisel J, Jeljaszewicz J, Steuer MK, Pulverer G (1994) Mistellektin als Immunmodulator in der Onkologie. Zeitschrift für Allgemeinmedizin 70: 159–164
7. Beuth HJ (1995) Mistel: In der Onkologie nur Präparate einsetzen, die auf Mistellektin-1 standardisiert sind! Z Phytother 16: 40–41
8. Beuth J, Stoffel B, Ko HL, Buss G, Tunggal L, Pulverer G (1995) Immunaktive Wirkung verschiedener Mistellektin-1-Dosierungen in Mammakarzinom-Patientinnen. Arzneim Forsch 45: 505–507
9. Beuth J, Stoffel B, Ko HL, Jeljaszewicz J, Pulverer G (1995) Immunomodulating Ability of Galactoside-specific Lectin Standardized and Depleted Mistletoe Extract. Arzneim Forsch 45: 1240–1242
10. Eifler R, Pfüller K, Göckeritz U, Pfüller U (1993) Improved procedures for the isolation of mistletoe lectins and their subunits: Lectin patterns of the European mistletoe. In: Basu J, Kundu M, Chakrabasti (eds) Lectins: Biology, Biochemistry, Clinical Biochemistry, vol. 9. Wiley Eastern, New Delhi, pp 144–151
11. Franz H, Ziska P, Kindt A (1981) Isolation and properties of three lectins from mistletoe (Viscum album L). Biochem J 195: 481–484
12. Gastl G (1995) Phytopharmaka in der Onkologie. In: Loew D, Rietbrock N (Hrsg) Phytopharmaka in Forschung und klinischer Anwendung. Steinkopff, Darmstadt, S 129–135
13. Hajto T, Lanzrein C (1986) Natural Killer and Antibody-Dependent Cell-Mediated Cytotoxicity Activities and Large Granular Lymphocyte Frequencies in Viscum album-Treated Breast Cancer Patients. Oncology 43: 93–97

14. Hajto T, Hostanska K, Gabius HJ (1989) Modulatory Potency of the ß-Galactoside-specific Lectin from Mistletoe Extract (Iscador) on the Host Defense System in Vivo in Rabbits and Patients. Cancer Research 49: 4803–4808
15. Hajto T, Hostanska K, Frei K, Rordorf C, Gabius HJ (1990) Increased Secretion of Tumor Necrosis Factor a, Interleukin 1, and Interleukin 6 by Human Mononuclear Cells Exposed to ß-Galactoside-specific Lectin from Clinically Applied Mistletoe Extract. Cancer Research 50: 3322–3326
16. Hajto T, Hostanska K, Fornalski M, Kirsch A (1991) Antitumorale Aktivität des immunmodulatorisch wirkenden Beta-galaktosidspezifischen Mistellektins bei der klinischen Anwendung von Mistelextrakten (Iscador). Dtsch Zschr Onkol 23: 1–6
17. Heiny BM (1991) Additive Therapie mit standardisiertem Mistelextrakt reduziert die Leukopenie und verbessert die Lebensqualität von Patientinnen mit fortgeschrittenem Mammakarzinom unter palliativer Chemotherapie (VEC-Schema). Krebsmedizin 12: 3–14
18. Heiny BM, Beuth J (1994) Misteletoe extract standardized for the galactoside-specific lectin (ML-1) induces ß-endorphin release and immunopotentiation in breast cancer patients. Anticancer Res 14: 1339–1342
19. Hornung J (1989) Methodisches zu den klinischen Studien zur Misteltherapie des Krebses. therapeutikon 1989: 16–21
20. Jäggy C, Musielski H, Krech K, Schaller G (1995) Quantitative Determination of Lectins in Mistletoe Preparations. Arzneim Forsch 45: 905–909
21. Kleijnen J, Knipschild P (1994) Mistletoe treatment for cancer. Review of controlled trials in humans. Phytomedicine 1994: 255–260
22. Lentzen H (1992) Zur Standardisierung von Mistelextrakten. therapeutikon 1992: 436–437
23. Luther P, Becker H (1987) Die Mistel. Springer, Berlin, Heidelberg, New York, S 77–89
24. Menrad JM, Joller PW, Schwarz T, Parnham MJ, Weyhenmeyer R (1996) Stimulation by a standardized mistletoe extract (Lektinol®) of cytokine production in an in vitro human skin bioassay (skin² ZK1200). Arzheim Forsch, im Druck
25. Ribereau-Gayon G, Jung ML, Dietrich JB, Beck JP (1993) Lectins and Viscotoxins from Mistletoe (Viscum album L) Extracts: Development of a Bioassay of Lectins. In: Driessche E van, Franz H, Beeckmans S, Pfüller U, Kallikorm A, Bog-Hansen TC (eds) Lectins: Biology, Biochemistry, Clinical Biochemistry vol. 8. Textop, Hellerup, 21–28
26. Rote Liste (1996) Arzneimittelverzeichnis. Editio Cantor, Aulendorf: 86001–86007
27. Schöllhorn V (1993) An ELLA-System to Quantify Mistletoe I and II Isolectins. In: Driessche E van, Franz H, Beeckmans S, Pfüller U, Kallikorm A, Bog-Hansen TC (eds) Lectins: Biology, Biochemistry, Clinical Biochemistry, vol. 8. Textop, Hellerup, S 14–20
28. Suelter CH, DeLuca M (1983) How to Prevent Losses of Protein by Adsorption to Glass and Plastic. Anal Biochem 135: 112–119
29. Vang O, PiiLarsen K, Bog-Hansen TC (1986) A New Quantitative and Highly Specific Assay for Lectin-binding Activity. In: Bog-Hansen TC, Driessche E van (eds) Lectins: Biology, Biochemistry, Clinical Biochemistry, vol. 5. De Gruyter, Berlin, S 637–644
30. Vogler S, Hornung J (1992) Krebszusatztherapie beim nicht-kleinzelligen Bronchialkarzinom. therapeutikon 1992: 451–452
31. Wang Y-CJ, Hanson MA (1988) Parenteral Formulation of Proteins and Peptides: Stability and Stabilizers. J Parenter Sci Technol 42 (Suppl.): S 3 – S 26
32. Witthohn K nicht publizierte Ergebnisse
33. Ziska P, Gelbin M, Franz H (1993) Interaction of Mistletoe Lectins ML-I, ML-II and ML-III with carbohydrates. In: Driessche E van, Franz H, Beeckmans S, Pfüller U, Kallikorm A, Bog-Hansen TC (eds) Lectins: Biology, Biochemistry, Clinical Biochemistry, vol. 8. Textop, Hellerup, S 10–13

Für die Verfasser:
Dr. Klaus Witthohn
Madaus AG
Forschung und Entwicklung
Ostmerheimer Str. 198
51109 Köln

Cell biological and immunopharmacological investigations on the use of mistletoe lectin I (ML-I)

U. Schumacher[1]), D. Schumacher[2]), T. Schwarz[3]), U. Pfüller[4])
[1]) Human Morphology, University of Southampton, UK
[2]) ENT Department, Southampton University Hospitals NHS Trust, UK
[3]) Department of Pharmacology/Toxicology, Madaus AG, Cologne, FRG
[4]) Institute of Phytochemistry, University of Witten/Herdecke, FRG

Despite undeniable progress in modern surgical oncology, the development of new cytotoxic drugs and advances in molecular medicine resulting in the discovery of new oncogenes, growth factors and immunomodulatory cytokines, little progress has been made in the overall prognosis of most common cancers. While it can be relatively easy to treat primary tumours with surgery or radiotherapy, no therapeutically successful strategies exist to treat metastases. This lack of treatment strategies for metastases is responsible for the generally bleak prognosis of patients suffering from breast, colon or ovarian cancer and this has not improved over the last 50 to 100 years. Hence it is not astonishing that the majority of patients suffering from cancer demand some "alternative" or adjuvant therapy often based on phytotherapy [10]. From all the complementary medical concepts for the treatment of cancer, mistletoe extracts have attracted the most widespread interest and this form of adjuvant therapy is probably the most likely "alternative" therapy which – on the basis of scientific publications – is to become accepted by orthodox medicine [15].

Why are mistletoe extracts and particularly the mistletoe lectins of therapeutical interest?

The respectability of mistletoe therapy for cancer in conventional medicine is due to the fact that a number of biologically active substances have been discovered in mistletoe extracts (see Table 1). Of these, mistletoe lectins are the focus of modern biomedical research. Lectins are proteins or glycoproteins of non-immunological origin which in general have two or more sugar-binding sites. They have been described in a widespread range of organisms ranging from bacteria, plants and animals, including man. From an evolutionary point of view, carbohydrate sugar interactions are a phylogenetically old cell-to-cell recognition system. In mistletoe *(Viscum album)*, three different lectins (MLs) have been described so far and they show considerable biological activity both *in vivo* and *in vitro* (Table 2; for references see [7 – 9]). In order to understand why these MLs show such diverse biological activities, the mechanisms of how lectins can induce a biological response from human and animal cells must be understood.

All cell membranes are built on the same principle, namely a lipid bilayer in which membrane proteins are integrated (Fig. 1). Carbohydrates can be covalently linked to lipids and to proteins, collectively called glycoconjugates. It is of particular interest to note that the carbohydrate residues of the cell membrane glycoconjugates are found on the extracellular surface of the lipid bilayer. This asymmetrical distribution of carbohydrate residues has widespread functional implications: carbohydrate residues on the outside of the cell can influence the cell-

Table 1. Biologically active substances in mistletoe extracts and their (possible) biological mode of action

Component	Biological action
Proteins and polypeptides	
Viscotoxins	Polypeptides with anti-proliferative effects Molecular weight: ≈ 5000
Mistletoe lectins (MLs)	Molecular weight: $> 50\,000$
ML-I	cytotoxic, immunomodulatory, antimetastatic
ML-II	cytotoxic, immunomodulatory
ML-III	cytotoxic, immunomodulatory
Protein according to Vester	anti-sarcoma activity
Other components	
Polysaccharides	weak immunomodulatory effects *in vitro* influence on lectins ?
Phenoles (e.g. Flavonoids)	?
Amino acids (esp. arginine)	?

Table 2. Characteristics of mistletoe lections

Common characteristics of ML-I, -II and -III
Two chains: A-chain and B-chain
Hololectin: A- and B-chain linked by disulphide bonds
A-chain: toxic ribosomal inactivating protein (RIP)
two isoforms: A_1 and A_2 (only in ML-I)
B-chain: carrier of carbohydrate binding sites
Labels microglia (macrophages of the CNS)
Immunomodulator: TNF-α, IL-1, IL-6 release increased
NK-cells, acute phase proteins increased
Phagocytosis of granulocytes increased
Mistletoe lectin I (ML-I)
Main carbohydrate specificity: Galactose
Molecular weight: approx. 115 000 D (Dimer)
Mistletoe lectin II (ML-II)
Main carbohydrate specificity: Galactose $\approx$ N-Acetylgalactosamine
Molecular weight: approx. 60 000 D
Mistletoe lectin III (ML-III)
Main carbohydrate specificity: N-Acetylgalactosamine
Molecular weight: approx. 56 000 D

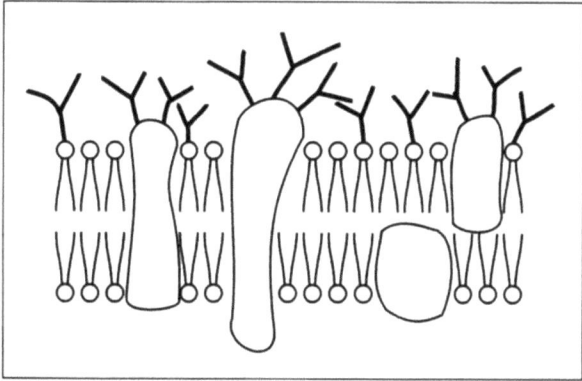

Fig. 1. Principal assembly of the cell membrane as a lipid bilayer with membrane proteins dissolved in it. Note the asymmetry of the cell membrane: generally carbohydrate residues (Y) are covalently linked to the glycoproteins and the glycolipids on the extracytoplasmic side. Here they can serve as binding partners for the MLs.

to-cell and cell-to-matrix interaction and allows the binding of lectins to these carbohydrate residues without the necessity of the lectins being internalized into the cell. The cell to cell and cell to matrix interactions, in which the cell membrane glycoconjugates are involved, play a major role in the metastatic spread of cancer (Table 3; for review see [14]). In addition to the functions in cell-to-cell and cell-to-matrix interactions, carbohydrate residues as part of cell membrane glycoproteins can alter the function of these glycoproteins if they are receptor proteins. This has been elegantly demonstrated for the receptor for the epidermal growth factor (EGF-receptor). If a terminal N-acetylgalactosamine residue is lacking on the EGF-receptor, an increased high affinity epidermal growth factor receptor number, protein-tyrosine kinase activity, and receptor turnover is observed [5]. These results indicate that terminal carbohydrate residues of glycoprotein receptors on cell membranes can have a crucial influence on the mode of action of this receptor.

Due to their carbohydrate binding sites MLs can potentially influence the tumour progression via two different mechanisms: 1) via an interaction with the tumour cells or 2) via the inter-

Table 3. Important steps in cell-to-cell and cell-to-matrix interaction during metastasis formation

Primary site	
1)	Interaction of the metastatic cell with the surrounding connective tissue (cell surface glycoproteins of the metastatic cell; release of matrix degrading enzymes)
2)	Invasion of the blood vessels (interaction with the endothelial cells and their basement membrane)
3)	Survival in the blood stream (interaction with blood plasma [complement!] and blood cells: lymphocytes, macrophages, platelets)
Secondary site	
4)	Attachment of the tumour cell to the endothelium in the host organ (cell to cell interaction)
5)	Invasion through the endothelium (tumour cell glycoconjugates)
6)	Proliferation in the host organ (proliferation signals for the tumour cells through glycosylated cell surface receptors)
7)	Evasion from the host organ to form daughter metastases, starting a new vicious circle, see 1)

action of the lectins with the cells of the host and in particular with immunocompetent cells. In addition to their carbohydrate binding sites, MLs can also have an effect via the A-chain which is a ribosome inactivating protein *(vide infra)*.

Interaction of mistletoe lectins with tumour cells

One of the principal anti-tumour effect of MLs is thought to be the killing of tumour cells via the toxic A-chain, since the MLs belong to the ribosome-inactivating proteins type II from plants [2] and immunotoxins containing ML-I have already been constructed [18, 24]. This toxicity of the MLs can even be specific for cancer cells since it has been shown that glycosylation of tumour cells can be different from the glycosylation of the normal cells from which the tumour cells are derived [23]. Histochemical studies using ML-I showed that about 75% of the colorectal carcinomas investigated bound ML-I, while the normal enterocytes did not bind the lectin [6] (see Fig. 2). This altered glycosylation of cancer cells can also be of significance for the metastatic spread of tumours. Studies show that in breast cancer a positive correlation exists between disease free survival and ML-I binding to the cells of the primary tumour in histological sections indicating that the ML-I binding glycoconjugates are of functional significance in the metastatic spread of breast cancer [1]. This selective binding of ML-I to the metastatic cells in particular is of potential therapeutic interest since it is this cell population which is targeted by systemic therapy.

Our own *in vitro* investigations [22] on the cytotoxic activity of MLs using human breast cancer cell lines indicated the following results: 1) A differential cytotoxicity towards the different cell lines was observed: no statistically significant cytotoxicity was observed at concentrations of 10 ng/ml ML-I or below in all six breast cancer cell lines tested. 2) At 100 ng/ml ML-I was toxic to all six cell lines (BT20, BT549, HBL100, HS578T, MCF-7, T47D). 3) In Western blots, ML-I generally bound to several isolated cell membrane glycoprotein bands of the breast cancer cell lines. Despite the *in vitro* cytotoxicity of ML-I it has to be borne in mind that the concentration of ML-I used in clinical applications (in general 1 ng/kg bodyweight is recommended, see [13]) is considerably less than the toxic dose of 10 ng ML-I/ml. However, the clinical significance of the killing of tumour cells observed *in vitro* remains to be clarified. Because of the unknown significance of the cytotoxic effect of ML-I the immunomodulatory effect of the MLs has attracted considerable attention (see below).

In addition to the direct cytotoxic effect of the MLs, which is mediated by their ribosomal inactivating capacity, the blockage of cell proliferation induced by their lectin activity can not be ruled out. This is of particular interest in breast cancer, where it has been shown that the lectin Helix pomatia agglutinin (HPA) can block the epidermal growth factor receptor (EGF-receptor). Even 1 ng/ml HPA was able to block the major part of the additional EGF induced proliferation in the human breast cancer cell line MCF-7 [21]. This blockage of cell proliferation seems to be cancer specific. As indicated above, altered glycosylation of the tumour cells can be indicative of metastases in a number of cancers including breast, colon and gastric cancer [4, 20, 17]. This selective targeting of metastatic cells by HPA also means that the EGF-receptor in the normal breast epithelium is devoid of GalNac residues for which HPA is specific. Taking into account that MLs have the same or similar nominal sugar binding affinities indicates the possibility that MLs could also interact with the EGF-receptors on the cell membrane in a similar fashion. In addition, it can not be excluded that MLs bind to other receptors on the tumour cell membrane or also/additionally interfere with other processes of the metastatic cascade in which tumour cell glycoconjugates play a role, e.g. by blocking tumour cell

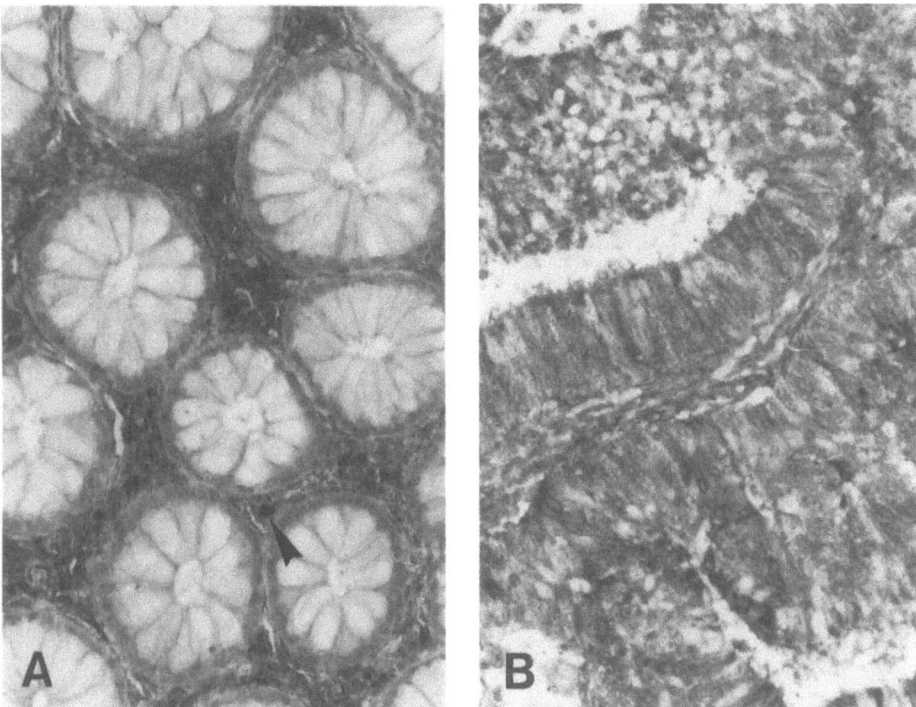

Fig. 2. Example of selective binding of ML-I to tumour cells in tissue sections. **A:** Normal colonic mucosa. Note the binding of ML-I to the connective tissue and the mast cells (arrowhead) only. **B:** Colonic carcinoma from the same patient: Note the binding of ML-I to the tumour cells and their membranes. X 250.

glycoconjugates which are important for the tumour cell -endothelial cell interaction at the site of metastases and thereby blocking tumour spread.

In vivo data concerning the mechanisms of the toxicity of MLs are scarce and the actual reason of death of animals treated with an overdose of ML-I is still unclear despite several enzyme changes which can be observed after its administration [11]. However, it seems to be clear that these changes are due to the hololectin since the administration of the isolated A- or B-chain, or a combination of both, did not show any toxic effects even after administration of higher doses than the hololectin.

Interaction of mistletoe lectins with immunocompetent cells

In addition to binding to tumour cells directly, ML-I also interacts with immunocompetent cells (lymphocytes, monocytes/macrophages, granulocytes). As with the cancer cells, the lectins which bind to cell surface glycoprotein receptors may activate the receptor like an internal ligand and thereby induce the release of cytokines or activate the immunocompetent cells themselves *(vide infra)*. Assuming that the activation of the immune system is due to binding of the MLs to cell surface glycoconjugates, histochemical studies indicate that ML-I is the

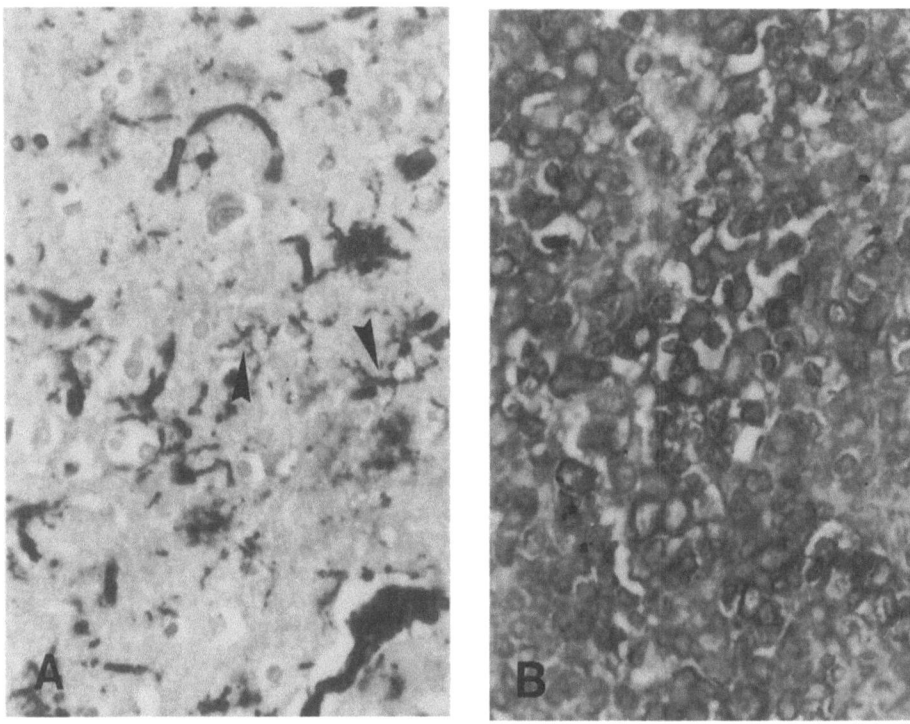

Fig. 3. Binding of ML to immunocompetent cells in tissue sections. A: ML-I binding to microglial cells (= macrophages of the brain, arrowhead). B: Binding of ML-I to mononuclear cells in the human tonsil. Note the almost ubiquitous staining of the lymphatic tissue in the germinal centre indicating that both B-lymphocytes and also cells of the monocytic/macrophage lineage express glycotopes which are recognised by ML-I. X 250.

most likely candidate for an immunomodulator since it binds to immunocompetent cells in human tonsils while ML-II and ML-III do not (see Fig. 3). A similar selective binding of MLs to immunocompetent cells can be seen in the brain where only ML-I labels microglial cells, the macrophages of the brain [20].

For these reasons, experiments investigating the immunomodulatory activity of MLs have focused on ML-I. Earlier *in vivo* experiments in rabbits, cancer patients and healthy volunteers showed that parenteral application of ML-I resulted in significant increases in natural killer cytotoxicity, frequency of large granular lymphocytes, and phagocytic activity of granulocytes [12]. An extension of this study *in vitro* using cultures of human mononuclear cells demonstrated that ML-I induced the release of a variety of immunomodulators including tumour necrosis factor α, interleukin 1, and interleukin 6 [13]. These *in vitro* findings are corroborated by *in vivo* studies in breast cancer patients which demonstrated an increase of pan T-cells, helper T-cells and natural killer cells after ML-I administration (twice a week, sc, 1 ng per kg bodyweight) [3]. The action of MLs on tumour growth and progression may be even more complicated as indicated by *in vivo* experiments in mice which show that tumour neoangiogenesis is also inhibited by mistleote extracts, resulting in a reduction in metastases [25]. In addition to its immunomodulatory and anti-metastatic activity, subcutaneous application of ML-I in breast cancer patients led to an increased plasma level of β-endorphin [16] indicating a possible psychoneuroimmunologic effect of MLs.

So far this overview indicates that a uniform hypothesis of why ML-I has antineoplastic properties has not yet been elaborated. However, these varied and different antineoplastic effects of ML-I are in agreement with the hypothesis that ML-I binds to cell surface glycoprotein receptors. It is entirely possible that ML-I binds to different cell surface glycoprotein receptors which can act synergistically to provide an antineoplastic effect. However, progress in elucidating these effects can only be made if the experimental conditions are standardised to allow comparison between the different studies.

Why use mistletoe extracts standardised for their ML-I content?

If the biologically active component of mistletoe extracts is indeed ML-I, then it is necessary to standardise these extracts towards their ML-I content for several reasons: 1) The amount of ML in an extract can depend on the species of the host tree and considerable variation in the amount of ML is observed. 2) The amount of ML present in a plant extract also depends on the season and the year of harvest. 3) MLs contain the potentially very toxic A-chain and an overdose of it could be harmful or even deadly to the patient. 4) ML-I is a relatively delicate protein and has to be stabilised in solution by additives (EDTA; polyvidone) and stored at 4° C. 5) The ML-I content has to be standardised according to the biologically active concentration. This is most important, since the ML-I protein content alone does not imply that all of the measured lectin is biologically active because it is entirely possible that some of the ML-I in a preparation may be denaturated.

For all these reasons it is clear that reproducible and reliable clinical studies can only be undertaken if an extract is used in which the content of biologically active ML-I is standardised.

References

1. Al-Alousi M, Leathem A, Young T, Franz H (1990) Mistletoe lectins and behaviour of breast cancer. Proc Roy Microscop Soc 25, 52.
2. Barbieri L, Batelli MG, Stirpe F (1993) Ribosome-inactivating proteins from plants. Biochim Biophys Acta 1154, 237-282.
3. Beuth J, Ko HL, Gabius H-J, Burrichter H, Oette K, Pulverer G (1992) Behaviour of lymphocyte subsets and expression of activation markers to immunotherapy with galactoside-specific lectin from mistletoe in breast cancer patients. Clin Investig 70,658-661.
4. Brooks SA, Lymboura M, Schumacher U, Leathem AJ (1996) Histochemistry to detect *Helix pomatia* lectin binding in breast cancer - methodology makes a difference. J Histochem Cytochem 44, in press.
5. Defize LHK, Arndt-Jovin DJ, Jovin TM, Boonstra J, Meisenhelder J, Hunter T, De Hey HT, De Laat SW (1988) A 431 cell variants lacking the blood group A antigen display increased high affinity epidermal growth factor receptor number, protein-tyrosine kinase activity, and receptor turnover. J Cell Biol 107,939-49.
6. Dixon A, Schumacher U, Pfüller U, Taylor I (1994) Is the binding of mistletoe lectins I and III a useful prognostic indicator in colorectal carcinoma? Eur J Surg Oncol 20,648-652.
7. Eifler R, Pfüller K, Göckeritz W, Pfüller U (1993) Improved procedures for isolation of mistletoe lectins and their subunits: lectin pattern of the European mistletoe. In: Basu J, Kundu M, Chakrabarti P (Eds) Lectins: biology, biochemistry, clinical biochemistry. Vol 9. Wiley Eastern (India), pp 144-151.
8. Franz H (1989) Viscaceae lectins. In: Franz H (Ed) Advances in lectin research. Vol. 2, Volk und Gesundheit, Berlin (Ost), pp 28-59.
9. Franz H (1991) Mistletoe lectins (2). In: Franz H, (Eds) Advances in lectin research. Vol 4, Verlag Gesundheit GmbH, Berlin, pp 33-50.

10. Gastl G (1995) Phytopharmaka in der Onkologie. In: Loew D, Rietbrock N (Eds) Phytopharmaka in Forschung und klinischer Anwendung. Steinkopff, Darmstadt, pp 129-135.

11. Gossrau R, Franz H (1990) Histochemical response of mice to mistletoe lectin I (ML I). Histochemistry 94, 531-537.

12. Hajto T, Hostanska K, Gabius H-J (1989) Modulatory potency of the β-galactoside-specific lectin from mistletoe extract (Iscador) on the host defense system in vivo in rabbits and patients (1989) Cancer Res 49,4803-4808.

13. Hajto T, Hostanska K, Frei K, Rordorf C, Gabius H-J (1990) Increased secretion of tumor necrosis factor α, interleukin 1, and interleukin 6 by human mononuclear cells exposed to β-galactoside specific lectin from clinically applied mistletoe extracts. Cancer Res 50,3322-3326.

14. Hart IR, Saini A (1992) Biology of tumour metastasis. Lancet 339,1453-1461.

15. Hauser SP (1993) Unproven methods in cancer treatment. Cur Opin Oncol 5,646-654.

16. Heiny B-M, Beuth J (1994) Mistletoe extract standardized for galactoside-specific lectin (ML-I) induces β-endorphin release and immunopotentiation in breast cancer patients. Anticancer Res 14,1339-1342.

17. Kakeji Y, Tsujitani S, Mori M, Maehara Y, Sugimachi K (1991) Helix pomatia binding activity is a predictor of survival time for patients with gastric carcinoma. Cancer 68,2438-2442.

18. Schütt C, Pfüller U, Siegl E, Walzel H, Franz H (1989) Selective killing of human monocytes by an immunotoxin containing partially denatured mistletoe lectin I. Int J Immunopharmacol 11,977-980.

19. Schumacher U, Adam E, Kretzschmar H, Pfüller U (1994) Binding patterns of mistletoe lectins I, II and III to microglia and Alzheimer plaque glycoproteins in human brains. Acta histochem 96,399-403.

20. Schumacher U, Higgs D, Loizidou M, Pickering R, Leathem A, Taylor I (1994) Helix pomatia agglutinin binding is a useful prognostic indicator in colorectal carcinoma. Cancer 74,3104-3107.

21. Schumacher U, Onagbesan M, Safadi F, Stamouli A, Peddie M (1996) *Helix pomatia* agglutinin acts as an epidermal growth factor receptor antagonist in the human breast cancer cell MCF-7. Submitted for publication.

22. Schumacher U, Stamouli A, Adam E, Peddie M, Pfüller U (1995) Biochemical, histochemical and cell biological investigations on the actions of mistletoe lectins I, II and III with human breast cancer cell lines. Glycoconj J 12,250-257.

23. Taylor-Papadimitriou J, Epenetos AA (1994) Exploiting altered glycosylation pattern in cancer: progress and challenges in diagnosis and therapy. TIBTECH 12,227-233.

24. Tonevitsky AG, Toptygin AY, Pfuller U, Bushueva TL, Ershova GV, Gelbin M, Pfuller K, Agapov II, Franz H (1991) Immunotoxin with mistletoe lectin I A-chain and ricin A-chain directed against CD5 antigen of human T-lymphocytes; comparison of efficiency and specificity. Int J Immunopharmacol 13,1037-1041.

25. Yoon TJ, Yoo YC, Choi OB, Do M-S, Kang TB, Lee SW, Azuma I, Kim JB (1995) Inhibitory effect of Korean mistletoe *(Viscum album coloratum)* extract on tumour angiogenesis and metastasis of haematogeneous and non-haematogeneous tumour cells in mice. Cancer Lett 97,83-91.

Corresponding authors' address
Prof. Dr. med. Udo Schumacher
Human Morphology
University of Southampton
Bassett Crescent East
Southampton SO16 7PX
UK

Zusammenfassung und Ausblick

D. Loew
Abteilung für Klinische Pharmakologie, Johann-Wolfgang-Goethe Universität, Frankfurt.

Anlaß des 2. Symposions „Phytopharmaka in Forschung und klinischer Anwendung" war die Darstellung von Erkenntnissen zur Pharmakokinetik von Vielstoffgemischen, zum Metabolismus von Fremdstoffen, zur Analytik und biopharmazeutischen Qualität von pflanzlichen Arzneimitteln, zu klinisch-pharmakologischen Methoden zum Nachweis der Wirkung von pflanzlichen Arzneimitteln und zum Stellenwert von Phytopharmaka bei Erkrankungen des rheumatischen Formenkreises, bei Leber- und Darmerkrankungen sowie in der Onkologie.

Der Metabolismus von Fremdstoffen ist entwicklungsgeschichtlich zu verstehen (Fuhr), da Pflanzen neben aktiv unbedenklichen auch potentiell toxische Substanzen zum eigenen Schutz enthalten. Von der Resorption essentieller Inhaltsstoffe wie Vitamine, Nährstoffe und Mineralien abgesehen wird der menschliche Organismus deshalb eher geneigt sein pflanzliche Wirkstoffe nicht zu resorbieren, rasch renal oder biliär zu eliminieren oder in unwirksame Metaboliten zu überführen als chemisch-synthetische Substanzen. Es werden die Grundmechanismen der Biotransformation mit der Vielzahl hieran beteiligter Enzyme und Enzymsysteme, genetische Polymorphismen und Konsequenzen des Fremdstoffmetabolismus aufgezeigt. Der Aufwand von In vitro-und In vivo-Prüfungen ist sehr groß und erfordert hochempfindliche und spezifische Bestimmungsmethoden. Alternativ erscheint eine Vorhersage der Enzymspezifität durch Kenntnis der Struktur von Bindungsstellen möglich. Die zukünftige Forschung muß zeigen, ob ein dreidimensionales Modell der Struktur und der Ladungsverteilung das Einpassen eines Fremdstoffes nach dem Schlüssel-Schloß-Prinzip und die Berechnung der Affinität erlauben.

Phytopharmaka sind überwiegend Vielstoffgemische, deren Wirksamkeit häufig mehreren Inhaltsstoffen zugeschrieben wird. In der Pharmakokinetik von Phytopharmaka sind daher Interaktionen der Inhaltsstoffe zu erwarten. Neben einer Klassifikation dieser Interaktionen ist die mathematische Beschreibung ihrer Auswirkung auf die Pharmakokinetik wünschenswert. Dies wird jedoch erschwert, da es sich dabei um nichtlineare Phänomene handelt. Die Problematik wird durch mehrere Beispiele aus der Literatur belegt (S. Rietbrock).

Für die bezugnehmende Zulassung eines Arzneimittels reicht vielfach der Nachweis der Bioäquivalenz zum Innovator bzw. zugelassenen Referenzpräparat aus. In den Arzneimittelprüfrichtlinien von 1989 bzw. 1994 und den APV-Richtlinien von 1987 sind das Vorgehen zu Studiendesign und Studiendurchführung, die Validierung der analytischen Methode und die biometrische Auswertung enthalten. Es ist zu belegen, daß beide Präparate weitgehend ähnliche Plasmakonzentrations-Zeitkurven aufweisen und die Bioäquivalenzparameter t_{max} c_{max} und AUC die vorgegebenen Grenzen des Konfidenzintervalls einhalten. Während dies für Reinsubstanzen im allgemeinen möglich ist, bestehen bei pflanzlichen Arzneimitteln Probleme. Pflanzliche Extrakte sind Vielstoffgemische, wobei nur von wenigen die wirksamkeitsbestimmenden Substanzen bisher bekannt sind und Leitsubstanzen lediglich als biopharmazeutische Qualitätsparameter gelten. Von den meisten Phytopharmaka fehlen bisher die Grunddaten zur Pharmakokinetik. Ob überhaupt Bioäquivalenz möglich ist, bleibt fraglich, denn schon der unterschiedliche Gehalt der Leitsubstanzen in verschiedenen Präparaten läßt einen Bioäquivalenznachweis bei vertretbaren Pronbandenzahlen praktisch nicht zu. Darüberhinaus sind die Akzeptanzkriterien nicht bekannt, und es bedarf der Diskussion, ob die Grenzen für Phytopharmaka erweitert werden müssen. Bisher liegen nur von wenigen pflanzlichen Arzneimitteln Daten zur Bioverfügbarkeit vor. Auch wenn der Wirkungsnachweis für eine Reihe von Phytopharmaka nicht vorliegt, darf dies nicht der Grund dafür sein, von „Phytogenerika" keine Bioäquivalenz zu fordern. Für Phytopharmaka muß ebenso gelten, daß für Generika „mit dem gleichen Wirkstoffgehalt" der Beleg der biopharmazeutischen und biologischen Äquivalenz erforderlich ist. Bioäquivalenzuntersuchungen von Phytopharmaka sind ein weiterer Schritt zur naturwissenschaftlichen Akzeptanz (Sörgel et al.).

Roßkastaniensamenextrakt enthaltende Retardformulierungen mit dem Hauptwirkstoff Aescin werden zur Behandlung von Beschwerden bei der chronischen Veneninsuffizienz eingesetzt. Bei Aescin handelt es sich um ein komplexes Vielstoffgemisch, woraus das Problem der Bioverfügbarkeit und die Schwierigkeit des Nachweises der Bioäquivalenz resultiert. Der bisher zur Verfügung stehende Radioimmunoassay wurde verbessert, wobei ein hochspezifischer Antikörper gegen Aescin erzeugt wurde, so daß valide Daten zur Pharmakokinetik ermittelt werden können. Dies wird am Beispiel – Verabreichung einer Aesculus-Extrakt enthaltenden Lösung im Vergleich zur Applikation eines zugelassenen retardierten Pelletpräparats und einer neuentwickelten Retardtablette – aufgezeigt. Unabhängig von der Methode sind jedoch wegen der hohen Variablität von Aescin Studien im Steady state durchzuführen (Biber et al.)

Seit der Übersichtsarbeit von Griffith et al. aus dem Jahre 1995 zu Rutin und Flavonoiden sind zahlreiche Einzelarbeiten zur Chemie, Pharmakologie, Toxikologie und klinischen Anwendung von Flavonoiden erschienen. Während die experimentell nach i.v. Verabreichung von Rutin gezeigten pharmakologischen Effekte im allgemeinen akzeptiert werden, bestehen aufgrund der schlechten Bioverfügbarkeit von Rutin berechtigte Zweifel an der klinischen Wirksamkeit nach oraler Verabreichung von rutinhaltigen Fertigarzneimitteln. Aus verschiedenen Resorptionsstudien ist inzwischen bekannt, daß Rutin selbst nicht oder höchstens in Spuren nach hohen Dosen von Rutin (300 mg) im Urin nachgewiesen werden kann. Rutin wird rasch durch die Darmflora metabolisiert, wobei durchaus pharmakologisch aktive Verbindungen entstehen, beispielsweise Radikalfänger, welche die klinische Wirksamkeit von Flavonoiden erklärt. Es werden die ersten Ergebnisse der renalen Ausscheidung von 4-Hydroxy-3-methoxyphenylessigsäure und 3,4-Dihydroxyphenylessigsäure nach Applikation von Teezubereitungen mit einem definierten Rutinosidgehalt und verschiedener Dosis bei Probanden mitgeteilt (Schilcher und Hagels).

Zur Untersuchung der Motilität des Gastrointestinaltraktes wird zunehmend nach methodischen Alternativen zu röntgenologischen und Sondenverfahren gesucht, da röntgenologische und szintigraphische Verfahren mit Strahlenbelastung behaftet und Sondenmessungen zu ungenau sind. Nach Görg und Spilker bieten sich als Alternative simultan sonographische Methoden zur Erfassung der Magen- und Gallenblasenmotilität und der H_2-Atemtest zur Ermittlung der orozökalen Transitzeit an. Die simultane Kombination beider Methoden erwies sich im Rahmen einer Studie zur Untersuchung des Einflusses von Pfefferminzöl, Kümmelöl, Butylscopolamin und Cisaprid auf die Motilität des oberen Verdauungstraktes bei 7 Probanden als praktikable, aussagekräftige, beliebig wiederholbare und kostengünstige Methode.

Mehrere epidemiologische Studien weisen auf die große sozialmedizinische und sozioökonomische Bedeutungen von Beinvenenerkrankungen hin. Zweifelsohne ist die chronische Veneninsuffizienz keine lebensbedrohliche Erkrankung, dennoch muß sie als behandlungsbedürftig eingestuft werden, da aus der Chronifizierung und den Komplikationen irreversible Folgezustände mit psychischer Belastung für den Patienten und hohe Kosten für die Versicherungsgemeinschaft resultieren. Die Kritik an den Venenpharmaka beruht u. a. auf der unzureichenden Diagnostik und der hieraus abgeleiteten nicht optimalen Differentialtherapie sowie der Anwendung von ungeeigneten Methoden zum Nachweis der Wirksamkeit. Es werden wichtige Methoden zur ursächlich differenzieren und/oder quantifizierenden Diagnostik, zur apparativen vorwiegend wissenschaftlichen Diagnostik bzw. zum Nachweis oder zur Wirksamkeit von Venenpharmaka aufgezeigt. Die genannten Verfahren bieten sich darüberhinaus zur innovativen Forschung nach neuen Therapieansätzen zur Behandlung von Venenerkrankungen an (Marshall und Breu).

Zur Therapie von Erkrankungen des rheumatischen Formenkreises stehen Analgetika, nichtsteroidale Antirheumatika (NSA), Glukokortikoide, die langsam wirkenden Antirheumatika (sog. Basistherapeutika) und Immunsuppressiva zur Verfügung. Wegen unerwünschter und zum Teil schwerwiegender Nebenwirkungen wird als Alternative bei leichteren Beschwerden gerne auf pflanzliche Arzneimittel zurückgegriffen. Hierbei bieten sich u. a. Extrakte aus Harpagophytum an, zumal von dieser Droge in den klassischen experimentellen Modellen eine analgetische und insbesondere antiphlogistische Wirkung nachgewiesen ist. Voraussetzung für den einzusetzenden Extrakt sind zunächst Stabilität und biopharmazeutische Qualität sowie ausreichende Bioverfügbarkeit. Die untersuchten 2%igen und 7%igen Extrakte aus Harpagopyhtum waren unter In vitro-Bedingungen im künstlichen Magen- und Darmsaft stabil. Unter Ex vivo-Bedingungen war in frisch gewonnenem Humanplasma ebenfalls nur eine geringfügige Abnahme des Harpagosidgehaltes nachweisbar. In einer Pilotstudie konnten bereits nach 25 min Konzentrationen im Plasma und insbesondere maximale Konzentrationen im Vollblut nach 4 Stunden gemessen werden (Loew et al.).

Neben dem Nachweis der Qualität sind auch bei pflanzlichen Arzneimitteln Kenntnisse zur Wirkung bzw. zum Wirkungsmechanismus erforderlich, insbesondere wenn sie gleichwertige Indikationen wie chemisch-synthetische Substanzen beanspruchen. Unter diesem Gesichtspunkt untersuchten Simmet et al. die Wirkung von Extrakten aus Harpagophytum auf die Eicosanoidbiosynthese in Ionophor A23187-stimuliertem menschlichen Vollblut. Unter den gewählten Bedingungen hemmten Harpagosid wie auch Extrakte aus Harpagophytum procumbens DC die Cysteinyl-LT- und TXB2-Biosynthese in Ionophor A23187-stimuliertem menschlichen Blut. Entscheidend ist die Qualität des eingesetzten Extraktes, da je nach Extraktionsverfahren sehr wirksame aber auch unwirksame bzw. antagonistisch wirkende Bestandteile enthalten sein können. Der molekulare Wirkungsmechanismus der beobachteten Effekte auf den Eicosanoidstoffwechsel bedarf eingehender Untersuchungen.

Bei Patienten mit Rückenschmerzen wurde die klinische Wirksamkeit eines standardisierten Harpagophytum-Extraktes der Fa. Ardeypharm (Doloteffin®) in einer Doppelblindstudie mit Placebo über 4 Wochen untersucht. Hauptzielgröße war der Verbrauch von Tramadol und Nebenzielgrößen waren der Arhuser-Rückenschmerzindex sowie der Kreislauf-Laborparameter. Die Einschätzung der subjektiven Schmerzen erfolgte anhand der visuellen Analogskala (VAS) und der verbalen Einschätzungsskala (VRS). Die ursprüngliche Hauptzielgröße konnte nicht zur Beurteilung herangezogen werden, da Schmerzangaben und Tramadolverbrauch nicht hinreichend korrelierten und wenig Tramadol eingenommen wurde. Unter Verum kam es zur Verbesserung des Arhuser-Rückenschmerzindexes um 20% und unter Placebo um 8%. Zwar fand sich auch in der Placebogruppe eine mediane relative Verbesserung im Schmerzindex, doch war die Wirkung des Harpagophytum-Trockenextraktes der Placebo Therapie signifikant überlegen (Chrubasik, Ziegler).

Unter Erkrankungen des rheumatischen Formenkreises werden Schmerzen und Funktionseinschränkungen im Bereich des Bindegewebes und Stützapparates verstanden. Ätiologisch werden entzündliche-rheumatische Erkrankungen, degenerative Gelenk- und Wirbelsäulenerkrankungen und extraartikulärer Weichteilrheumatismus unterschieden. Hauptziel der Behandlung sind Linderung und Befreiung von Schmerzen, Behebung von Funktionsstörungen, Aufhalten bzw. Verlangsamung der Progression der Erkrankung sowie Verbesserung der Lebensqualität. Grundsätzlich sind auch bei den pflanzlichen Arzneimitteln Monopräparat den fixen Kombinationen vorzuziehen. Bei letzteren ist zu begründen, daß jeder arzneilich wirksame Bestandteil einen Beitrag zur positiven Beurteilung leistet. Es werden die Voraussetzungen zur positiven Beurteilung von fixen Kombinationen aufgezeigt und am Beispiel der Pharmakologie und dem Wirkungsmechanismus von Populus tremula, Solidago virgaurea und Fraxinus excelsior erläutert (Jorken, Okpanyi).

Extrakte aus Mariendistelfrüchten werden im Rahmen von arbeitsstofftoxischen, alkohol- und medikamentösinduzierten Leberschäden und adjuvant bei chronisch-entzündlichen Lebererkrankungen sowie bei der Leberzirrhose eingesetzt. Der wirksame Bestandteil ist Silimarin, ein Gemisch aus den vier Flavonoid Isomeren Silibinin, Isosilibin, Silicristin und Silidianin. Die in klinischen Studien beobachteten Wirkungen lassen sich unter dem Begriff „Unterstützung und Steigerung der Regenerationsfähigkeit" zusammenfassen (Sonnenbichler). Biochemisch bedeutet dies Reparatur von geschädigten Zellenbestandteilen und Wiederherstellung der normalen Zellfunktion. Unter dem Einfluß von Silibinin konnten an isolierten Hepatozytenkulturen und in vivo eine gesteigerte Proteinbiosynthese und Zellregeneration nachgewiesen werden. Als Ursache für die Stimulierung kommt ein spezifisches Enzym, die DNA-abhängige RNA-Polymerase I infrage, welches die Transkription der rRNA katalysiert. Als weitere Mechanismen der Flavonolignane werden das Abfangen von toxischen Radikalen und die Stabilisierung der Zellmembran diskutiert, so daß Toxine kaum mehr in Zellen penetrieren können. Damit sind die klinischen Befunde molekularbiologisch erklärbar (Sonnenbichler et al.)

Mariendistel wird als Heilpflanze seit dem Altertum bei chronischen Leberleiden angewendet. Inzwischen sind als pharmakologisch relevante Inhaltsstoffe eine Gruppe von Flavonoiden identifiziert. Es handelt sich um ein Gemisch aus mehreren isomeren Verbindungen mit den Hauptisomeren Silibinin, Isosilibinin, Silidianin und Silichristin. Der zytoprotektive Effekt konnte invitro und die therapeutische Wirkung in zahlreichen experimentellen Untersuchungen nachgewiesen werden. Diese experimentellen Ergebnisse wurden in mehreren klinischen randomisierten, placebokontrollierten Doppelblindstudien bei Patienten mit toxischer Leberschädigung seit der 80iger Jahre bestätigt. Neuere Untersuchungen der Arbeitsgruppe um Schuppan belegen den antifibrotischen Effekt des Silymarins nicht nur im Akutversuch, sondern auch in fortgeschrittenem Stadium der biliären Fibrose. Nach zellbiologischen Untersuchungen verhindert Silymarin im Tierexperiment die Fenestration, d. h. es wird der Stoffaustausch zwischen Sinusoiden und Disseschen Raum gewährleistet. Neben dem antiproliferativen Effekt erfolgt zusätzlich eine „down-Regulation" des profibrogenen Zytokins TGF-ß durch Silymarin. Mit diesen experimentellen Befunden wird die Empirie einer jahrhundertelangen Anwendung von Mariendistel bestätigt (Vonnahme).

Nach neueren experimentellen Untersuchungen, insbesondere an der Humanleberzelle und klinischen randomisierten doppelblinden Studien besitzen hochdosierte Spezialextrakte aus Artischockenblättern neben der bekannten antidyspeptischen Wirkung antioxidative und lipidsenkende Eigenschaften. Letzterer Wirkung dürfte in der Prävention der Artheriosklerose eine wichtige sozioökonomische Bedeutung zukommen. Als Wirkungsmechanismus werden Hemmung der hepatozellulären Cholesterin Biosynthese, choleretisch verstärkte Elimination von Cholesterin und Hemmung der LDL-Oxidation diskutiert. Sollten sich diese Befunde in Langzeitstudien bestätigen, dann wären entsprechende Extrakte nicht nur eine Alternative zu chemisch-synthetischen Substanzen sondern auch, wegen der guten Verträglichkeit, diesen sogar vorzuziehen (Fintelmann).

Aus In vitro- und In vivo Genotoxizitätsstudien mit verschiedenen laxativen Antrachinonen wurde für den Menschen ein karzinogenes Risiko vermutet. Aufgrund von neueren experimentellen In vivo-Studien läßt sich für Sennesfrüchte und deren anthranoiden Einzelkomponenten kein relevantes gentoxisches oder karzinogenes Risiko für den Menschen ableiten (Mengs).

Von Nusko et al. wurde in einer prospektiven Fall-Kontroll-Studie der Zusammenhang zwischen kolorektalen Adenomen und Karzinomen mit der Einnahme von anthranoidhaltigen Laxanzien untersucht. Es fanden sich keine signifikanten Unterschiede für die Einnahme von anthranoidhaltigen Präparaten, Dauer der Einnahme und Zeitintervall zwischen Einnahme und der Diagnose für Patienten mit kolorektalen Adenomen bzw. Karzinomen im Vergleich zu Patienten mit kolorektalen Neoplasien. In der univariaten und multivariaten Analyse erwiesen sich Lebensalter und Geschlecht als signifikante Risikofaktoren. Zwischen der Einnahme von Anthranoidlaxanzien und der Pseudomelanosis coli bestand kein signifikanter Zusammenhang.

In einer Studie mit retrospektiver und prospektiver Erfassung wurde der Zusammenhang zwischen der Einnahme von Anthranoidlaxanzien mit dem Auftreten eines Kolonkarzinoms untersucht. Hierbei wurde vor allem geprüft, ob die Pseudomelanosis der richtige Ansatz ist und hieraus die Schlußfolgerung eines karzinogenen Risikos gezogen werden kann. Die statistische Auswertung von Fällen und Kontrollen erfolgte zunächst univariat bezüglich Alter, Geschlecht, Laxanzieneinnahme und Alter und multivariat unter Berücksichtigung von Alter, Geschlecht, Laxanzieneinnahme und PMC. Beide Studien waren in sich kongruent, stimmten in den geprüften Merkmalen überein und ergaben weder für die Pseudomelanosis noch für die Laxanzienexposition nach univariater und mehrdimensionaler Auswertung einen Zusammenhang mit dem Auftreten eines kolorektalen Karzinoms. Einflußgrößen für das Kolonkarzinom sind höheres Lebensalter, Umweltfaktoren, Ernährungsgewohnheiten und vermutlich die chronische Obstipation (Loew et al.).

Zubereitungen aus Mistelextrakten finden in der palliativen Krebstherapie vielfältige Anwendung, insbesondere wenn der Patient zusätzliche Alternativen oder sie als letzte Möglichkeit nach erfolgloser Chemotherapie wünscht. Mistelextrakte enthalten als wirksamkeitsbestimmende Inhaltsstoffe Mistellektine mit Einfluß auf Immunparameter. Beschrieben sind bisher Mistellektine I, II und III. Entscheidend für den Nachweis der klinischen Wirksamkeit und den therapeutischen Einsatz sind jedoch Mistelzubereitungen mit definierter und gleichbleibender Qualität und Stabilität. Es werden die Anforderung zur Charakterisierung, Aktivität, Stabilität und galenischer Formulierung am Beispiel eines normierten mistelextrakthaltigen Fertigarzneimittels aufgezeigt. Die gleichbleibende biopharmazeutische Qualität ist die Grundvoraussetzung zur Durchführung von kontrollierten Studien, da sich nur so klinische Effekte und Einflüsse auf das Immunsystem reproduzieren lassen (Witthohn et al.).

Trotz Fortschritte in der Tumorchirurgie und in den radiologischen Strategien in der Metastasenbehandlung ist die Suche nach zytoxischen Substanzen weiterhin wichtig. Entscheidende Impulse kamen von der Molekularbiologie mit der Entdeckung neuer Onkogene, Wachstumsfaktoren und immunmodulatorischen Cytokinen. Besonderes Interesse fanden die Mistellektine. In Viscum album wurden drei verschiedene Lektine mit einer hohen In vitro- und In vivo-Aktivität gefunden. Es werden die selektive Bindung von ML-I an Tumorzellen und die Interaktion mit immunkompetenten Zellen (Lymphozyten, Monozyten, Makrophagen, Granulozyten) aufgezeigt. Sollte sich in weiteren experimentellen und klinischen Studien bestätigen, daß ML-I die biologisch aktive Komponente ist, dann sind die verwendeten Extrakte entsprechend zu normieren, wobei auf Ausgangsmaterial, Gewinnung, biopharmazeutische Qualität (A-Kette von ML-I ist besonders toxisch) und Stabilität zu achten ist (Schumacher et al.).

Für Pflanzen als Naturstoffe und primär als Nahrungsbestandteil gedacht sind im Hinblick auf Resorption, Metabolismus und Elimination der aktiven Bestandteile entwicklungsgeschichtlich andere Mechanismen anzunehmen als für chemisch-synthetische Substanzen. Als Vielstoffgemische sind bei pflanzlichen Extrakten pharmakokinetische Interaktionen der Inhaltsstoffe zu erwarten. Als Ausweg bieten sich in dieser Situation effektkinetische Untersuchungen an. Derartige Studien sind wünschenswert, insbesondere wenn es um die Beurteilung der therapeutischen Gleichwertigkeit von Extrakten handelt. Für klinische Pharmakologie eine interessante und wichtige Aufgabe zur Suche nach entsprechenden Prüfungsmodellen (Loew).

D. Loew, N. Rietbrock, Universitätsklinikum Frankfurt
Herausgeber

Phytopharmaka
in Forschung und klinischer Anwendung

1995. X, 189 Seiten. Geb. DM 68,–; öS 496,40; sFr. 65,50.
ISBN 3-7985-1053-9.

Aus dem Inhalt:

STEINKOPFF
DARMSTADT

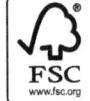

MIX
Papier aus verantwortungsvollen Quellen
Paper from responsible sources
FSC® C105338

If you have any concerns about our products,
you can contact us on
ProductSafety@springernature.com

In case Publisher is established outside the EU,
the EU authorized representative is:
Springer Nature Customer Service Center GmbH
Europaplatz 3, 69115 Heidelberg, Germany

Printed by Libri Plureos GmbH
in Hamburg, Germany